内镜护理
技术操作与管理

凌　琳　主编

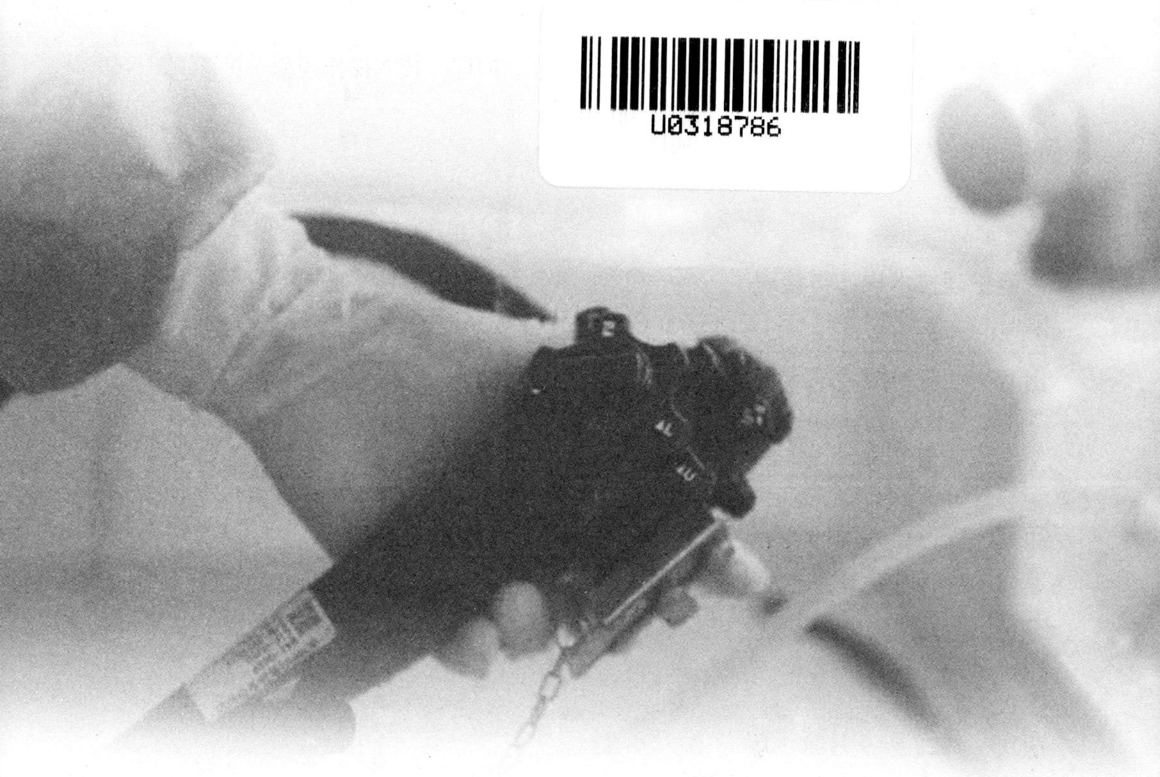

中国科学技术大学出版社

内 容 简 介

本书是为医院内镜中心(室)专科护士及相关工作者编写的技术培训教材，系统地介绍了内镜护理工作的相关知识、操作技术及管理规范。全书由四大模块共9章组成。第一个模块(第一章)为认识内镜；第二个模块(第二章至第六章)为本书主体部分，着重介绍内镜诊疗的适应证和禁忌证、护理配合方法与技巧、各类操作流程、并发症的观察与护理，以及对于复杂病症的诊疗操作技术与护理应对策略等，同时还较为详细地介绍了内镜相关设备与器械、耗材管理等；第三个模块(第七章和第八章)为内镜护理操作评分和质量评价；第四个模块(第九章)为内镜中心的布局与设计。全书内容完备，理实交融，可操作性强，表述言简意赅，是一本融知识性、技术先进性和实践指导性于一体的内镜护理专业教科书。

图书在版编目(CIP)数据

内镜护理技术操作与管理/凌琳主编. —合肥：中国科学技术大学出版社，2022.9
ISBN 978-7-312-05262-0

Ⅰ.内… Ⅱ.凌… Ⅲ.内科—疾病—内窥镜检—护理—技术操作规程 Ⅳ.R473.5-65

中国版本图书馆 CIP 数据核字(2022)第 041743 号

内镜护理技术操作与管理
NEIJING HULI JISHU CAOZUO YU GUANLI

出版 中国科学技术大学出版社
安徽省合肥市金寨路 96 号，230026
http://press.ustc.edu.cn
https://zgkxjsdxcbs.tmall.com
印刷 安徽省瑞隆印务有限公司
发行 中国科学技术大学出版社
开本 710 mm×1000 mm 1/16
印张 21
字数 400 千
版次 2022 年 9 月第 1 版
印次 2022 年 9 月第 1 次印刷
定价 68.00 元

编　委　会

主　编　凌　琳

副主编　胡　敏　穆　燕

编　委（以姓氏笔画为序）

李　杨　沈　昕　胡　敏

查恕云　高　萍　俞　娜

凌　琳　穆　燕

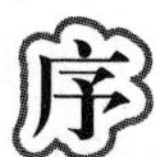

序

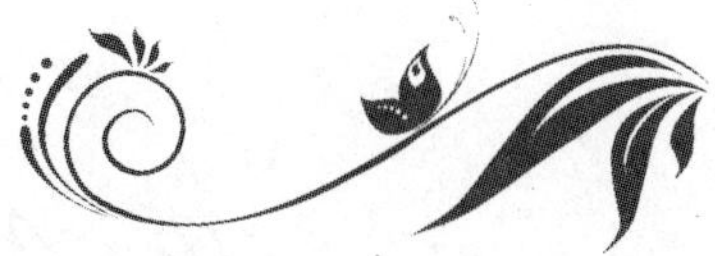
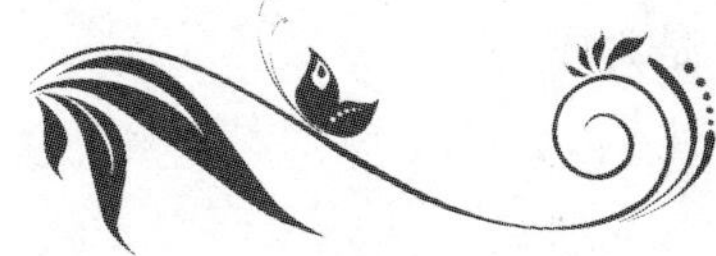

自1805年德国科学家Philipp Bozzini提出内镜(endoscope)的设想以来,已经过去了200多年。其间内镜本身的技术发展经历了由硬式内镜、纤维内镜到目前的电子内镜三个阶段;加上与超声、染色、放大等技术的结合,内镜在消化系统疾病的诊治中越来越显示出其特有的优势。内镜技术曾被誉为医学史上的一次革命,具有划时代的意义。

随着科学技术的飞速发展,现代高科技在医学领域的应用也越来越广泛,内镜技术也随之取得了突飞猛进的发展,成为现代临床诊断和治疗消化道疾病的重要手段。目前,内镜的临床应用已从单纯的诊断走向诊断与治疗相结合,实现了诊断内镜"多样化"、治疗内镜"扩大化",达到了"无孔不入、无孔造孔而入"的境界。

知识经济时代的到来,大大加快了现代科学技术不断地投入应用,内镜设备及其配件不断改良与更新,衍生的内镜技术也层出不穷,与此共生的诊疗辅助技术也在不断地变化与更新。为了促进内镜应用技术的发展,推广和规范内镜配合技术,保障内镜护理环节的安全,中国科学技术大学附属第一医院(安徽省立医院)凌琳等花了大量的心血,在广泛进行文献调研和总结临床实践与科研的基础上编写了该书,旨在为广大从事内镜护理以及相关学科的护理工作者提供参考与帮助。

近年来,内镜技术的发展尤为迅速,涉及的学科也愈加广泛。消化内科、普外科、呼吸内科、妇科、耳鼻咽喉科、胸外科等都与内镜技术有着密切的关系。随着各学科知识创新速度的不断加快,新的内镜技术也不胜枚举,直接带动内镜护理向着更专业、更规范、更精细、更缜密、多样化、舒适化的方向发展,因此,内镜护理工作者所面临的挑战和压力是不言而喻的。

呈献给广大内镜医护工作者和读者的这本《内镜护理技术操作与管理》很好地

适应了内镜诊疗技术的发展及内镜医护工作者的求知欲望和技术需求，为此，郑重地向辛勤工作在各类医疗机构第一线的内镜工作者和广大读者推荐这本书。希望该书能为推动内镜技术在医学领域更加广泛的应用，进一步提高内镜护理工作者的知识创新能力和技术水准发挥作用，从而使他们能精准掌握和运用不断涌现的内镜技术新成果，适应社会发展和科技进步给人类文明带来的巨大变革，提高广大人民群众的健康水平，为建设健康中国作出积极贡献！

是为序。

2022 年 2 月 26 日

前　言

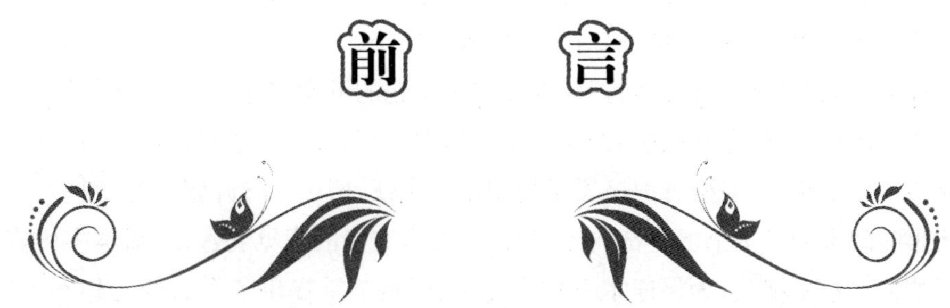

随着知识经济时代的到来，现代科学技术创新成果大量涌现，极大地推动了人类社会的文明与发展，同时也引起了现代医疗技术的革命性变革，新的医疗设备及技术不断发展、更新与改良。近年来，内镜技术飞速发展，从以前单纯的临床诊断到复杂的内镜诊疗，其间诞生了许多诊疗技术，为解决患者的病痛提供了更多、更有效的技术手段。与此同时，随之诞生的内镜护理技术也得到了同步、快速的发展。越来越多的医疗机构成立了内镜中心，实现内镜资源整合管理，发挥集体协同作用，为做好内镜诊疗等工作提供了有利条件。

随着医学领域各学科的不断进步、技术的不断创新，内镜诊疗与护理工作者面临的挑战也越来越大，对内镜诊疗与护理工作者的要求也越来越高。内镜诊疗与内镜护理是内镜医疗工作整体的两个方面，二者的相互配合、协调发展非常重要，可以肯定地说，内镜诊疗的成功离不开内镜护理的完美配合。因此，相关的医护工作者需要不断地学习新的知识，规范自己的配合技术，让患者满意、医生满意、自己满意。

本书系统地介绍了内镜护理工作的相关知识和操作技术及管理。全书由四大模块共 9 章组成。第一个模块（第一章）为认识内镜；第二个模块（第二章至第六章）为本书主体部分，着重介绍内镜诊疗的适应证和禁忌证、护理配合方法与技巧、各类操作流程、并发症的观察与护理，以及对于复杂病症的诊疗操作技术与护理应对策略等，同时还较为详细地介绍了内镜相关设备与器械、耗材管理等；第三个模块（第七章和第八章）为内镜护理操作评分和质量评价；第四个模块（第九章）为内镜中心①的布局与设计。全书内容完备，理实交融，可操作性强，表述言简意赅，是

① 本书所述内镜中心有些医疗机构也称内镜室。

一本融知识性、技术先进性和实践指导性于一体的内镜护理专业教科书。

本书是团队智慧和力量的结晶，参加本书编写工作的作者均来自于医院临床一线的具有丰富护理操作经验的骨干护理工作者，大家以患者为中心，本着对患者生命安全极端负责的敬业精神，对书中内容多次论证，字斟句酌，反复推敲修改，严格把控内容的先进性、准确性、指导性和临床实践的可操作性。中国科学技术大学附属第一医院（安徽省立医院）领导对本书的编写、出版给予了热情的支持和鼓励，消化内镜中心主任、安徽省内镜质量控制中心主任、博士生导师张开光教授在百忙中挤出时间审阅了本书的全部内容，提出了许多宝贵的意见和建议，对本书内容进行了严格的技术把关，为保证本书技术先进、质量上乘提供了有力的支持和保障，并欣然为本书作序；内镜中心及相关科室的同事们都积极参与了本书的资料整理和校验工作，为本书的出版做出了积极努力，在此一并表示感谢！此外，在本书编写过程中，我们还参阅了国内外许多同行专家的学术著作、相关学术论文和技术资料等，在此特向参考文献的作者们表示感谢！

尽管我们非常努力，力求技术与表述精益求精，但限于水平，书中难免存在疏漏和不足之处，恳请同行专家、学者和读者不吝赐教，以便日后再版时予以修正。

编　者

2022 年 3 月 12 日

目　　录

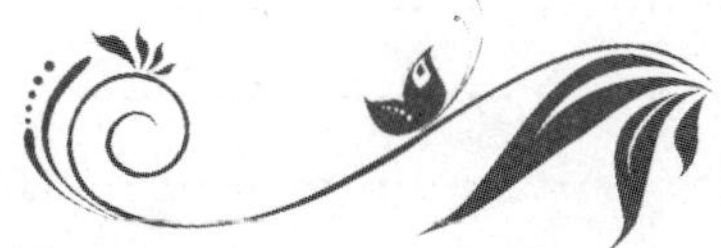
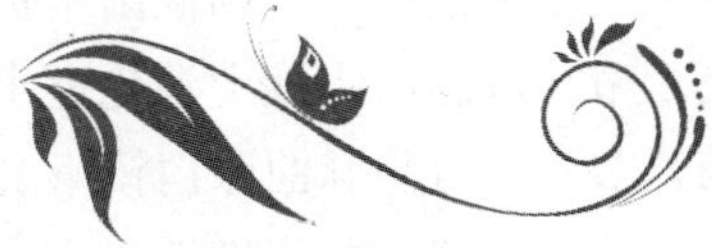

第一章　认识内镜

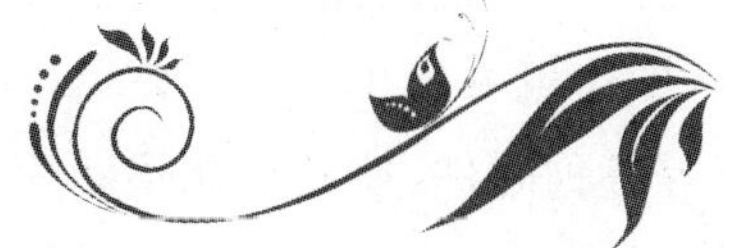

第一节　内镜的起源与发展

内镜是现代诊疗技术的重要组成部分，起源于19世纪初，最初仅用于观察内腔疾患，主要的目的是通过肉眼直接进行形态学观察，诊断脏器的病变，并与组织切片技术相结合，经过活检以明确病变的性质。而今，内镜的发展已经进入高科技、高智能时代，成为临床各个领域在内镜下进行各种检测诊断和复杂手术的重要技术途径。

一、内镜的发展历史

内镜发展大致经历了4个发展阶段：硬式内镜→半可屈式内镜→纤维内镜→电子内镜。

（一）硬式内镜

硬式内镜最初由德国科学家Philipp Bozzini于1805年提出设想，他制造了一种利用烛光通过直通的硬管道，观察到了直肠和泌尿管内腔。1853年，法国科学家Dèsormeaux以乙醇和松节油混合液作为燃料的油灯为光源观察人体的内腔情况，结果发现此油灯的光亮度远比烛光强，从而取代烛光成为内镜的新光源。此后经过Segalas、Wolf、Schindler等人的不断实践和改进，用电灯和小电珠作为内镜光源，基本解决了内镜的照明问题，从而能够比较清楚地观察到体腔和管腔脏器的内部情况。但是由金属管道构成的硬式内镜灵活性差，操作极不方便，加上内镜照明装置原始，导致在观察过程中存在的盲区多，患者痛苦大，且容易造成穿孔等棘手问题，因而其使用存在很大的局限性。

（二）半可屈式内镜

1932年，半可屈式内镜由光学师 Wolf 和内镜学者 Schindler 首先研制成功。它由目测部的硬管和可屈部的软管构成，与此前的硬式内镜相比，具有灵活性大、所观察的视野更加开阔等优点，从而减少了盲区，操作也方便了许多。此后，又有许多学者对此做了部分改进，增加了如活检管道等各种附件，使其功能不断完善，但是并没有从根本上解决脏器检查中影像幽暗、易造成诊断失误的弊端和不足。

（三）纤维内镜

1957年，美国科学家 Hirschowitz 首创了纤维胃镜和十二指肠镜，从而结束了硬式内镜、半可屈式内镜的历史而进入纤维光学内镜时代。1963年，日本学者开始研制纤维内镜，增加了摄影装置、活检孔道等，并且在此基础上继续前进，在视野角、光亮度、弯曲度、镜孔大小、前视、斜视、侧视等方面进行不断探索、改进。1984年，日本 Olympus 公司推出大钳孔全防水型内镜系统，标志着纤维内镜技术发展趋于成熟。与此同时，由硬管镜和纤维光导系统相结合的腹腔镜、膀胱镜、宫腔镜等新型硬管镜也得到了改进和发展。

（四）电子内镜

1983年，美国 Welch Allyn 公司将其研制出的电荷耦合器件(CCD)装入内镜顶端部替换内镜头端部，提出以电缆代替玻璃纤维传输图像的设想，从而成功地研制出电子内镜，并应用于临床。此后，日本 Olympus、Toshids-Mzchida 以及德国 Richad Wolf 公司相继推出了自己研发的产品。与纤维内镜相比，电子内镜最大的特点是内镜前端安装了"微型摄像机"，即电荷耦合器件将光能转变为电能，经特殊处理系统处理后，将图像清晰地显示在电视监视器的屏幕上。因此，电子内镜的成像既不需要物镜，也不需要通过光纤维进行导像。电子内镜的图像通过视频处理系统进行储存和再生，真正使内镜的发展跨入高科技医学科学行列。

内镜与其他仪器设备的结合应用是内镜发展的新趋势。目前临床应用有内镜与光学显微镜相结合的放大内镜、内镜与超声技术相结合的超声内镜、腹腔镜与超声结合的超声腹腔镜以及与微型机械技术相结合的胶囊内镜等。

二、内镜的基本结构

（一）纤维内镜的基本结构

纤维内镜一般由前端部、弯曲部、插入部、操作部、目镜部、活检插入口和导光光缆等组成。

1. 前端部

前端部是内镜的硬件部分，有多个小孔和窗，分别为送气/送水出口孔、活检钳出口孔、镜导光窗。

2. 弯曲部

弯曲部位于前端部和插入部之间，由多个环状金属组成蛇头管，每对相邻的环状零件之间均能做上、下、左、右活动。活动由钢丝牵拉，钢丝的一端固定于弯曲部的前端，另一端与角度控制钮相连，在钢丝牵拉下可做不同方向的弯曲。弯曲部性能与内镜质量直接相关，临床上既要求弯曲度大，能全面观察，无盲区，又要求弯曲半径小，便于在狭窄管腔内观察。

3. 插入部

插入部又称镜身或软管部。上方为操作部，下端为弯曲部，内部为光纤导光束和导像束、吸引活检管道并有多条钢丝通过。外有网管及螺旋弹簧管构成的软管，管外为聚氨酯材料组成的外套管。外套管表面光滑，标有刻度，可显示内镜伸入的长度。

4. 操作部

操作部由角度控制旋钮和锁钮、吸引阀按钮、送气/送水阀按钮、活检插入口组成。术者手握操作部，操作这些按钮，完成内镜诊断与治疗。

5. 目镜部

目镜部包括：① 视度调节环（白点位），用来调整焦距；② 摄像部卡口（黄点位），接内镜系统；③ 目镜调整装置，包括像束水平、中间、倾斜三步；④ 透镜组，放大作用。

6. 活检插入口

内镜的钳子管道插入口一般位于操作部下方，是活检及各种治疗器械的入口，插入后通过活检管道从内镜的前端部伸出。

（二）电子内镜的基本结构

电子内镜主要由主机“内镜”、视频处理器或视频处理中心、监视器以及冷光源、键盘、图像记录仪、吸引装置等部分组成。

电子内镜的构造除成像系统外，其余全部与纤维内镜相似。其中，操作部、弯曲部、送水/送气管道、吸引装置、活检管道等与纤维内镜相同。不同的是，纤维内镜通过光导纤维传输图像，操作者通过目镜进行观察，而电子内镜则在内镜前端装有一个微型电荷耦合图像传感器，相当于一个微型电子摄像机，用电荷耦合器件取代了纤维内镜的光导纤维。

电子内镜以电信号捕捉被照物体的图像进行处理，具有纤维内镜所不具备的多个特征。与纤维内镜相比，电子内镜的基本性能、清晰度和亮度等均有显著提高。操作者可通过监视器的屏幕进行观察，必要时按下固定按钮将图像锁住，以便仔细观察分析作出准确判断，或在图像监视器下进行诊疗。

第二节　内镜的应用

一、内镜的诊断

内镜检查最主要的目的是通过肉眼直接进行形态学观察，诊断脏器的病变，并经活检明确病变性质。内镜下通常应观察脏器表面黏膜光整度、色泽以及血管纹理改变，是否有隆起或浸润性改变，是否有溃疡及溃疡质地、表面是否有出血，周围组织是否僵硬等；还要动态观察收缩和蠕动情况。

（一）染色观察

用Lugol碘剂、亚甲蓝（美蓝）、刚果红、靛胭脂等染色剂对可疑部位喷洒染色，通过色素沉积的对比度改变和色素吸收的深浅改变，判断病变是良性的还是恶性的，同时还可以对可疑病变部位进行准确的靶向活检取材，了解浸润范围。

（二）放大观察

电子内镜的视频处理系统具有放大功能，对微细结构和微小病变能放大观察。结合染色、放大观察，可以清晰地观察到组织的细微结构，有利于对微小肿瘤，特别是早期肿瘤的发现和诊断。

（三）病理活检

对疑有病变的部位不能主观妄下诊断，要通过活检病理学诊断明确病变性质，如消化道良性、恶性溃疡的鉴别，腺肿瘤癌变的诊断，癌分化程度的确定等，均需通过活检病理学证实。

（四）细胞刷涂片

对早期病变及狭窄部位活检有困难的患者，采用细胞刷涂片方法有利于提高诊断准确率。

（五）穿刺细胞学诊断

对黏膜下病变和黏膜下浸润性病变可通过内镜注射针进行穿刺涂片细胞学诊断，明确病变性质。

二、内镜的功能检测

内镜下可根据组织器官功能变化对病变进行诊断，检测方法有很多，主要有以下几种：

（一）温度检测

通过测量黏膜温度，可推测血流量。从病灶温差能判断肿瘤的良、恶性，如胃癌温度明显高于良性溃疡。

（二）内压测定

对不同内腔节段以及肿瘤部位进行压力测定，从中探索发现狭窄、梗阻和扩张的机制，了解括约肌功能，帮助鉴别器质性和功能性改变，确定是否因肿瘤所致以及受累及程度。

（三）激光血卟啉衍生物（HpD）探测

HpD 探测是应用紫色或蓝绿色激光照射并接受 HpD 的组织，从荧光显示中判断肿瘤，用于肺癌、膀胱癌和早期胃癌的诊断。

（四）超声探测

应用超声内镜（EUS）直接扫描消化道或消化道周围脏器的病灶，有助于鉴别肿瘤良恶性质、浸润范围以及邻近脏器是否受累和周围淋巴结转移等情况。如 EUS 探测胃壁分 5 层，由腔内往外依次为胃黏膜层（第 1 层）、黏膜肌层（第 2 层）、黏膜下层（第 3 层）、固有肌层（第 4 层）和浆膜层（第 5 层）。正常时第 1、3、5 层为高回声，第 2、4 层为低回声，胃周转移淋巴结表现为圆形或椭圆形低回声团块。EUS 能正确判断黏膜下肿瘤（SMT）的起源层次、大小和性质；EUS 探测胰腺能发现 2 mm 的早期微小肿瘤，并能判断胰腺癌手术切除的可能性。

（五）内镜下造影

经内镜注射造影剂可了解消化道狭窄的程度。经内镜逆行胰胆管造影（ERCP）可帮助诊断肝、胆、胰系统肿瘤及与结石等的区别。肠镜下经阑尾开口注射造影剂可了解阑尾腔内有无粪石等。

三、内镜下的治疗与临床应用

随着内镜手术器械的不断开发和内镜治疗经验的积累，内镜下发现原来需要外科手术切除的部分病变可以实现内镜下的微创切除。内镜治疗适应证不断扩大，原来被认为是内镜治疗禁忌证的部分病变现在已能实现内镜下治疗。对患者而言，内镜下治疗创伤小、恢复快、住院时间短、医疗费用大大节省，充分体现“微创治疗”的优越性。

（一）切除病变

内镜下应用高频电切系统可以实现早期肿瘤和癌前病变的内镜切除。局限于黏膜层和较浅黏膜下层的消化道早期癌，由于几乎没有淋巴结转移，内镜下进行黏膜切除术（EMR）和黏膜下剥离术（ESD）可以达到外科手术同样的根治效果。对于癌前病变——腺瘤性息肉的内镜切除，可以有效解除息肉出血，切除癌前期病变后可进行全瘤病检，同时避免剖腹手术。对于来源于黏膜下层和部分固有肌层的黏膜下肿瘤，可以进行黏膜下挖除术（ESE），同样可以避免外科手术。

（二）内镜下止血术

对于消化道弥漫性出血，可局部喷洒医用黏结剂（羧基氰化丙烯酯等）、凝血剂（凝血酶等）、收敛剂（孟氏溶液等）、血管收缩剂（去甲肾上腺素溶液等）以达到迅速止血的目的。采用特殊注射针注射硬化剂（乙氧硬化醇、鱼肝油酸钠等）、血管收缩剂（去甲肾上腺素溶液等）以及无水乙醇等至出血点和周围黏膜，可以有效治疗食管胃底静脉曲张破裂引起的大出血。在内镜直视下采用高频电凝和激光术、微波术直接处理出血点，止血迅速。对于上述方法不能有效止血的活动性出血，可应用金属夹直接夹闭出血点。

（三）ERCP①

在十二指肠镜下进行 ERCP 诊断病变基础上开展的胆总管结石取石术已成为内镜微创治疗的杰出代表。目前 ERCP 下可进行乳头括约肌的切开（EST）和气囊扩张（EPBD），开展胆管和胰管结石的取石、胆管和胰管狭窄的塑料支架或金属支架内引流等。

（四）狭窄扩张和支架治疗

对于良性病变引起的狭窄，如消化道化学性烧伤、吻合口狭窄等，可采用非手术疗法——内镜下探条扩张术和水囊扩张术进行治疗；对于恶性狭窄在无法进行手术治疗的情况，为解除梗阻，可在内镜水囊扩张后放置塑料内支架或金属内支架。

（五）微波和激光治疗

在内镜直视下，将微波天线经内镜活检通道插入，可针对病变部位进行治疗。目前，微波主要应用于消化道内的止血、息肉切除、吻合口狭窄的切开、晚期肿瘤的治疗等。内镜下应用激光器可裂解胃内巨大柿石，切开消化道良性狭窄，疏通肿瘤引起的消化道堵塞，烧灼巨大广基、无蒂平坦息肉。对难治性溃疡进行激光照射，能使周围瘢痕组织减轻，促进上皮组织增生和溃疡愈合。

（六）取异物

对于误入食管和胃的异物（如假牙、鱼骨、硬币、纽扣等），根据不同异物形态选用不同异物钳（如圈套器、异物钳、三叉形抓持器、鼠齿形抓持器等）取出。

（七）其他治疗

对于各种中枢神经系统疾病引起的不能自行进食但消化功能健全者、各种非机械性引起的吞咽困难不能进食者、需长期（大于 2 周）留置胃管和肠内营养支持者，可以进行胃镜下的胃造瘘和空肠造瘘。对于乙状结肠扭转引起的肠梗阻，肠镜下注气复位后，患者腹痛和腹胀可以迅速缓解。

---

① ERCP（Endoscopic Retrograde Cholangiao-Pancreatography）为经内镜“逆行胰胆管造影术”英文缩写，指的是用十二指肠镜逆行胰胆管造影。该技术具有创伤小、恢复快、疗效确切，且同时具备检查、治疗功能等优点。

第二章　内镜的清洗消毒

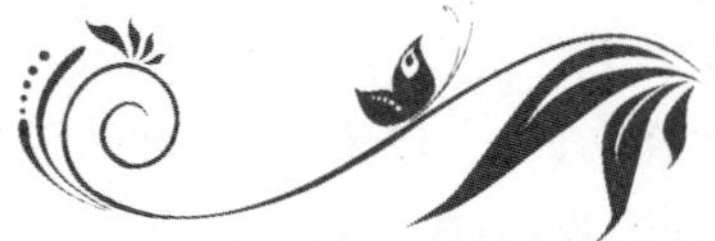
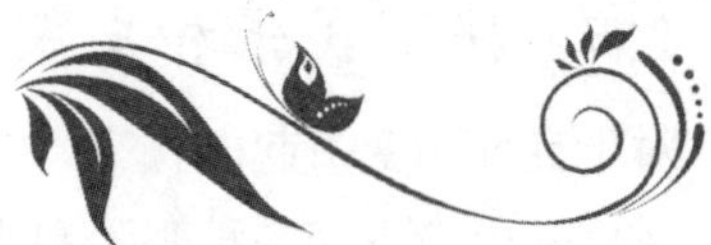

本章主要介绍软式内镜清洗消毒流程中的主要步骤及注意事项，内镜清洗消毒物品准备，内镜清洗消毒防护要求，内镜手工清洗消毒操作流程，内镜自动清洗消毒机操作流程，内镜相关附件处理流程，内镜的储存与保养、诊疗结束后的环境、设备及管道处理流程和内镜清洗消毒质量检测，以及软式内镜清洗消毒涉及的仪器设备，清洗消毒用水和临床管理等。

第一节　内镜清洗消毒人员防护

工作人员进行内镜诊疗或者清洗消毒时，应遵循标准预防原则和《医院隔离技术规范》(WS/T 311—2009)的要求做好个人防护，穿戴必要的防护用品。内镜清洗消毒人员由于工作的特殊性，在内镜清洗消毒过程中可能接触被患者体液、血液、排泄物污染的内镜以及化学清洗消毒剂等，面临着多种职业危害(如生物性危害、化学性危害、物理性危害、心理社会性危害等)，其中在对某些传染性疾病诊疗的内镜清洗过程中，有因职业暴露而感染传染病的可能，其职业风险与职业防护问题应当引起足够的重视。加强对内镜清洗消毒人员职业安全的培训，普及职业防护相关知识，强化职业安全意识与防护措施，推广和强化标准防护是避免医护人员感染风险及职业伤害的有效途径。

一、防护的原则

标准防护：所有患者均应被视为具有潜在感染性的患者，须采取防护措施；强调双向防护，既要预防疾病从患者传至医护人员，又要防止疾病从医护人员传给患者。

二、个人防护用品

(1) 进行内镜清洗消毒前应当做好个人防护，穿戴必要的防护用品。

(2) 防护用品包括：工作服、防护服、帽子、防护面罩或护目镜、口罩、防水围裙、防水袖套、手套、防水鞋等(图 2.1)。

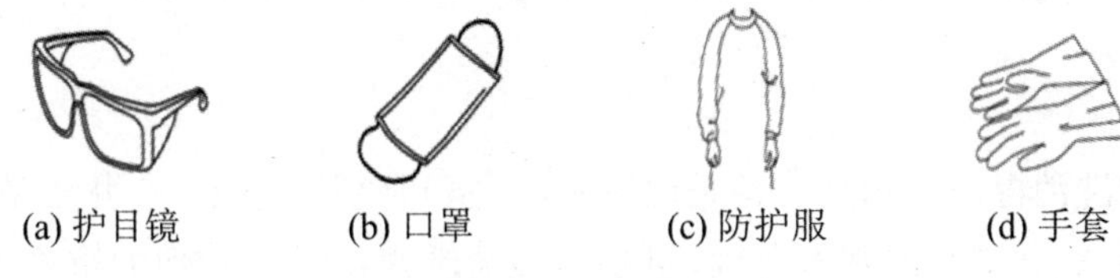

(a) 护目镜　(b) 口罩　(c) 防护服　(d) 手套

图 2.1　防护用品

三、个人防护用品的要求及处理

(1) 各种防护用品应满足能预防对人体各种暴露的危害，达到全面保护；穿着舒适、佩戴方便、重量轻、不妨碍内镜清洗消毒操作等活动。使用前应仔细阅读产品说明书。

(2) 帽子、口罩、手套宜使用一次性医用无菌产品，口罩应当配鼻夹。由污到洁的操作应更换手套，操作中手套有破损应立即更换。

(3) 防护服、防水围裙和防水袖套可有效阻隔水、污染物或化学消毒剂损伤皮肤或经皮肤侵入人体。防护服应穿脱方便、结合严密，袖口、脚踝口采用弹性收口，且对皮肤无刺激。

(4) 重复使用的防护面罩或护目镜每日使用后应清洗、消毒、晾干，可使用含有效氯 500 mg/L 的消毒液消毒。一次性使用防护面罩或护目镜应一用一丢弃。

(5) 眼部或暴露处皮肤若被污染物或消毒液喷溅，须立即用流动清水充分清洗。

(6) 刷洗时应当在清洗液液面下进行，防止液体飞溅。

(7) 所有防护用品应定期更换，如有渗漏、破损或污染应立即更换。

防护用品的使用规则见表 2.1。

表 2.1 防护用品的使用规则

区域	防护着装						
	工作服	手术帽	口罩	手套	护目镜或面罩	防水围裙或防水隔离衣	专用鞋
诊疗室	√	√	√	√	△		
清洗消毒室	√	√	√	√	√	√	√

注:√应使用,△宜使用。

第二节 内镜清洗消毒物品准备

内镜清洗消毒前的物品准备是内镜中心(室)常规工作之一,也是保障内镜清洗消毒正确、顺利进行的基本条件,更是内镜清洗消毒质量管理的重要内容之一。随着内镜诊疗技术的发展,治疗及诊断用内镜种类越来越多,结构越来越精密,相关清洗用物也日益增多。内镜清洗消毒物品设施的配备、管理与检查亦成为内镜护士必备的基本能力之一。在临床实际工作中,可根据软式内镜清洗消毒操作规程进行相应的物品准备。

一、内镜测漏物品

内镜侧漏物品有内镜清洗槽(40 cm×40 cm)、内镜保养装置或测漏器、防水盖、50 mL 注射器、干纱布等。内镜测漏器及保养装置示于图 2.2,防水盖如图 2.3 所示。

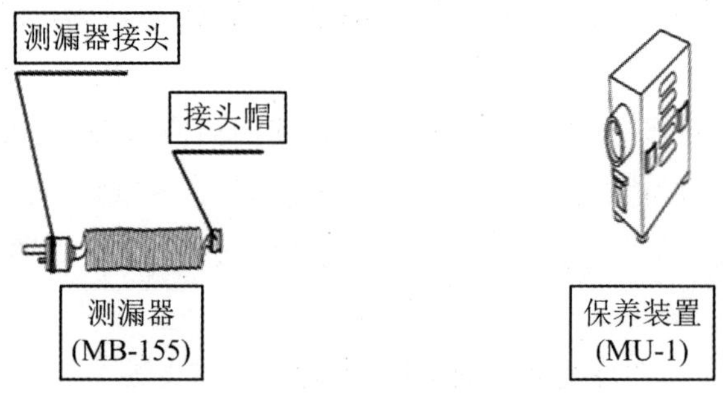

图 2.2 内镜测漏器及保养装置

二、床旁预处理物品

（1）内镜专用清洗剂（根据产品使用说明书按比例配制于专用容器内）或一次性预清洗液。

（2）含清洗剂的擦拭布（清洗剂按比例配制后浸湿擦拭布，一用一更换）或一次性清洗剂湿巾。

（3）AW管道清洗接头（图2.4）、内镜清洗剂治疗碗（放置按钮和清洗接头）。

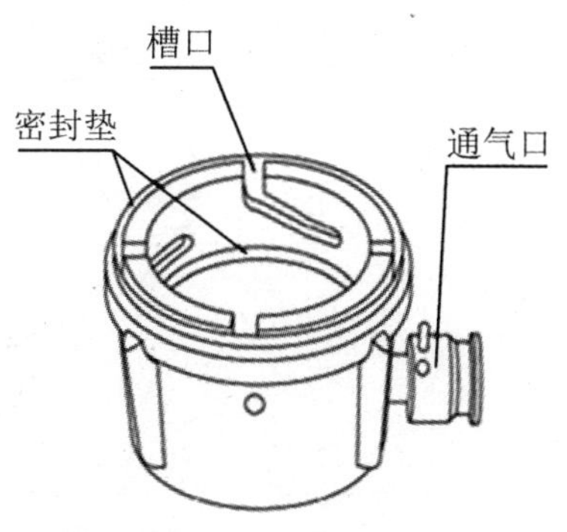

图2.3　防水盖

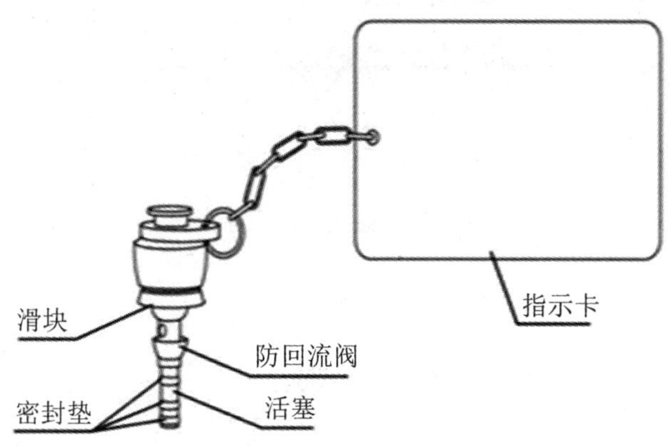

图2.4　AW管道清洗接头

（4）量杯、20 mL注射器（用于床旁预清洗液的配制）。

（5）冲洗管、5 mL注射器、10 mL注射器。

（6）吸引装置（泵）示于图2.5。

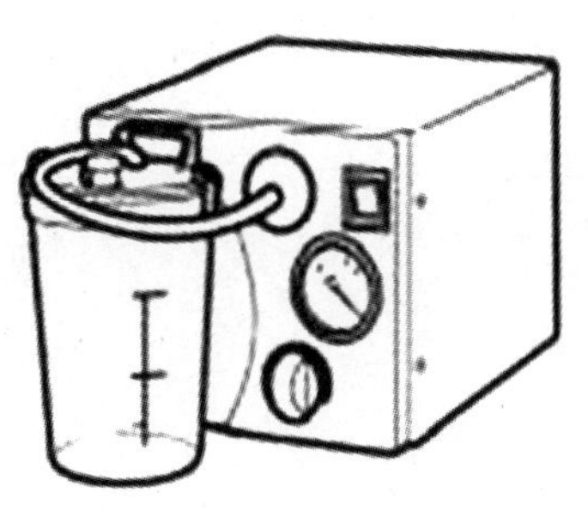

图2.5　吸引装置（泵）

（7）医疗垃圾桶、转运车。

（8）避污纸、一次性吸引管等耗材。

三、内镜清洗物品

（1）内镜清洗槽（40 cm×40 cm）。

（2）低泡的内镜专用清洗剂、自来水。

（3）低纤维质地柔软无绒布。

（4）管道清洗刷（图2.6）、管道开口清洗刷

（图 2.7）。

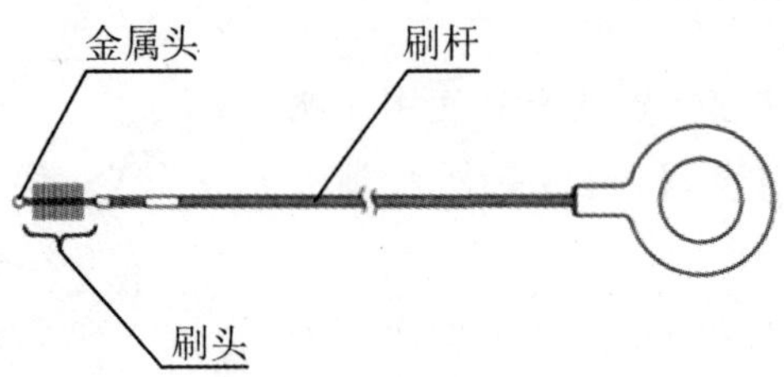

图 2.6　管道清洗刷

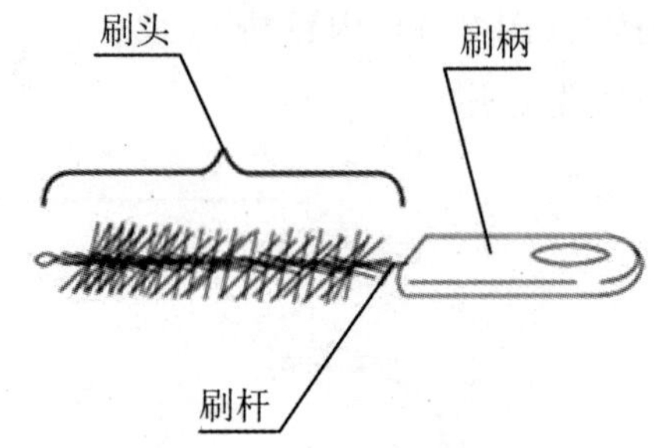

图 2.7　管道开口清洗刷

（5）灌流管（图 2.8）、管道插塞（图 2.9）。

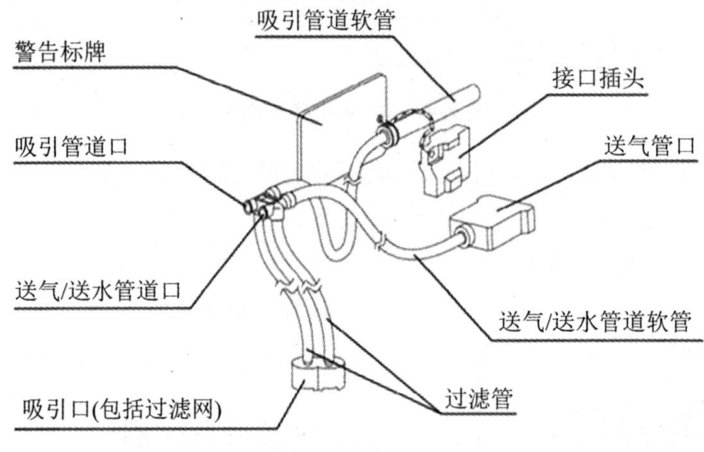

图 2.8　灌流管

（6）5 mL 注射器、30 mL 注射器。

（7）计时器。

（8）放大镜、超声清洗机（33～48 Hz）。

(9) 副送水管(仅限带副送水管道和抬钳器管道的内镜)。

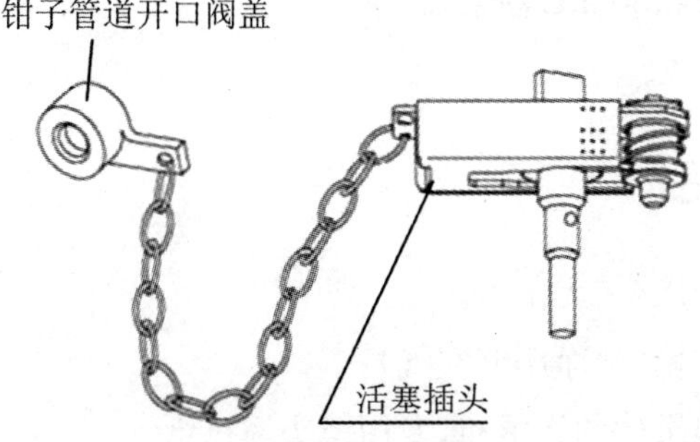

图 2.9　管道插塞

四、漂洗物品

(1) 医用压力水枪。

(2) 医用压力气枪(洁净压缩空气)。

(3) 低纤维质地柔软无绒布(一用一更换)。

(4) 灌流管、管道插塞。

(5) 5 mL 注射器、30 mL 注射器。

(6) 计时器。

五、消毒物品

(1) 内镜消毒槽/有密封盖的容器。

(2) 内镜专用消毒剂。

(3) 消毒剂浓度测试卡。

(4) 灌流管、管道插塞。

(5) 5 mL 注射器、30 mL 注射器。

(6) 计时器。

六、终末漂洗物品

(1) 内镜漂洗槽。

(2) 纯化水或无菌水。

(3) 医用压力水枪。

(4) 医用压力气枪(洁净压缩空气)。

(5) 低纤维质地柔软的无绒布(一用一更换)。

(6) 灌流管、管道塞。

(7) 5 mL 注射器、30 mL 注射器。

(8) 计时器。

七、干燥物品

(1) 内镜专用干燥台、无菌巾。

(2) 医用压力气枪(洁净压缩空气)。

(3) 低纤维质地柔软的无绒布、专用镜头擦拭纸。

(4) 灌流管、管道塞。

(5) 75%乙醇、95%乙醇或异丙醇。

(6) 5 mL 注射器、30 mL 注射器。

八、内镜转运与储存物品

(1) 转运工具:托盘、转运车、传递窗、机器人。

(2) 储存室或储存柜。

目前储存柜有两种主要类型,传统的储存柜和干燥式储存柜。新型干燥式储存柜根据《欧洲干燥柜指南》(BSEN 16442—2015)设计,与内镜相连,以控制空气的质量和湿度,可提供无菌的加压空气,保持表面干燥。持续干燥内镜管腔及外表面,抑制细菌滋生,有效保持微生物质量不变,并能智能显示各种内镜存放期限具有可追溯性。

九、内镜清洗消毒用水

(一) 自来水

自来水是经过净化、消毒等多道复杂的工艺流程,通过专业设备制造出来供人们生活、生产使用的水,水质应符合《生活饮用水卫生标准》(GB 5749—2022)的规定。

自来水微生物标准:

(1) 总大肠菌(MPN/100 mL 或 cfu/100 mL)——不得检出;

(2) 耐热大肠菌群(MPN/100 mL 或 cfu/100 mL)——不得检出;

(3) 大肠埃希氏菌(MPN/100 mL 或 cfu/100 mL)——不得检出;

(4) 菌落总数(cfu/mL)≤100。

（二）无菌水

无菌水通常是指通过高温处理没有细菌的水。如蒸汽法、UHT 热法、化学法、臭氧方法和物理过滤法，将水中微生物杀死并过滤而得到的水，水中的无机盐等一般来说不会减少。

（三）纯化水

纯化水为饮用水经蒸馏法、离子交换法、反渗透法或其他适宜的方法制得的医药用水，不含任何添加剂。生产纯化水所使用的滤膜孔径应不大于 0.2 μm，并定期更换。需要注意的是，应保证细菌总数≤10 cfu/100 mL。

1. 纯化水制备系统工作原理

以反渗透膜为基础，配备相应的动力源，在适宜的反渗透压力下，经多层次过滤去除离子和细菌，使产品水质达到医药用水的标准。具体流程如下：

（1）预处理系统：未经净化的水经适宜的预处理去除粗杂质、余氯和有机物。

（2）反渗透系统：经反渗透系统去除溶解盐离子和低分子量有机物。

（3）储存系统：再通过物理和化学方式杀灭因纯水储存可能产生的微生物和细菌，使终端水符合医用清洗用水标准。

（4）过滤系统：定期清洗/更换滤材滤料，去除运行过程中产生的污垢和堵塞物。

（5）输送系统：选择化学消毒方式，去除设备运行中可能产生的微生物和细菌等，保障设备正常运行。

2. 纯化水设备要求（GMP 认证）

（1）结构设计应简单、可靠、拆装简便。

（2）为便于拆装、更换、清洗零件，执行机构的设计尽量采用标准化、通用化、系统化的零部件。

（3）设备内外壁表面，要求光滑平整、无死角，容易清洗、灭菌。零件表面应做镀铬等表面处理，以耐腐蚀，防止生锈。设备外面避免用油漆，以防剥落。

（4）制备纯化水设备应采用低碳不锈钢或其他经验证未污染水质的材料。制备纯化水的设备应定期清洗，并对清洗效果进行验证。

（5）注射用水接触的材料必须是优质低碳不锈钢或其他经验证不对水质产生污染的材料。制备注射用水的设备应定期清洗，并对清洗效果进行验证。

（6）纯化水储存周期不宜大于 24 小时，其贮罐宜采用不锈钢材料或经验证无毒、耐腐蚀、不渗出污染离子的其他材料制作。保护其通气口应安装不脱落纤维的疏水性除菌滤器。贮罐内壁应光滑,接管和焊缝不应有死角和砂眼。应采用不会形成滞水污染的显示液面、温度压力等参数的传感器。对贮罐要定期清洗、消毒灭菌,并对清洗、灭菌效果进行验证。

(7) 纯化水宜采用循环管路输送。管路设计应简洁,应避免盲管和死角。管路应采用不锈钢管或经验证无毒、耐腐蚀、不渗出污染离子的其他管材。阀门宜采用无死角的卫生级阀门,输送纯化水应标明流向。

(8) 输送纯化水和注射用水的管道、输送泵应定期清洗、消毒灭菌,并经验证合格后方可投入使用。

(9) 压力容器的设计,须由有许可证的单位及合格人员承担,须按中华人民共和国国家标准《钢制压力容器》(GB 150—80)及《压力容器安全技术监察规程》(TSG 21—2016)的有关规定办理。

十、软式内镜常用清洗剂的选择

内镜在进行高水平消毒和灭菌前,必须进行彻底的清洗,因为残留在内镜表面及管腔的污染物会直接影响高水平消毒和灭菌的效果。

(一) 清洗(cleaning)

使用清洗液去除附着于内镜表面污染物的过程。

(二) 医用清洗剂(medical detergent)

用于增强水对医疗器械、器具及其他相关物品上污物清洗效果的化学制剂。见《医用清洗剂卫生要求》(T/WSJD 002—2019)。

(三) 内镜清洗剂的选择原则

非研磨、低泡、易漂洗、可生物降解、能够快速溶解污染物、无毒、对所有污染物都有效、保质期长、性价比高。根据污染物的种类、器械材质选择合理的清洗剂能有效预防生物膜的形成。

(四) 常用内镜清洗剂的种类

1. 含酶清洗剂

内镜含酶清洗剂主要含水解酶、蛋白酶、脂肪酶、淀粉酶、纤维素酶等,同时添加稳定剂和表面活性剂,对脂肪、蛋白质、纤维素、淀粉等有机污垢有分解催化作用。稳定剂是保持酶在使用稀释前处于休眠状态。酶清洗剂经表面活性剂增溶后,能降低水表面张力,增强多酶渗透力,松动有机污垢,污染物的分子链断裂，降低污染物内部的黏着力。酶清洗剂发挥作用需要一定的温度（手工 20～40 ℃，机器 40～60 ℃），一定的 pH（中性或弱碱性）及一定的浸泡时间（10～15 min）。

2. 非酶清洗剂

内镜非酶清洗剂不含活性酶，对温度基本没有要求，pH 偏中性。清洗则以剪力为主要辅助作用，并可以渗透溶入到吸附于内镜接触表面的细菌及其分泌的聚合多糖基质（EPS）内。通过降低或剥离污染物与基底之间的黏着力而发挥作用。

3. 抗菌清洗剂

内镜抗菌清洗剂在含酶与不含酶的基础上，添加了抗菌成分。主要预防工作人员在清洗过程中被感染，但是不能当内镜消毒剂使用。

（五）内镜清洗剂的正确使用方法与注意事项

（1）内镜清洗剂需灌流到内镜各个腔道，酶液需要一定的浸泡时间和温度才能起效（按使用说明书操作）。

（2）清洗过程中等待有机物松动、脱落，最好再次用清洗刷刷洗一遍内镜。

（3）一种酶只对具有特定空间结构的某种或某类底物起作用，清洗内镜应选择多酶清洗剂而非单酶清洗剂。

（4）条件允许，可以根据需求选择不同效果清洗剂对内镜进行 2～3 次的清洗，能有效预防内镜管道生物膜的形成。

（5）内镜清洗剂必须一镜一用一更换 。

（六）建立内镜清洗质量管理体系

主要是质量检验追踪和验证内镜清洗的效果。

（1）内镜使用期间所产生的有机污垢及微生物污染物要全部清除或减少到符合所规定要求的水平。

（2）清洗剂生产厂家应充分验证其推荐的清洗过程合格、有效，并提供详细的使用说明书。

（3）医疗设施应建立标准的书面流程。应设立规范的清洗过程检验程序（包括检验频率、检验数量以及所检验的内镜型号），清洗过程、质量检验应记录在案。

（4）医疗机构应对清洗过程及质量不合格的情况建立书面整改流程。

（5）医疗机构应对内镜清洗从业人员进行定期教学、培训与资质评估，以确保内镜清洗质量达标。

十一、软式内镜常用消毒剂的选择

由于内镜构造复杂，不能耐高温、高压，内镜的消毒只限于化学药液消毒和气体消毒两种。消毒剂的选择是直接关系到消毒效果和保证内镜正常使用寿命的关键环节。

（一）医疗器械 Spaulding 分类

根据《医院消毒卫生标准》（GB 15982—2012）和《医疗机构消毒技术规范》（WS/T 367—2012）等相关国家及行业标准，按 E H Spaulding 提出的医疗器械污染后使用所致感染的危险性大小及在患者使用之间的消毒或灭菌要求，将医疗器械分为三类，即高度危险性物品、中度危险性物品和低度危险性物品。

（1）高度危险性物品：进入人体无菌组织、器官、脉管系统，或有无菌体液从中流过的物品或接触破损皮肤、破损黏膜的物品，一旦被微生物污染，具有极高感染风险，如手术器械、穿刺针、腹腔镜、活检钳、心脏导管、植入物等。

（2）中度危险性物品：与完整皮肤相接触，而不进入人体无菌组织、器官和血流，也不接触破损皮肤、破损黏膜的物品，如胃肠道内镜、气管镜、喉镜、肛表、口表、呼吸机管道、麻醉机管道、压舌板、肛门直肠压力测量导管等。

（3）低度危险性物品：与完整皮肤接触而不与黏膜接触的器材，如听诊器、血压计袖带等；病床围栏、床面以及床头柜、被褥等；墙面、地面；痰盂（杯）和便器等。

《软式内镜清洗消毒技术规范》（WS 507—2016）中明确规定对于软式内镜及重复使用的附件、诊疗物品，进入人体无菌组织、器官或接触破损组织、破损黏膜的软式内镜及附件应进行灭菌。与完整粘膜相接触，而不进入人体无菌组织、器官，也不接触破损的皮肤、破损黏膜的软式内镜及附属用品、器具，应进行高水平消毒。与完整皮肤接触而不与黏膜接触的用品宜低水平消毒或清洁。

（二）消毒剂的选择原则

消毒灭菌的效果要确切，对内镜的损伤小，最好是无损伤，且对人体无害。

（三）消毒产品的安全性

绝大多数化学消毒产品都有不同程度的毒性，选择消毒产品时，应尽量选用经动物实验证明属实际无毒级的产品。不得不使用较高毒性的消毒产品时，应做好个人防护。用于皮肤黏膜消毒的产品，使用浓度应对皮肤黏膜无刺激，且极少发生过敏反应的产品。

（四）消毒产品的有效性

所选用的消毒产品能有效地杀灭使用者所要杀灭的目标微生物，且使用的浓度或强度在规定的时间内杀灭率能达到国际、国家或行业规定的水平。

（五）消毒产品的环保性

消毒器或消毒剂在使用前（运输、存放、安装、分装和稀释过程中）、使用中和使用后，不对环境造成明显的物理、化学或生物污染。

（六）消毒产品的性价比

根据消毒剂消毒对象的负荷量及消毒剂使用时间综合考虑。

（七）消毒产品的合法性

消毒产品的证件需经过审核，审核消毒产品安全评价报告时，需要注意用于消毒产品安全评价报告的指示菌、测试时间（消毒时间），例如内镜消毒产品多数指示菌为枯草杆菌黑色变种芽孢，消毒作用时间 5 min，说明该消毒剂作用 5 min 可以达到高水平消毒。

（八）消毒剂的种类

消毒剂的种类有：戊二醛、邻苯二甲醛、过氧乙酸、环氧乙烷、过氧化氢、二氧化氯、氧（酸）化电位水、含氯消毒剂等。

1. 戊二醛

戊二醛（glutaric dialdehyde）具有消毒效果好、使用方便、价格便宜、性能稳定等优点，为无色或浅黄色液体，有醛气味，易溶于水和醇。戊二醛对各种细菌繁殖体、芽孢、分枝杆菌、真菌、病毒均有杀灭作用，不损伤内镜，但有一定的毒性，对人体皮肤、黏膜有刺激性和致敏性，尤其对呼吸道黏膜有明显的刺激作用，对蛋白质有固定作用，可固化组织，影响肉芽组织再生。作业场所空气中戊二醛的最高允许浓度为1 mg/m^3。戊二醛对金属有一定的腐蚀作用，凡使用戊二醛的房间需要有较好的通风条件，房内安装强排风扇，消毒槽应加盖。

（1）常用规格：碱性戊二醛常用于医疗器械灭菌，使用前应加入适量碳酸氢钠，摇匀后静置 1 h，测定 pH。pH 为 7.5 ～ 8.5 时，戊二醛的杀菌作用最强。戊二醛杀菌是其单体的作用，当溶液的 pH 达到 6 时，这些单体有聚合的趋势，随着 pH 上升，这种聚合作用加速，溶液中出现沉淀，形成聚合体后会失去杀菌作用。一般情况下，碱性戊二醛能连续使用 14 天。碱性戊二醛属广谱、高效消毒剂，可用作灭菌剂。中性戊二醛由酸性戊二醛加碳酸氢钠调整溶液，pH 为中性，稳定性好，室温

下可使用3～4周，可用于物品浸泡消毒或灭菌。酸性强化戊二醛由2%戊二醛水溶液加入0.25%聚氧乙烯脂肪醇醚构成，pH为3.2～4.6，具有良好的杀菌和灭活病毒的作用，对细菌芽孢的杀灭作用仅次于碱性戊二醛溶液。酸性戊二醛溶液稳定性好，室温可储存18个月。2%酸性强化戊二醛溶液可直接用于物品的浸泡消毒或灭菌。

(2) 适用范围：适用于内镜及其附件和其他耐湿不耐热物品的消毒与灭菌。胃镜、肠镜、十二指肠镜浸泡不少于10 min，支气管镜浸泡不少于20 min，结核杆菌及其他分枝杆菌等特殊感染的患者使用后的内镜浸泡不少于45 min，对需要灭菌的内镜及附件灭菌时，必须浸泡10 h，当日不再继续使用的胃镜、肠镜、十二指肠镜、支气管镜等需要消毒的内镜应当延长消毒时间至30 min。

(3) 注意事项：进行消毒或灭菌时，应先彻底清洗，干燥后再进行浸泡消毒或灭菌；加入pH调节剂和防锈剂的戊二醛溶液(pH为7.5～8.5)可连续使用2周；使用时需要检测戊二醛的浓度，若浓度低于20 g/L不能使用；戊二醛对皮肤、眼睛和呼吸道具有致敏性和刺激性，能引发皮炎、结膜炎、鼻腔发炎及职业性哮喘，消毒或灭菌处理时医护人员必须戴防护手套和眼镜；戊二醛能使蛋白质变性凝固，未经洗液擦洗的消化内镜，黏附着的组织和分泌物会因接触戊二醛而凝固成结晶，导致消毒不完全，加速内镜老化，堵塞各管道，使镜面模糊不清，因此在使用戊二醛消毒时，应在消毒浸泡前用洗液进行彻底清洗；用戊二醛消毒后易在内镜及设备上形成硬结，消毒或灭菌后，需用无菌蒸馏水冲洗，去除残留戊二醛后方可使用，勿用生理盐水冲洗，以防腐蚀、损坏内镜或其他医疗器械。

2. 邻苯二甲醛

邻苯二甲醛为新型芳香族醛类化学消毒剂，主要是通过与细菌细胞壁或者细胞膜作用并形成交联结合屏障，造成细菌物质交换功能障碍，导致细菌正常生理功能不能进行，从而促进细胞凋亡。邻苯二甲醛具有使用浓度低、刺激性小、毒性低的优点，能杀灭病毒、细菌、结核杆菌、真菌及孢子，能较迅速地完成高水平消毒，在杀灭孢子时应延长消毒时间。它对不锈钢基本无腐蚀，对碳钢、铜有轻度腐蚀，对铝有中度腐蚀，但是价格较高。

(1) 适用范围：适用于内镜及其附件和其他耐湿不耐热物品的消毒与灭菌。使用浓度为0.55%，消毒时间≥5 min，温度为20～25 ℃。

(2) 注意事项：邻苯二甲醛接触到皮肤后，容易使皮肤变为灰色(灰染现象)，数天后颜色消失。当邻苯二甲醛与衣服接触后，会使衣服呈淡灰色，不易清洗，使用时须小心防护，戴手套、眼罩，穿防水围裙。接触其蒸气可能刺激呼吸道和眼睛。

3. 过氧乙酸

过氧乙酸(peracetic acid)属广谱高效消毒剂，为无色透明液体，呈弱酸性，易挥发，有刺激性气味，溶于水，不稳定，易分解，重金属离子可加速其分解，最终降解产物为氧气、二氧化碳和水。过氧乙酸杀菌作用迅速，毒性低，可用于低温消毒。但是过氧乙酸酸味强烈，对皮肤黏膜有明显刺激，同时具有腐蚀和漂白作用，对内镜有一定程度的损伤作用。

(1) 适用范围：0.2%～0.35%(体积分数)过氧乙酸对所有微生物有杀灭效果，并且在血液等有机物存在的情况下，其消毒效果不会变弱。适用于各种内镜管道及附件的消毒与灭菌。对于过氧乙酸的使用，浸泡 5 min 即可达到消毒效果，如需杀死孢子，可浸泡 10 min；非一次性使用的口圈、牙垫可采用 2000 mg/L 的过氧乙酸浸泡消毒 30 min。

(2) 注意事项：过氧乙酸易挥发，且带有刺激性酸味，应储存于通风阴凉处。过氧乙酸不稳定，稀释液现用现配，用前应测定有效含量，根据测定结果配制消毒溶液。稀释液常温下保存不宜超过两天。过氧乙酸对金属有腐蚀作用，应使用塑料容器盛装，忌与碱或有机物混合，以免发生爆炸。医护人员应注意避免直接接触此类消毒剂，同时应注意避免接触到这些消毒剂的气溶胶。在接触溶液时应戴防护手套和眼镜，谨防溅入眼内或皮肤黏膜上。如不慎溅及，应立即用清水冲洗，物品经浸泡消毒后，应及时用清水将残留消毒液冲净。消毒被血液、脓液等污染的内镜时，需适当延长作用时间。过氧乙酸对自动消毒机和内镜的某些橡胶或金属(尤其是铜合金)组件有一定的损害作用，这种损害作用大于戊二醛；与某些洗涤剂和消毒剂不相容，在使用时应注意。

4. 环氧乙烷

环氧乙烷(ethylene oxide，EO)为无色透明液体，有很强的穿透力，可穿透聚丙烯、聚乙烯膜、纸张、玻璃纸等。常温时汽化为气体，易燃易爆，空气中浓度达到3%时极易爆炸，为防止环氧乙烷爆炸和燃烧，常加入惰性气体。环氧乙烷为气体杀菌剂，杀菌谱广，杀菌力强，属高效灭菌剂，杀菌原理是通过对微生物蛋白质分子的烷基化作用，干扰酶的正常代谢而使微生物死亡。环氧乙烷消毒浓度为450 mg/L，灭菌浓度为 800～1200 mg/L，环氧乙烷消毒灭菌时，要求严格控制相对湿度为 55%～65%，温度为 50～55 ℃，作用时间为 6 h。环氧乙烷在室温条件下很容易挥发成气体。

(1) 适用范围：环氧乙烷不损害消毒的物品，且穿透力较强，对各种细菌、病毒及真菌均有杀灭作用，可用于不耐热的医疗器械的灭菌，如电子仪器、光学仪器、生

物制品、药品、医疗器械、气管镜、膀胱镜、内镜、手术器械、透析器和一次性使用的诊疗用品等。

(2) 注意事项：用环氧乙烷消毒所需时间较长，又是易燃的爆炸性气体，在使用过程中必须注意避免火种，温度需维持在40℃以下，以免发生意外，环氧乙烷消毒剂有引起流产及致突变作用，故孕妇禁止操作。用环氧乙烷进行消毒与灭菌时，其安全与环境保护等方面的要求按国家有关规定执行；进行消毒的人员也需经过省级卫生行政部门的专业技术培训。操作时应戴防毒口罩，若不慎溅落在皮肤黏膜上，必须立即用清水冲洗。要注意灭菌物品的质量和厚度，需消毒灭菌的内镜宜平放在环氧乙烷灭菌箱内，减少重叠。环氧乙烷气体灭菌受使用条件的影响，在使用过程中，应掌握合适的气体浓度、温度和灭菌时间，控制灭菌环境的相对湿度和物品的含水量，以相对湿度在60%～80%为最好。环氧乙烷遇水后，形成有毒的乙二醇，故不可用于食品的灭菌。

5. 过氧化氢

过氧化氢的主要杀菌因子是其分解后产生的各种自由基，因为分解为水和氧气，无残留毒性，为广谱杀菌剂，在低浓度条件下使用无毒性，10～30 g/L时无腐蚀性和刺激性，30～70 g/L时对眼睛有刺激性，当其浓度超过80 g/L时有腐蚀性，且具有强烈的氧化性。

(1) 适用范围：为广谱、高效杀菌剂，用于内镜及其附件消毒灭菌。

(2) 注意事项：当加过氧化氢浓度在6.4%时，有酸性刺激性气味，对皮肤和眼睛有一定的刺激性。

6. 二氧化氯

二氧化氯(chlorine dioxide)是一种新型高效消毒剂，具有高效、广谱的杀菌作用，是过氧化物类消毒剂。二氧化氯能使微生物蛋白质中的氨基酸氧化分解，从而导致氨基酸链断裂，蛋白质失去功能，使微生物死亡。二氧化氯具有强大的氧化作用，可以杀灭几乎所有的常见致病微生物，如细菌繁殖体、细菌芽孢、真菌、病毒等，还可以作为消毒、防腐剂和保鲜剂。使用二氧化氯为饮水消毒时不仅可杀死水中的微生物，而且能杀灭原虫和藻类，具有提高水质和除臭作用，消毒后也不产生有害物质，国外称它为理想的化学消毒剂。

(1) 适用范围：可应用于医院和医药工业的消毒、防霉、食品消毒和保鲜、病房终末消毒与除臭、口腔含漱、外科伤口清洗等。对细菌繁殖污染的消毒，用

100 mg/L二氧化氯溶液浸泡 30 min；对被肝炎病毒和结核杆菌污染的物品的消毒，用 500 mg/L 二氧化氯溶液浸泡 30 min；对细菌芽孢的消毒，用 1000 mg/L 二氧化氯溶液浸泡 30 min；灭菌浸泡 60 min。

(2) 注意事项：杀菌效果多受活化剂浓度和活化时间的影响。消毒前将二氧化氯用 10∶1 的柠檬酸活化 30 min 才能使用，一般要于活化后当天使用。对碳钢、铝、不锈钢等手术器械有一定的腐蚀性。用二氧化氯消毒内镜或手术器械后，应立即用无菌蒸馏水冲洗，以免对器械产生腐蚀。配制溶液时，避免与碱性有机物相接触，活化率低时产生有较大刺激性气味。

7. 氧(酸)化电位水

氧(酸)化电位水(electrolyzed oxidizing water，EOW)又称氧化-还原电位水，是一种新型消毒、医疗用水。它是在离子膜电解槽中电解低浓度的氯化钠溶液产生的。氧(酸)化电位水具有的 1100 mV 以上高氧化还原电位和 pH(2.0～3.0)，使微生物细胞膜电位发生改变，同时还含有一定浓度的有效氯(60±10 mg/L)，导致细胞膜通透性增强和细胞代谢酶受到破坏，进而杀灭微生物。据相关文献报道：氧(酸)化电位水对细菌的灭菌作用时间均在 30 s 以内，对乙型肝炎病毒(HBV)、艾滋病病毒(HIV)等在 30 s 内 100%破坏或杀灭，10 min 可杀灭芽孢，杀菌谱广，使用安全，消毒时间较短，对不锈钢基本无腐蚀作用，对皮肤和黏膜无不良刺激，同时它在消毒杀菌后，还可迅速还原成普通水，不会污染环境。因此，利用氧(酸)化电位水对内镜进行消毒的方法，已被许多医院所接受。但是氧(酸)化电位水极易受到有机物的影响，当内镜表面上的有机物过多时，酸性氧化电解水容易失活，用手清洗时，存在无法将有机物去除干净的可能，同时对内镜有一定的腐蚀性，使镜身表面失去光泽，并造成表皮脱落甚至漏水，镜身表面的金属部件会遭到腐蚀而生锈，有可能造成电路板腐蚀而产生短路，也会造水气按钮的密封圈老化，使按钮操作失灵，有可能造成钳制管道膨胀，使内径变小、质地变软而穿孔。

(1) 适用范围：目前，在国内普遍的应用是使用酸化水机生成酸化水，在消毒阶段对内镜浸泡消毒。

(2) 注意事项：在存在有机物质的情况下，消毒效果会急剧下降，为了保证消毒效果，消毒前内镜组件要进行非常彻底的清洗。要在流动水的条件下，使用新鲜生成的酸化水消毒内镜，消毒后用过滤水或灭菌水冲洗 30 s，去除腔内的酸化水时要用压缩空气吹干内腔及外表面，切记要用吹干的形式，不能用纱布等物体擦拭镜身表面，否则会造成内镜的亲水层脱落。酸化水机更换电极后，会引起酸化水性质的变化，需要认真地检测和调整（如 pH、有效氯浓度、电位等），在各种指标均达到标准后方能使用。酸化水对不锈钢无腐蚀，对其他金属有轻微的腐蚀作用，要使用不透光的塑料容器盛装。

8. 含氯消毒剂

含氯消毒剂是一种溶于水产生具有杀灭微生物活性的次氯酸消毒剂，其杀灭微生物的有效成分常以有效氯表示。次氯酸相对分子质量小，易扩散到细菌表面，并穿透细胞膜进入菌体内，使菌体蛋白氧化导致细菌死亡。含氯消毒剂可杀灭各种微生物，包括细菌繁殖体、病毒、真菌、结核分枝杆菌和抵抗力最强的细菌芽孢。含氯消毒剂包括无机氯化物和有机氯化物，无机氯性质不稳定，易受光、热和潮湿的影响，而丧失其有效成分。有机氯性质相对稳定，但两者在溶于水之后均不稳定。消毒剂杀灭微生物的作用明显受使用浓度、作用时间的影响，一般来说，有效氯浓度越高，作用时间越长，消毒效果越好。pH 越低，消毒效果越好；温度越高，杀灭微生物的作用越强。

(1) 适用范围：适用于内镜操作中使用的弯盘、诊断钳等物品的浸泡消毒以及内镜室操作台等表面的擦拭。按受不同微生物污染的物品选用适当的浓度和作用时间，选择含氯消毒剂泡腾片浸泡于一定比例的自来水中，将需要消毒的物品完全浸泡于内，有关节的器械应将关节充分打开，内镜室的地面可以选择 1∶500 浓度的有效氯消毒剂拖地，内镜室的操作台可以使用 1∶(250～500)浓度的有效氯消毒剂擦拭。

(2) 注意事项：对呼吸道黏膜和皮肤有明显的刺激作用。对物品有腐蚀和漂白作用，清洗不干净，有致畸、致癌作用。使用含氯消毒剂时，应戴口罩、手套操作。若不慎溅入眼睛，应立即用清水冲洗。含氯消毒剂对温度较敏感，低温稳定，高温易分解，宜低温保存，大量使用会污染环境。

内镜常用消毒剂的性能比较见表 2.2。

表 2.2　内镜常用消毒剂的性能比较

名称	概述	灭菌能力与特点	注意事项
邻苯二甲醛	·我国正在制定内镜消毒剂评价方法的标准，将用分支枝杆菌代替芽孢，更接近医院的实际使用情况，能够切实把控内镜的消毒质量 ·国内已有醛类消毒剂国家卫生标准，是强制性标准，现有的消毒剂（主要包括戊二醛和邻苯二甲醛）应符合标准要求	·作用时间里对分枝杆菌的杀灭效果明显优于戊二醛 ·作用时间里对亲脂病毒、细菌繁殖体、酵母菌、霉菌、亲水病毒的杀灭时间明显短于戊二醛 ·能杀灭细菌芽孢和真菌孢子，但是杀灭芽孢需要很长时间 ·优点是快速、稳定性好，使用的时候不需要活化剂，适宜多种材料，毒性低、气味轻，对眼睛无刺激 ·缺点是凝固蛋白质，较贵，对朊毒体无效，有过敏反应，膀胱癌患者皮肤病变多（anaphylaxis 反应）	·使用前浓度在 0.5%以上，使用后不低于 0.3%，最好不低于 0.35% ·宜用浓度卡监测 ·原则上不超过 14 天 ·使用的时候如果需要加温，应一次性使用 ·作用时间为 5～12 min
过氧乙酸	·欧洲广泛使用，美国使用在明显上升，我国显著上升 ·价格较贵，现在有所改观，初始 0.3%过氧乙酸使用后浓度 0.1%或 0.15%，仍然有效，可以重复使用 5 次、10 次不等，成本下降 ·做内镜消毒不是普通的过氧乙酸，一定要特别关注它的腐蚀性，这是技术上最难克服的问题 ·我国已有《过氧化物类消毒剂卫生要求》强制性卫生标准，该标准主要适用于由乙酸和过氧化氢反应生成的过氧乙酸，如不是此原理产生则不适用，一元包装的过氧乙酸不适用该标准	·对所有微生物有效 ·使用浓度一般为 1000～500 mg/L；多次重复使用的初始浓度可以接近 3000 mg/L；这种过氧乙酸可以作为灭菌剂使用	·不适用于手工浸泡法消毒，对眼及皮肤损害严重 ·消毒以后要充分清洗，过多残留易导致假膜性肠炎和胆道炎 ·消毒时间按照说明书规定的时间，消毒后立即清洗，降低腐蚀性 ·每天应使用浓度试纸卡监测
过氧化氢	过氧化氢用得比较少，一般 3%以上的过氧化氢依靠氧化作用杀菌，基本没有残留，毒副作用可控	欧洲较多地用于室内环境消毒，内镜消毒偶尔使用，腐蚀性问题突出	长期使用风险较大

续表

名称	概述	灭菌能力与特点	注意事项
戊二醛	·欧洲多禁止使用,美国很少使用,我国使用有减少趋势 ·2%碱性戊二醛有国家标准,应遵守 ·《内镜消毒剂卫生标准与评价方法》的制定可能减少戊二醛的使用	·已经大量使用 ·了解性能 ·价格相对便宜 ·适宜于多种材料	·吸入性毒性问题,损害呼吸系统 ·过敏问题,有明显的黏膜毒性和对眼、皮肤刺激性、导致接触性皮炎、结膜炎、鼻炎、头痛、咽痛和哮喘,诱发结肠炎 ·致突变、致畸 ·对芽孢、对分枝杆菌杀菌时间长,10 min内对分枝杆菌效果差 ·对蛋白质有固定作用 ·对污水处理系统有影响,引发环境污染问题
二氧化氯	浓度100～500 mg/L 消费时间3～5 min	偶尔使用基本上与过氧化氢差不多	·长期使用注意它的腐蚀性问题。手工操作,消毒液应注满各管道浸泡消毒
含氯消毒剂	·产品多,可分为无机氯、有机氯,还有特殊的络合氯 ·用于内镜消毒的主要是络合氯 ·我国最早使用含氯消毒剂进行内镜消毒	·能快速杀灭各种微生物,包括细菌芽孢和分枝杆菌;杀菌能力接近过氧乙酸 ·用于内镜消毒的浓度为1000 mg左右,复用的初始浓度较高 ·国产,价格较低 ·残留有机物对消毒效果影响大 ·常规含氯消毒剂腐蚀性大,只能使用评价合格的消毒剂	·机用和手工使用均可,注意按说明书操作 ·浸泡时间不宜过长,时间长会导致腐蚀性 ·浸泡消毒结束后立即用无菌水冲洗,不可直接存放到使用前才冲洗
氧(酸)化电位水	·氧(酸)化电位水本质上仍然是含氯消毒剂	·有效氯低,消毒效果随着pH降低显著提升,能杀灭任何微生物	·现产现用 ·清洗干净,流动水浸泡,以解决酸性氧化电位水受有机物干扰的问题 ·杀菌的强度实时监测,非常关键 ·消毒时间固定,消毒完立即清洗

第三节　软式内镜手工清洗消毒操作流程

根据《软式内镜清洗消毒技术规范》(WS 507—2016),内镜再处理步骤分为手工操作和内镜清洗消毒机操作两大类。美国、日本和欧洲许多国家内镜再处理以自动清洗消毒机为主,人为因素对清洗消毒效果影响较小。不同于此,我国内镜清洗消毒以手工为主,辅以半自动灌流设备,清洗消毒效果参差不齐。为了给患者提供安全的诊疗内镜,贯彻落实规范指引,注重内镜洗消细节是做好内镜再处理的重要基石。以下就“规范”的手工操作步骤逐一进行说明。

一、床旁预处理

(1) 在诊疗室,内镜检查完毕后,应关闭“air”和“lamp”按钮,使内镜角度旋钮及卡锁(图 2.10)恢复自由位,对具有软硬度调节功能的内镜,将软硬度调节环(图 2.11)恢复至“●”标识与持握部底部的“▌”标识对齐,确认设置到最软状态。

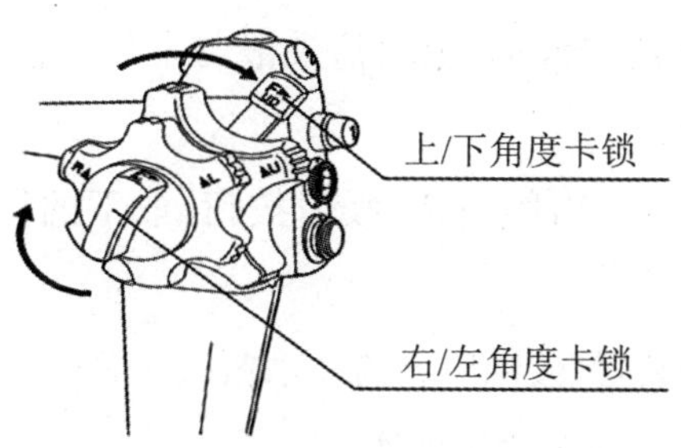

图 2.10　角度卡锁

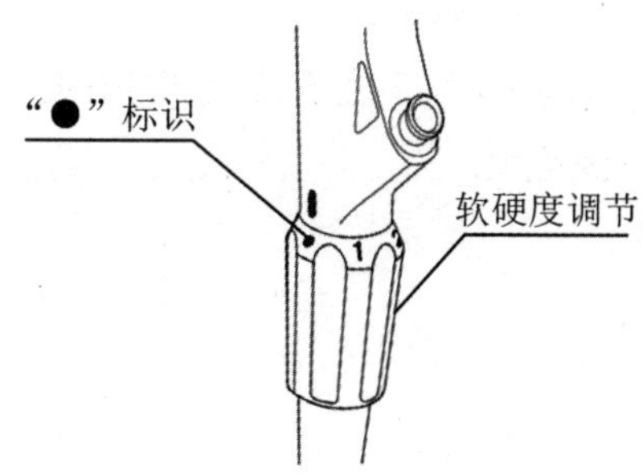

图 2.11　软硬度调节环

(2) 立即将内镜外表面黏液等分泌物用含清洗剂的擦拭布或一次性清洗剂湿巾由操作部向先端部方向擦拭干净,镜头处沿喷嘴方向轻轻擦拭。

将注气/注水按钮取下,放入含内镜清洗液治疗碗中,更换专用 AW 管道清洗接头(见图 2.12。注意:请勿将送气/送水管道清洗接头用于患者手术,否则会导致持续充气,造成患者受伤),打开"air"开关,将内镜先端部放入含有清洗液的容器中,并反复送气与送水至少 10 s。

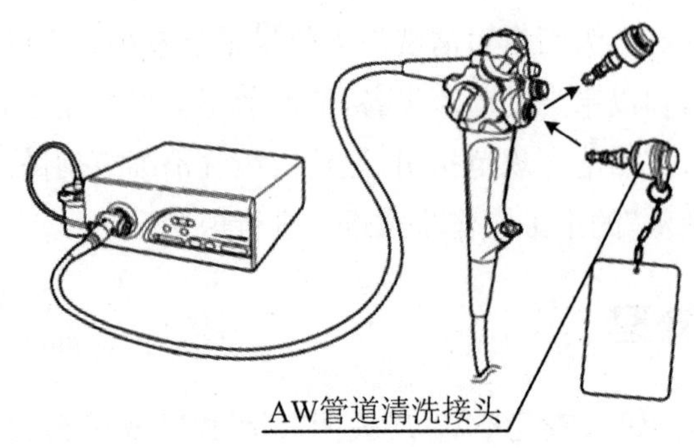

图 2.12 AW 管道清洗接头

(3) 启动吸引按钮抽吸清洗液直至其流入吸引管,反复多次直至吸引管内液体清澈。提起内镜离开清洗液面,吸引清洗液与空气,直至吸引管内清洗液吸引干净。

(4) 关闭"air"按钮,拔出阀门塞、吸引按钮,取下的按钮放入含清洗液治疗碗中。

(5) 关闭图像处理装置,按顺序分离注水瓶接头,向上轻提后,放回卡槽,分离内镜电缆,拔下吸引管,放入医疗垃圾桶。

(6) 确认防水盖内干燥,并盖好防水盖,将内镜与主机分离。

(7) 将内镜和各按钮一起放入转运车中。

(8) 整理用物,脱手套、洗手,盖好盖子,送至洗消间。

床旁预处理流程示于图 2.13。

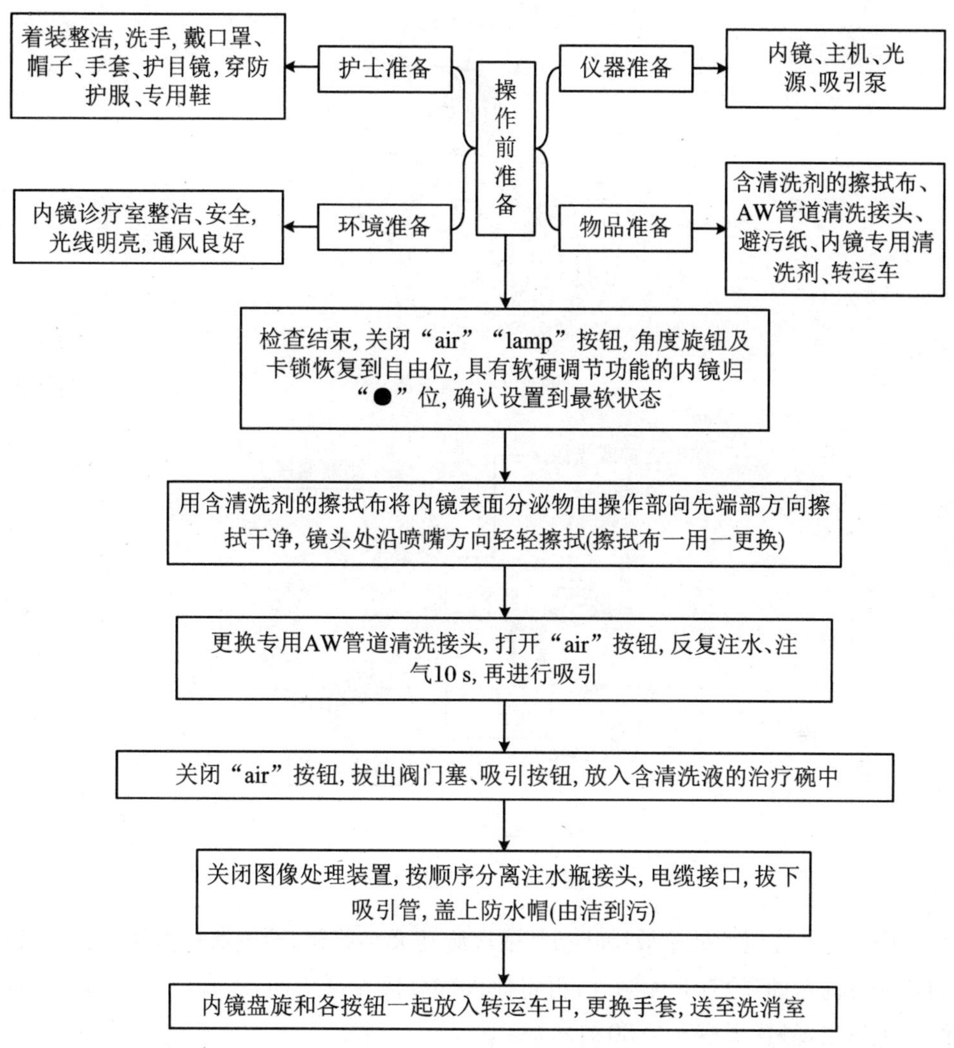

图 2.13 床旁预处理流程

二、测漏

(1) 每条内镜清洗消毒前宜进行测漏检查，条件不允许时，应至少每天测漏一次。检查测漏装置，食指轻按测漏器(图 2.14)接头帽中的插脚以确认测漏器释放空气。

(2) 确认防水盖内壁完全干燥并连接紧密，测漏器接头插入内镜通气阀口，内镜充气后弯曲部有膨胀，说明没有明显渗漏，再将内镜全部浸没于水中，去除表面张力气泡，去除管腔内气体。测漏器的连接示于图 2.15。

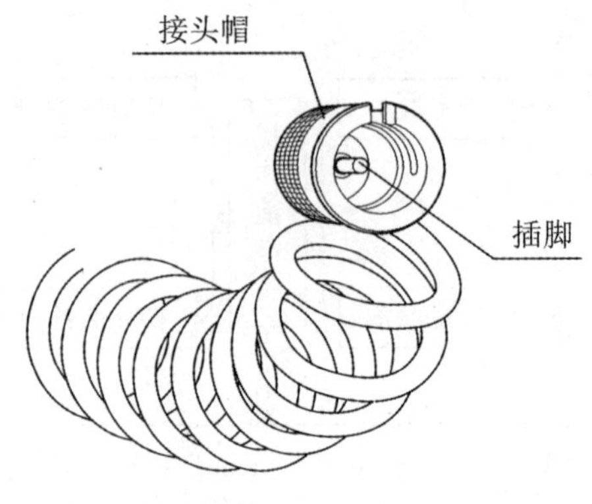

图 2.14 测漏器

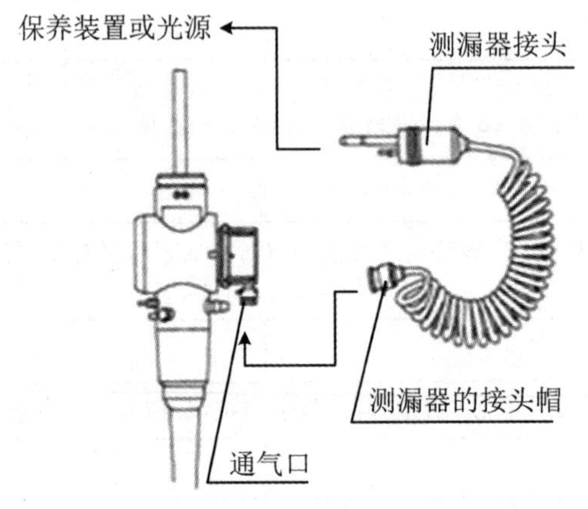

图 2.15 连接测漏器

(3) 使各旋钮均处于放松状态并依次旋转大小旋钮，检查遥控按钮，使弯曲部向各个方向弯曲，检查有无漏气，再将插入部分段 S 形弯曲，观察内镜各部有无连续气泡冒出，静置观察至少 30 s。

(4) 浸泡时请勿安装/取下测漏器。在水中安装/取下测漏器会使水进入内镜，导致内镜损坏。

(5) 从水中取出仍然连接着测漏器的内镜，关闭保养装置，待内镜内气体完全溢出，直至弯曲部橡皮恢复原状不膨胀，才将内镜与测漏器分离。

(6) 如果发生渗漏，应立即停止使用，否则会出现内镜图像突然消失的现象，导致弯曲功能失灵，或其他功能异常。使用漏水的内镜还会带来感染危险。

(7) 临床使用中如发现监视图像模糊，像有雾状，此系内镜先端部 CCD 受潮气侵入，一般应停止使用，送专业维修处理。

(8) 测漏应有记录，需根据漏水部位及气泡逸出情况进行不同处理，及时送检维修。

内镜测漏器操作流程示于图 2.16。

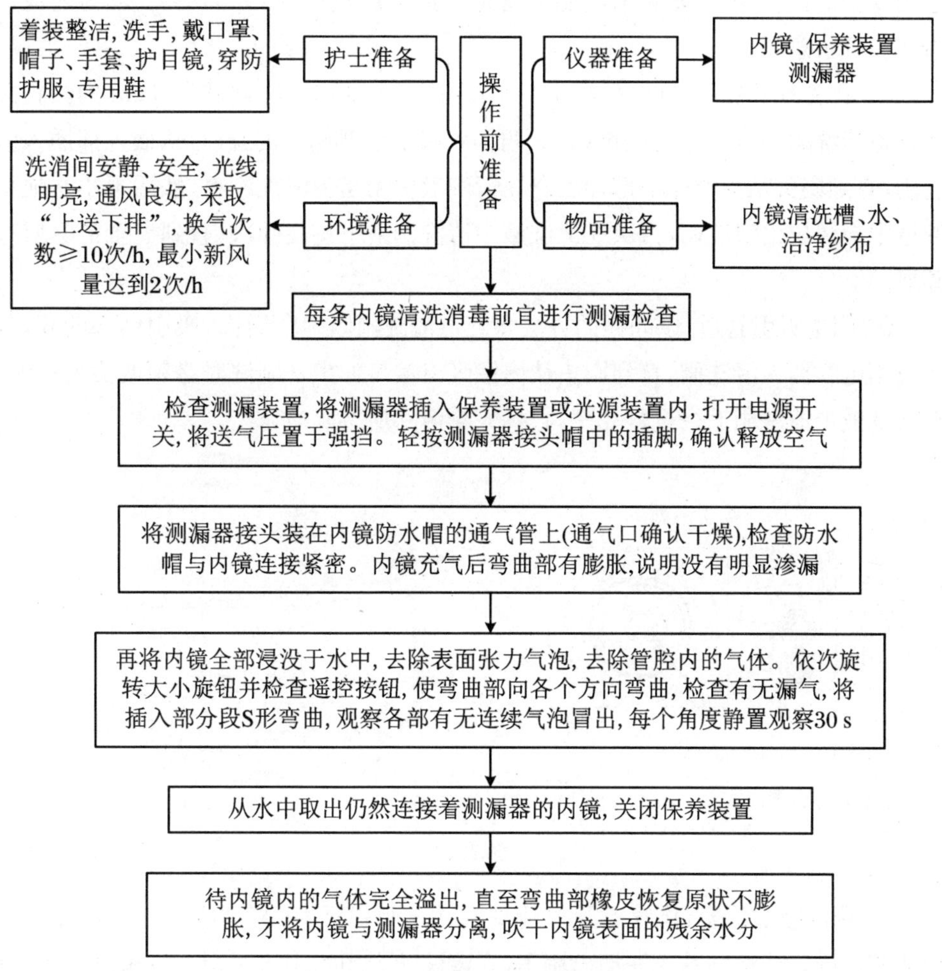

图 2.16　内镜测漏器操作流程

三、清洗

（1）遵循内镜清洗剂产品说明书配制适量使用浓度的清洗液置于清洗槽，遵循产品说明书调节灌流浸泡时间。

（2）再次观察内镜大小旋钮卡锁是否处于自由位，防水帽是否盖紧。

（3）将内镜及活检入口阀门、吸引按钮和送气/送水按钮等部件全部浸没于清洗液中，用低纤维质地柔软无绒布反复擦洗（螺旋式）镜身，插入端和操作部应重点擦洗，镜头处顺喷嘴方向轻轻擦拭。

（4）内镜浸泡期间，应用管道清洗刷、管道开口清洗刷依次刷洗钳子管道、吸引管道、吸引活塞和钳子管道口。刷洗时应在液面下进行，防止液体飞溅。同时注意用食指保护管道口，防止清洗刷对管道口造成磨损。（图 2.17～2.22 为内镜各清洗装置示意图。）

① 刷洗钳子管道：将内镜弯曲部伸直，在距离管道清洗刷刷头 3 cm 的位置握住管道清洗刷→将管道清洗刷以 45°角插入吸引活塞侧壁的开口，从插入部插入清洗刷，直到刷头从内镜先端部伸出→在清洗液中用指尖清洗刷毛，然后再小心地从管道中向回拉出清洗刷，再次在清洗液中清洗刷毛→重复几次，直到完全清除所有碎屑。

② 刷洗吸引管道：以同样的方法将管道清洗刷以 90°角插入吸引活塞的开口，经通用电缆插入清洗刷，直到刷头从内镜吸引接口伸出→刷洗时必须两头见刷毛，在清洗液中清洗刷毛→重复几次，直到完全清除所有碎屑。

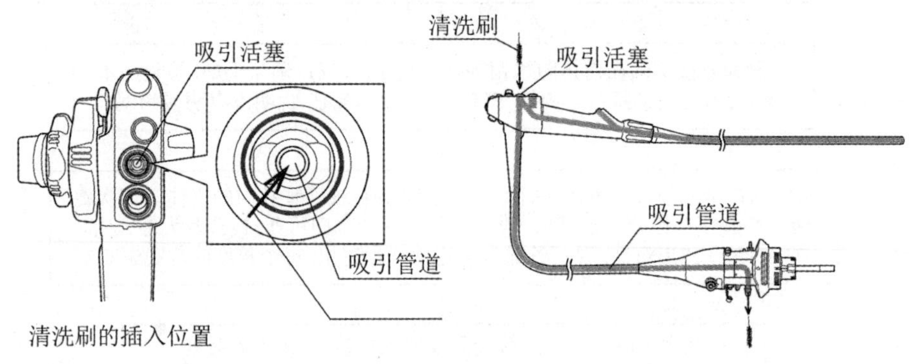

图 2.17

③ 刷洗吸引活塞：将管道开口清洗刷插入吸引活塞，直到刷子的一半插入吸引活塞→旋转清洗刷一次→抽出刷子，在清洗液中用指尖清洗刷毛→重复几次，直到完全清除所有碎屑。

④ 刷洗钳子管道口：将管道开口清洗刷插入钳子管道口，直到刷柄接触到管道开口→旋转清洗刷一次→抽出刷子，在清洗液中用指尖清洗刷毛→重复几次，直到完全清除所有碎屑。

(5) 连接全管道灌流器，用动力泵或注射器将管道内充满清洗液进行浸泡。灌洗时注意观察喷嘴喷出的水是否为一条直线，若注气/注水管道或喷嘴堵塞，可见喷嘴喷水不畅、歪斜或无水喷出，此时应进行疏通。

(6) 应用管道清洗刷、管道开口清洗刷依次在清洗液内对吸引按钮和送气/送水按钮、钳子管道开口阀进行彻底刷洗，直到完全清除所有碎屑。浸泡期间反复按下-松开吸引按钮和送气/送水按钮、AW 管道清洗接头。确认已除去所有气泡，或用注射器冲洗至没有气泡冒出。有条件的放入按比例配制的清洗液中超声震荡清洗 5 min。

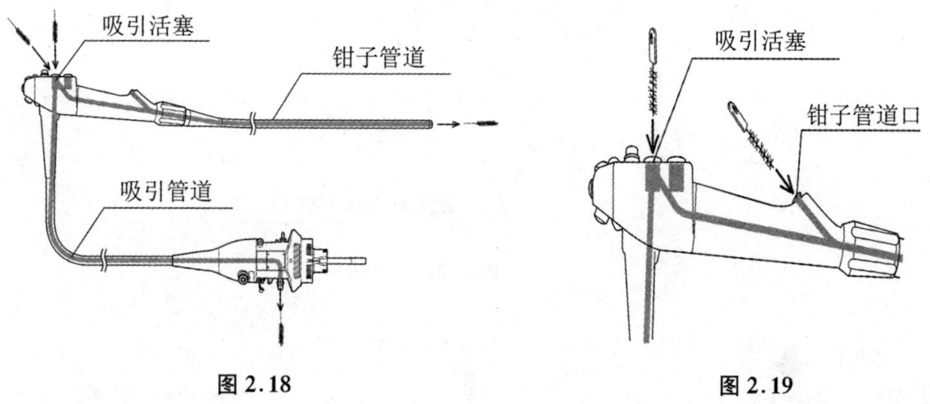

图 2.18　　图 2.19

(7) 每一条内镜清洗浸泡结束后，排尽清洗槽内的清洗液，清洗液应一用一更换。

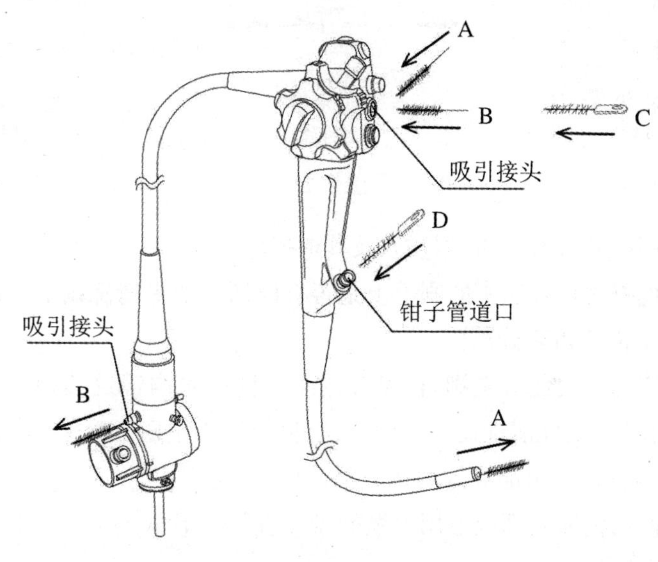

图 2.20

(8) 注意事项：

① 每次清洗前应先确认清洗刷先端处的刷头和金属头已牢固安装好。

② 检查刷头是否松脱、刷毛是否损坏。如果刷毛倒伏，用戴着手套的指尖轻轻捋直。

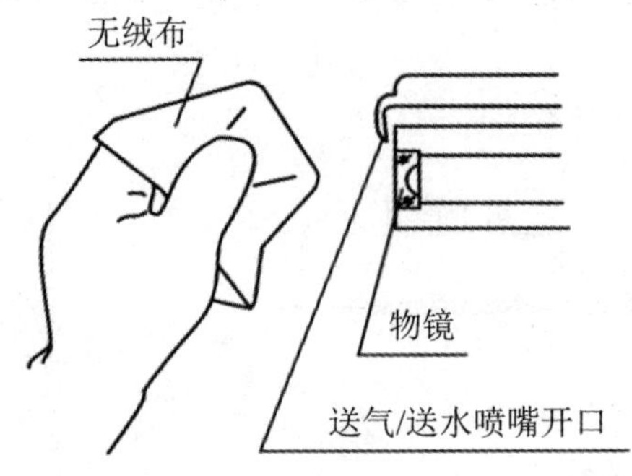

图 2.21

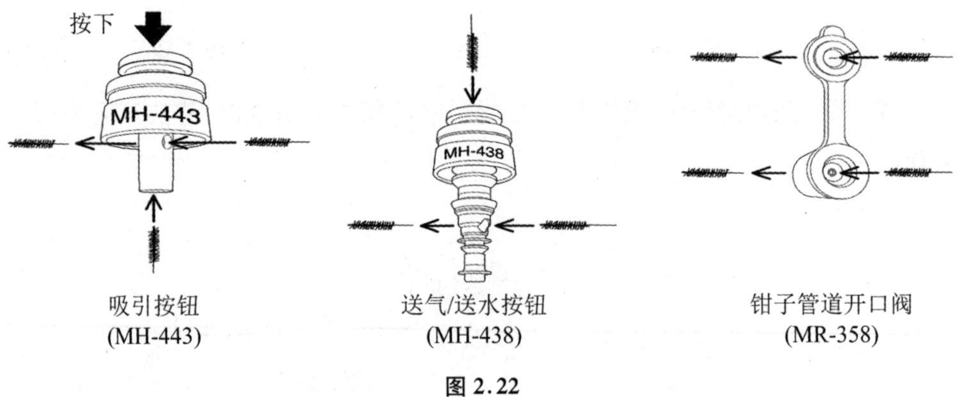

图 2.22

③ 检查刷杆是否有弯曲、划伤以及其他损坏。

④ 目测检查刷杆或刷头的刷毛上是否有碎屑。如果清洗刷上有碎屑，应清洗清洗刷，直到上面不再有碎屑。

⑤ 如果使用一次性清洗刷，仅设计用于清洗一条内镜及其相关附件，那么使用后立即处理掉一次性清洗刷。若将一次性清洗刷用于清洗多条内镜或附件，则会降低其清洗功效，并可能导致内镜或附件损坏，应该杜绝。

⑥ 请勿使内镜插入部或通用电缆的盘曲直径小于 40 cm。否则可能会难以将清洗刷完全插入管道。

⑦ 确认灌流管等所有清洗组件没有裂缝、划痕、缺损和碎屑。

四、漂洗

(1) 将清洗后的内镜连同全管道灌流器、按钮、阀门移入漂洗槽内(图 2.23、图 2.24)。

(2) 使用动力泵或压力水枪充分冲洗内镜各管道至无清洗液残留。

(3) 用流动水冲洗内镜的外表面、按钮、阀门和清洗刷。

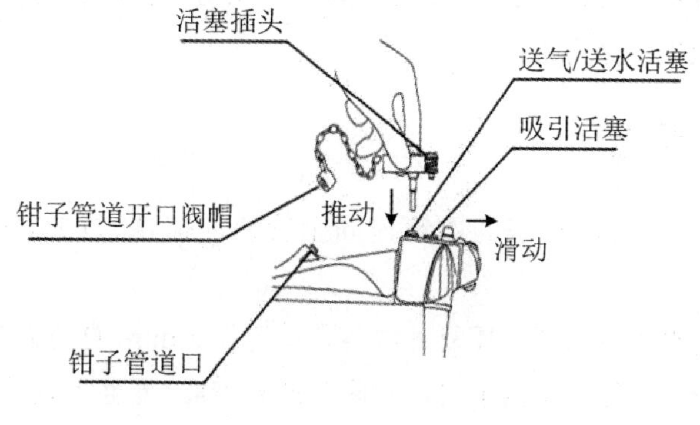

图 2.23

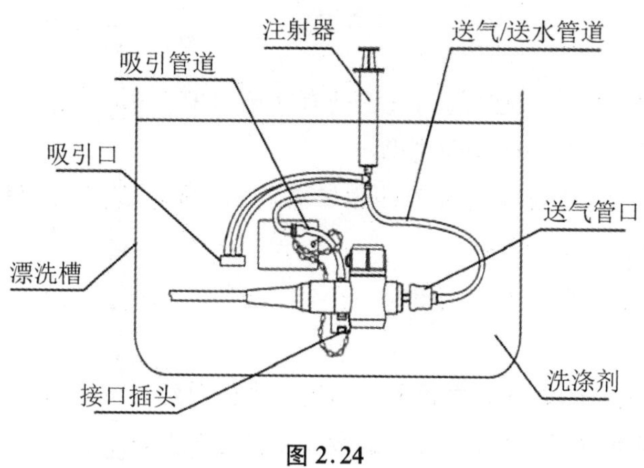

图 2.24

(4) 使用擦拭布擦干内镜外表面、按钮、阀门和清洗刷,擦拭布应一用一更换。

(5) 使用动力泵或压力气枪向各管道充气至少 30 s,尽可能吹干内镜外表面及管道内的水分,防止稀释消毒液。

五、高水平消毒

(1) 消毒前应进行消毒液浓度测试,结果合格方可用于内镜消毒。浓度测试不合格,不论消毒液是否已到使用期限,均应立即更换。

(2) 将漂洗后的内镜连同全管道灌流器、按钮、阀门移入消毒槽内,并完全浸没于消毒液中。用动力泵或注射器将消毒液灌注内镜所有外表面及内管道,浸泡消毒时间和方式应遵循内镜消毒剂产品说明书。

(3) 使用的消毒剂为邻苯二甲醛消毒液，浸泡消毒时间≥5 min。

(4) 消毒结束后应更换手套，使用动力泵或压力气枪向各管道充气至少 30 s，排尽内镜各管道内的消毒液。

六、终末漂洗

(1) 更换手套，将消毒好的内镜连同全管道灌流器、按钮、阀门移入终末漂洗槽。

(2) 用纯化水或者无菌水反复冲洗各孔道至少 2 min，直至无消毒剂残留。

(3) 流动水下反复冲洗内镜、按钮、阀门的外表面，直至无消毒剂残留。

(4) 取下全管道灌流器。

七、干燥

(1) 将内镜及各类按钮、阀门置于铺有无菌巾的专用干燥台(无菌巾应每 4 h 更换 1 次，有潮湿破损的应立即更换)。

(2) 用 75%酒精或异丙醇灌注内镜各管道，镜身用 75%酒精擦干，镜头用 95%酒精擦镜纸擦拭。

(3) 使用压力气枪，用洁净的压缩空气向所有孔道注气至少 30 s，使其完全干燥。

(4) 用无菌擦拭布、压力气枪干燥内镜外表面及各类按钮、阀门。

(5) 安装内镜按钮及阀门，置于消毒内镜转运车上备用。

八、内镜的储存与保养

(1) 内镜的保管环境需要考虑的主要因素有 3 个：温度、相对湿度和气压。

(2) 储存库(柜)通风良好且应保持干燥。通风良好，有利于内镜的持续干燥，控制储存环境的温度要求为 24～26 ℃，相对湿度为 50%～60%，气压为 70～106 kPa，从而减少了由于潮湿环境造成的微生物污染发生。

(3) 内镜干燥后应储存于内镜储存库(柜)内，内镜储存库(柜)的设计应允许记录所有关键参数及故障，可以通过控制器、打印机或连接到计算机系统来记录。干燥后的内镜可水平存放于网格托盘或垂直悬挂存放于内镜储存库(柜)或洁净储存柜内，水平盘放直径应大于等于 35 cm，垂直悬挂应确保存放及/或干燥的内镜不接触储存库(柜)底部，避免内镜折损。弯角固定钮应置于自由位，对具有软硬度调节功能的内镜，将软硬度调节环恢复至“●”标识与持握部底部的“▌”标识对齐，确认设置到最软状态(图 2.25)。

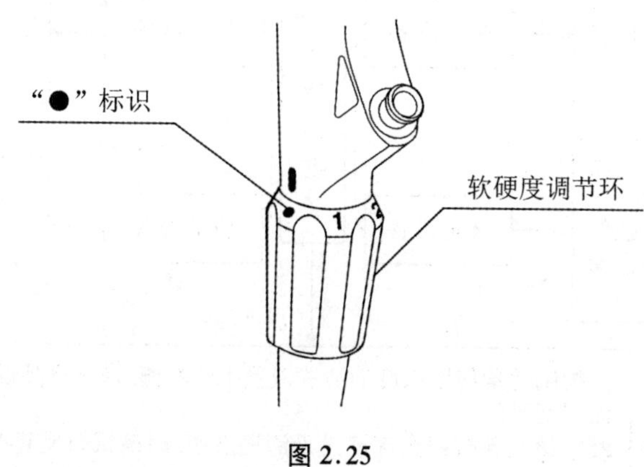

图 2.25

(4) 取下各类按钮及阀门,单独储存。

(5) 储柜内表面光滑、无缝隙、便于清洁,每周擦拭清洁消毒 1～2 次,遇到污染时应随时清洁消毒。

(6) 请勿将内镜或附件存放在有阳光直射、高温、高湿,或 X 光、紫外线或臭氧环境中。不能采用紫外线或臭氧对储镜空间进行消毒,以免对内镜表面材料氧化伤害。

(7) 不能将内镜存放在搬运箱内,搬运箱只能用于运输内镜。

九、设施、设备及环境的清洁消毒

(1) 每日清洗消毒工作结束时应对清洗槽、漂洗槽等彻底刷洗,采用合适的消毒液进行消毒;更换消毒剂时应彻底刷洗消毒槽,避免底部残渣影响消毒剂质量。

(2) 定期消毒清洗消毒机的槽面、灌流管道和管路,避免交叉污染。

(3) 每日诊疗清洗消毒工作结束后,需对内镜诊疗中心(室)的环境进行清洁和消毒处理,符合《医疗机构环境表面清洁与消毒管理规范》(WS/T 512—2016)要求。

软式内镜手工清洗消毒操作流程示于图 2.26。

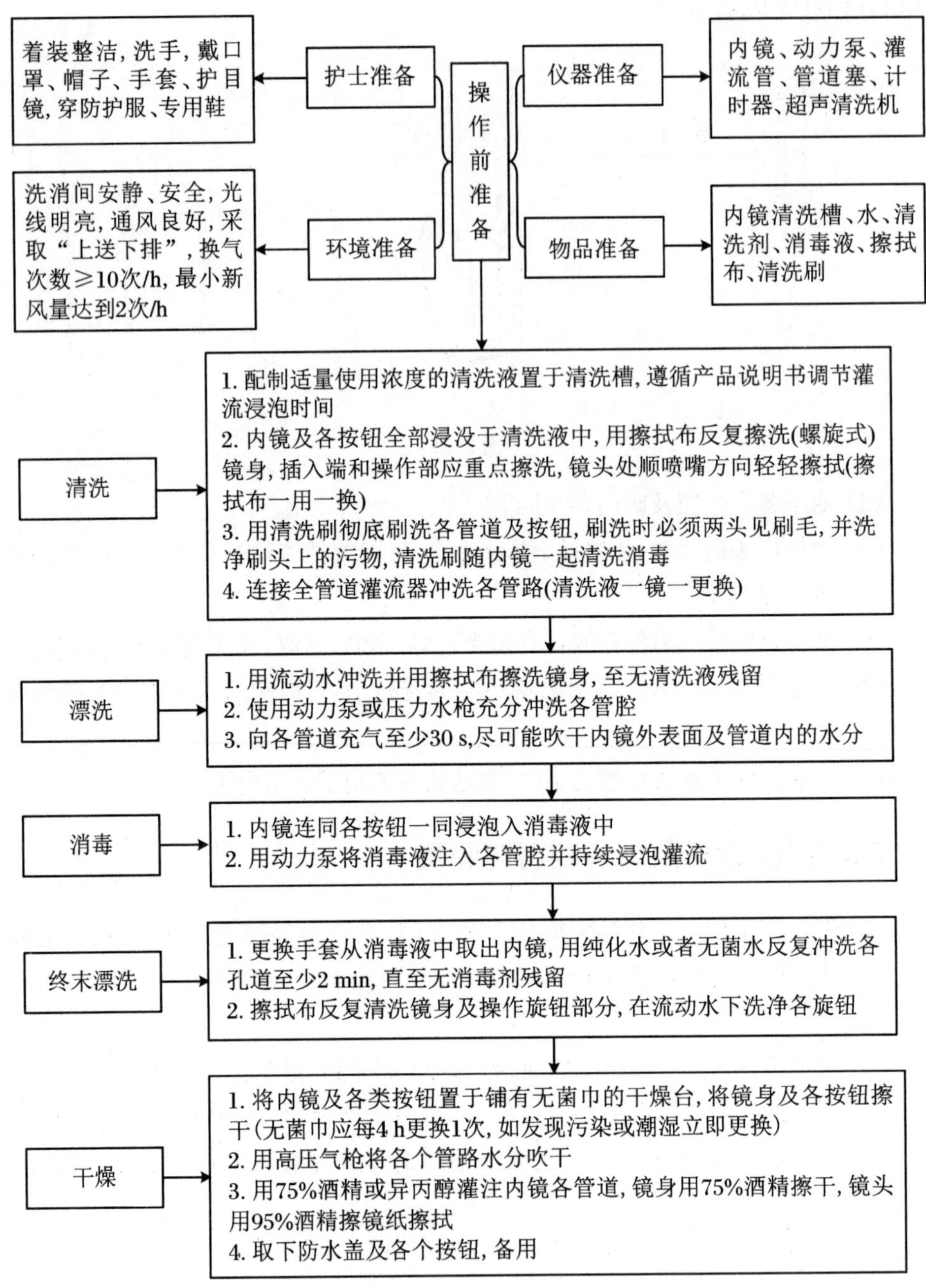

图 2.26　软式内镜手工清洗消毒操作流程

第四节　十二指肠镜手工清洗消毒操作流程

本节操作流程以 OLYMPUS 电子十二指肠镜 TJF-260V 为例进行介绍。

十二指肠镜作为诊断和治疗胆胰疾病不可缺少的设备已广泛应用于临床。十二指肠镜由于本身的结构设计复杂，具有有抬钳器钢丝的可清洗抬钳器管道，前端的抬钳器部分以及可拆卸的先端帽结构复杂，与其他多个工作部件和管腔相连，所有的部件与孔道必须经过细致的清洗消毒过程，否则容易导致清洗消毒的失败，从而威胁患者的生命安全。本节结合相关规范及指引，介绍十二指肠镜的手工清洗消毒要点和步骤。

一、先端帽的拆卸

十二指肠镜清洗前，需先取下先端帽，使用"一推二旋三拔"手法拆卸先端帽。向"◀U"相反方向旋拧抬钳器控制旋钮到头，将抬钳器调至降下状态→一只手握住弯曲部的保护套，另一只手握住先端帽的顶端→向着内镜方向推入先端帽，逆时针旋转到头→从内镜上拔出先端帽，如图 2.27 所示。

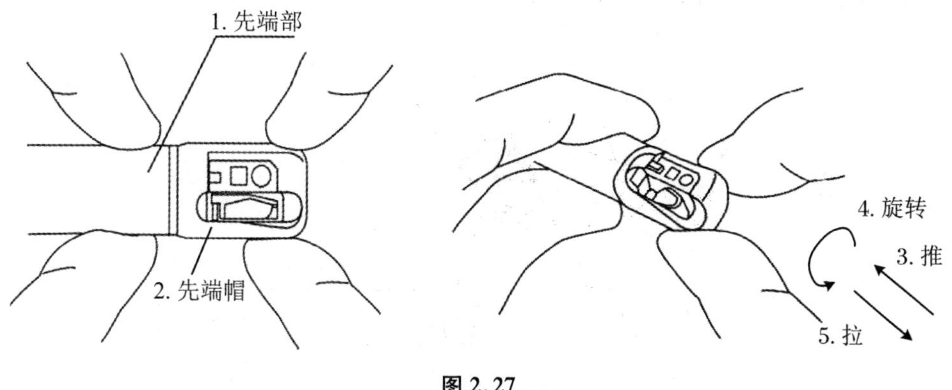

图 2.27

二、先端帽清洗

（1）先端帽浸没于按比例配制的内镜清洗液中。

（2）用 30 mL 注射器，向先端帽内部和凹陷部位进行冲洗，防止内部微小气泡影响清洗效果。

(3) 用洁净软毛刷或无绒布，在清洗液中彻底清洗外表面、内部金属片及橡皮套。

(4) 取出先端帽并将其放入清水中。如果还有碎屑，进行 5 min 的 33～48 kHz超声清洗。

三、刷洗先端部抬钳器周围

(1) 向"◀U"相反方向旋转抬钳器控制旋钮到头。

(2) 保持弯曲部平直。

(3) 刷子插入内镜先端部的钳子管道开口来回刷洗钳子导丝、导丝锁定槽及钳子管道开口凹槽。

(4) 重复此步骤，直到清除所有碎屑。

(5) 手持握先端部并在保持抬钳器低于手指的同时，使用刷子刷洗抬钳器两侧、抬钳器内部凹槽和抬钳器的中轴周围。

(6) 用刷子刷洗内镜先端部，刷洗时注意保护镜面。

(7) 将先端部浸入清洗液。

(8) 升降抬钳器 3 次。

(9) 升起抬钳器。

(10) 用 30 mL 注射器向抬钳器内部注入清洗液进行冲洗。

以上清洗过程示于图 2.28～图 2.31。

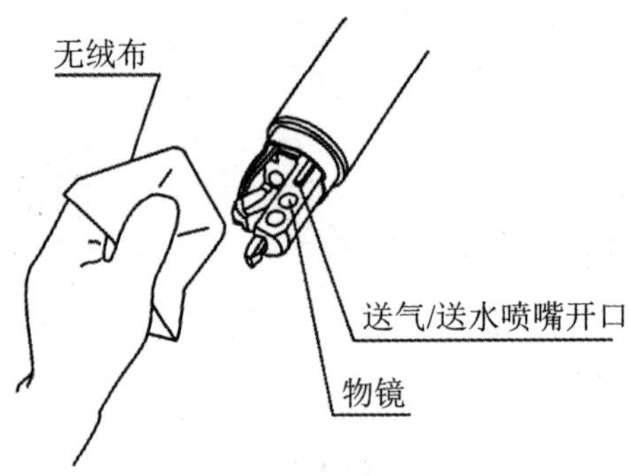

图 2.28

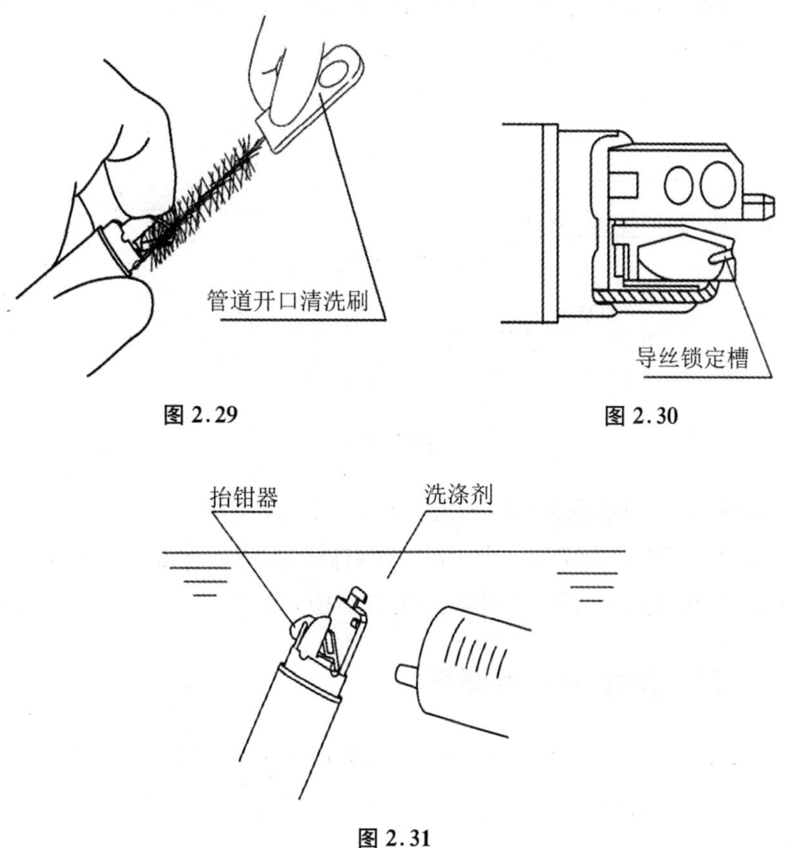

图 2.29　　图 2.30

图 2.31

四、清洗抬钳器管道

(1) 向抬钳器管道注入清洗液,将清洗管与抬钳器管道接头相连接(图 2.32)。

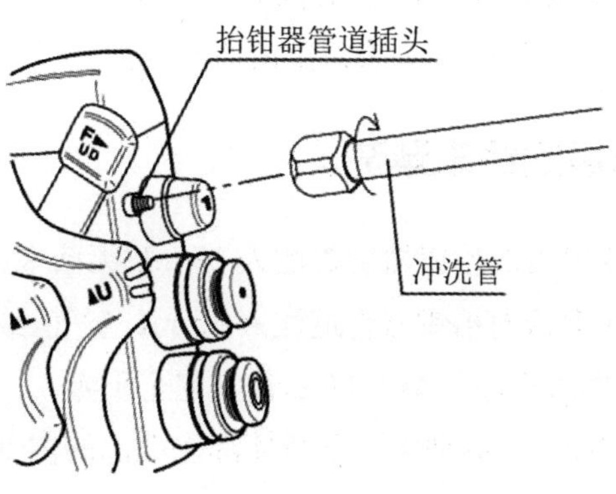

图 2.32

(2) 用 5 mL 的注射器注入 15 mL 清洗液，一边灌注冲洗，一边升降抬钳器至少 3 次，直至无可见污物(图 2.33)。

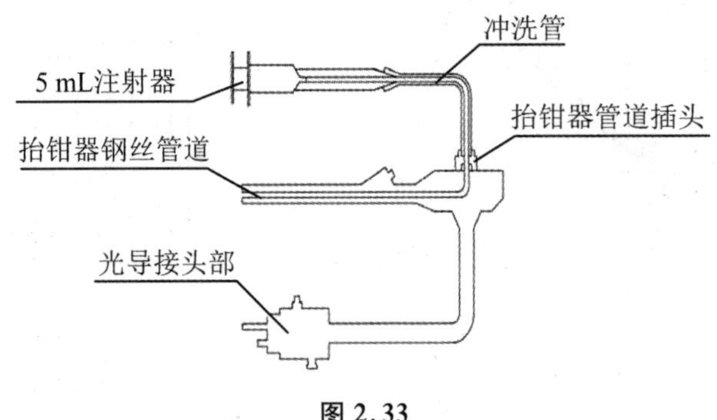

图 2.33

(3) 冲洗后，摘掉清洗管并浸入清洗液中。

(4) 排出管道中的清洗液用 5 mL 的注射器向抬钳器管道冲洗 5 mL 水。

(5) 用 5 mL 的注射器向抬钳器管道注入 10 mL 空气。

五、十二指肠镜高水平消毒

(1) 用 5 mL 的注射器向抬钳器管道冲洗至少 10 mL 消毒液。

(2) 确认内镜先端部没有气泡冒出。

(3) 将内镜浸泡在消毒液中。

(4) 将抬钳器升起。

(5) 用 30 mL 注射器冲洗器具的内部和凹陷处，确认所有气泡已排出，将先端帽浸泡在消毒液中。

(6) 使用 30 mL 注射器对先端帽内部和凹陷部位进行冲洗。

(7) 使用洁净柔软无绒布，擦去表面上的所有气泡，开始计时浸泡。

六、十二指肠镜的终末漂洗

(1) 用 5 mL 的注射器向抬钳器管道注入 15 mL 无菌水，以冲净消毒液。

(2) 用 5 mL 的注射器向抬钳器管道注入 15 mL 空气，或使用压力气枪，用洁净的压缩空气向抬钳器管道注气至少 30 s，使其完全干燥。

(3) 反复升降抬钳器，在流动水下不断冲洗先端部的内部及外表面，以冲净消毒液。

(4) 将先端帽浸入无菌水中，轻轻搅动。用无菌的擦拭布彻底擦干所有外表面，或使用压力气枪，用洁净的压缩空气使其完全干燥。

七、先端帽的安装

（1）安装前需检查先端帽的型号与十二指肠镜型号是否匹配，如果使用错误的先端帽，可能会在使用的过程中脱落。

（2）确认先端帽的金属片和橡皮套完好无损，橡皮套没有从金属片脱落。

（3）安装先端帽时，应轻握离先端部最近的弯曲部表面，将弯曲部伸直，再将抬钳器放在先端部侧壁区内。

（4）使用“一推二旋三拉”的手法进行安装，一只手轻握离先端部最近的弯曲部表面，另一只手握住先端帽带有金属片的顶部，将先端部白边上的指示标记与先端帽上的指示标记对齐。

（5）将先端帽竖直推入内镜先端部，直到先端帽边缘接触到白边。轻握靠近先端部的弯曲部，将先端帽按入约 1 mm 以覆盖白边。

（6）在按住先端帽的同时，顺时针旋转先端帽顶端 3～4 mm 到头。

（7）旋转后，轻轻向先端帽顶端方向拉拽先端帽，先端帽完全罩在内镜先端部上，并露出白边。确认内镜先端部与先端帽之间没有空隙。

（8）确认先端帽与内镜导光束表面平行，调节指示标记至平直位置；确认先端帽橡皮套边缘没有异常伸展和卷起。

（9）轻轻拉拽先端帽，并向两个方向轻轻旋拧先端帽，确认先端帽与内镜先端部没有分离。

（10）升降抬钳器若干次，确认抬钳器没有被先端帽卡住及遮挡。

（11）最后检查内镜图像，如果在内镜图像中可以看到部分先端帽边缘，那么说明先端帽没有正确安装，应取下重新安装。

十二指肠镜清洗消毒操作流程示于图 2.34。

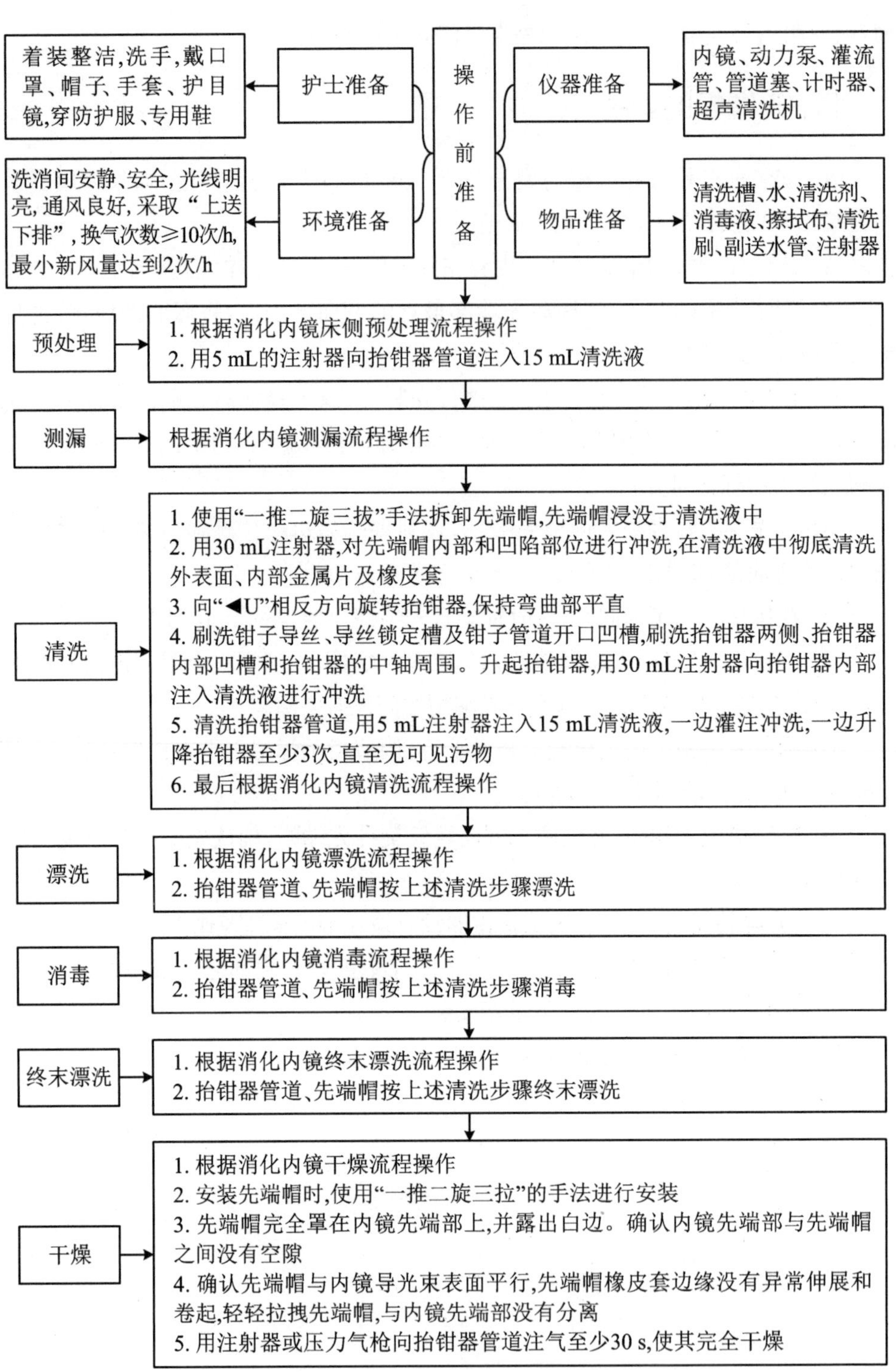

图 2.34　十二指肠镜清洗消毒操作流程

第五节 放大内镜手工清洗操作流程

本节操作流程以 OLYMPUS 电子胃镜 GIF TYPE H260Z 为例加以介绍。

放大内镜作为一种诊断性内镜可以清晰显示胃黏膜的腺管开口和微血管等微细结构的变化，提高病变的早期诊断率。放大内镜具备优良的放大性能及便捷的副送水功能，并于治疗前后行放大内镜检查，尤其对于消化道肿瘤的诊断及治疗方案决策等起到重要作用，目前在临床的普及以及应用越来越广泛，副送水管道放大内镜是清洗消毒的难点。本节将结合相关规范及指引，先就放大内镜副送水管道的手工清洗消毒要点和步骤进行说明。

放大内镜副送水口帽应该总是安装在内镜上，包括内镜清洗、消毒、灭菌的全过程。应该注意的是在清洗、消毒、灭菌过程中，副送水口帽需要保持敞开。

一、放大内镜预处理

(1) 放大内镜在诊疗室内镜检查完毕后，将插入部的先端浸入水中(图 2.35)。

(2) 将副送水管安装在内镜的副送水口上(如果前一患者手术过程中没有使用副送水管，请将一根洁净的副送水管安装在内镜上)。

(3) 手动冲洗：用 10 mL 注射器抽取按比例配置的内镜专用清洗液，通过副送水管的 Luer 口，冲洗副送水管道，至少 3 次。

(4) 冲洗泵冲洗：根据其使用说明书启动冲洗泵，并设置为最大水流，用冲洗泵抽吸内镜专用清洗液冲洗副送水管道 10 s。

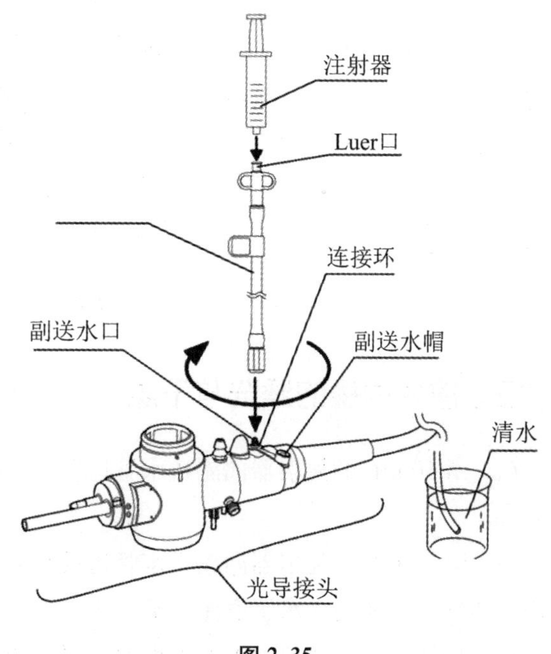

图 2.35

(5) 从 Luer 口上取下注射器,副送水管保留在内镜上。

二、放大内镜的清洗消毒

(1) 内镜的变焦接头或 UPD 内镜接头并不防水。清洗消毒内镜之前,务必盖上防水盖(图 2.36)。

(2) 用 10 mL 注射器抽取内镜专用清洗液或消毒液,通过副送水管的 Luer 口上冲洗副送水管道反复多次,直至副送水口没有气泡溢出,确保管道内完全充满清洗液或消毒液,才开始计时浸泡。图 2.37 是变焦接头外形示意图。

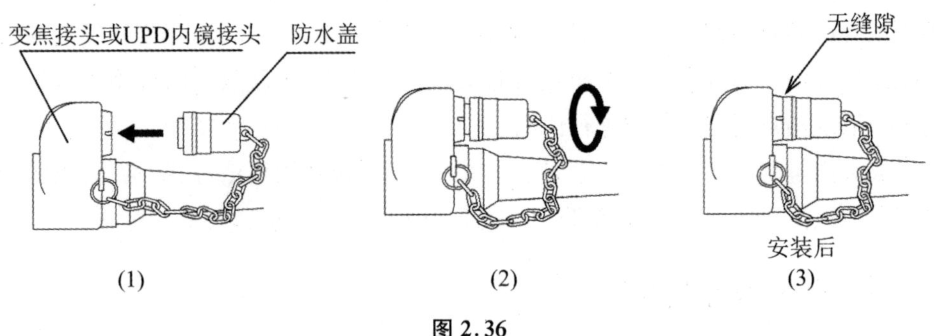

图 2.36

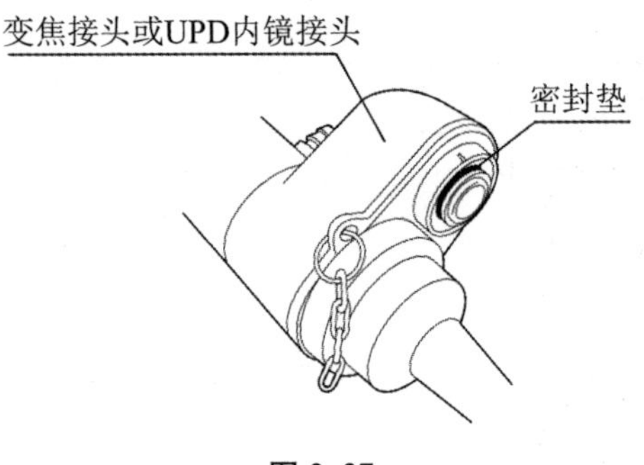

图 2.37

三、放大内镜的漂洗与干燥

(1) 用 10 mL 的注射器向副送水管道反复多次注入纯化水或无菌水以冲净消毒液。

(2) 用 10 mL 的注射器向副送水管道反复多次注入空气,或使用压力气枪,用洁净的压缩空气向副送水管道注气至少 30 s。

放大内镜手工清洗消毒操作流程示于图 2.38。

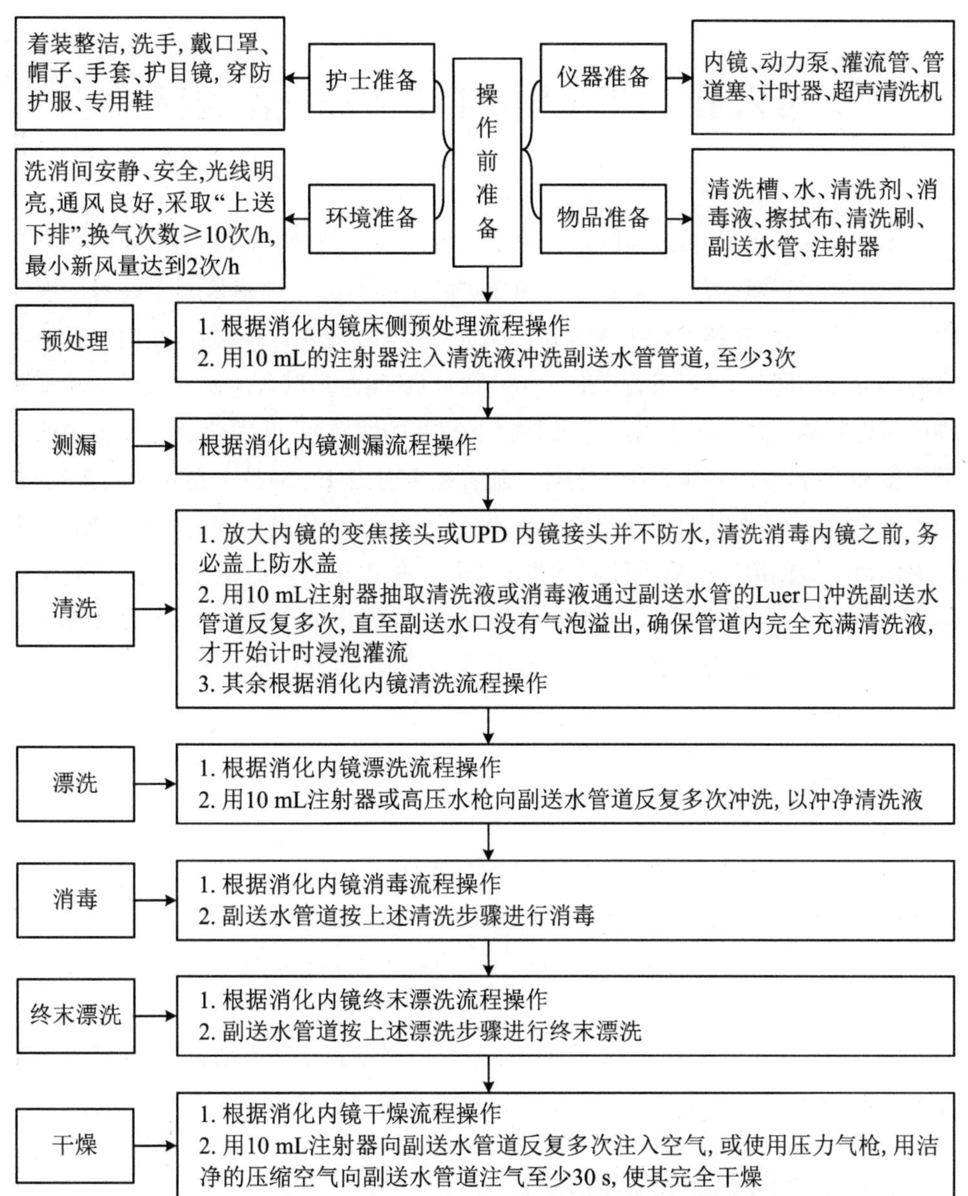

图 2.38　放大内镜手工清洗消毒操作流程

第六节 超声内镜手工清洗操作流程

本节操作流程以OLYMPUS超声电子胃镜GF-UE260-AL5为例加以介绍。

电子超声胃镜(简称EUS)是一种先进的集超声波与内镜检查于一身的医疗设备,它将微型高频超声探头安置在内镜前端,当内镜进入胃腔后,在内镜直接观察腔内形态的同时,又可进行实时超声扫描,以获得管道壁各层次的组织学特征及周围邻近脏器的超声图像确定胃肠黏膜下病变的性质,判断消化道恶性肿瘤的侵袭深度和范围,诊断胰腺系统疾病等。随着超声内镜(EUS)技术在临床的普及,其应用越来越广泛,尤其对于消化道肿瘤的起源、深度、消化道早癌的术前分期,合理把握内镜下微创治疗的适应证起到重要作用。但由于超声内镜抬钳器、水囊管道等结构复杂,且前端超声换能器易于损坏,所以清洗消毒与普通胃肠镜存在许多不同之处。本节结合相关规范及指引,就超声内镜特殊结构部分的清洗消毒要点和步骤进行说明。

一、取下水囊

(1) 使用清洁的擦拭布轻轻擦干水囊的表面。

(2) 按下送气/送水按钮,给水囊注点气,有助于快速取下水囊。

(3) 揭起水囊的后端,向先端部方向轻轻拉起,将头圈从水囊安装嵌槽上取下。

(4) 将取下的水囊丢弃,取下时勿在超声换能器表面挤压水囊,否则超声换能器可能损坏,导致图像异常。取下后需再次确认超声换能器的表皮没有卷起。

二、超声内镜床旁预处理

(1) 关闭图像处理装置、光源和超声诊断系统。

(2) 将插入部先端浸入床旁预处理清洗液中,负压冲洗钳子管道和水囊管道。按下吸引按钮到第1挡,向钳子管道中进行约30 s的清洗液吸引。完全按下吸引按钮,向水囊管道进行约30 s的清洗液吸引。

(3) 从清洗液中取出插入部先端,按下吸引按钮到第1挡,向钳子管道中进行10 s的空气吸引。完全按下吸引按钮,向水囊管道进行10 s的空气吸引。

(4) 完全按下送气/送水按钮,在水囊管道中注入水,冲洗水囊管道中残留的液体。将光源的送气调节按钮设至"OFF"(关闭),取下送气/送水按钮,安装送气/送水管道清洗接头。

(5) 将插入管部先端浸入清洗液中,送气调节按钮设到最大输出"H"。按下送气/送水管道清洗接头向管道中送水 30 s,松开送气/送水管道清洗接头,向管道中送气 10 s 或更长。

三、超声内镜清洗消毒

(1) 超声内镜清洗消毒时,请勿强力擦拭超声换能器,以免造成损坏或超声图像异常。

(2) 通用电缆吸引管道,用专用清洗刷插入吸引活塞侧壁 1 点(钟)位置通用电缆吸引管道,边轻轻抖动,边送入清洗管道,直至光导接头的吸引接头处伸出,在清洗液中清洗刷毛。然后小心将清洗刷拉出管道,并在清洗液中清洗刷毛。反复清洗直至完全除去所有污物。

(3) 水囊管道的刷洗,使用水囊管道专用清洗刷插入吸引活塞侧壁,边轻轻抖动,边送入清洗管道,直至水囊安装槽末端。将清洗刷拉出管道,并在清洗液中清洗刷毛。反复清洗直至完全除去所有污物。

(4) 在清洗和消毒时用 30 mL 注射器通过灌流管分别注入清洗液或消毒液 150 mL,直至管道口没有气泡溢出,确保管道内完全充满清洗液或消毒液,才开始计时浸泡。

(5) 在清洗和消毒结束时用 30 mL 注射器通过灌流管分别注入空气 150 mL。

四、超声内镜的漂洗与干燥

(1) 用 30 mL 的注射器向通用电缆吸引管道和水囊管道反复多次注入纯化水或无菌水,以冲净消毒液。

(2) 用 30 mL 的注射器向通用电缆吸引管道和水囊管道反复多次注入空气,或使用压力气枪,用洁净的压缩空气向管道注气至少 30 s,使其完全干燥。

超声内镜手工清洗操作流程示于图 2.39。

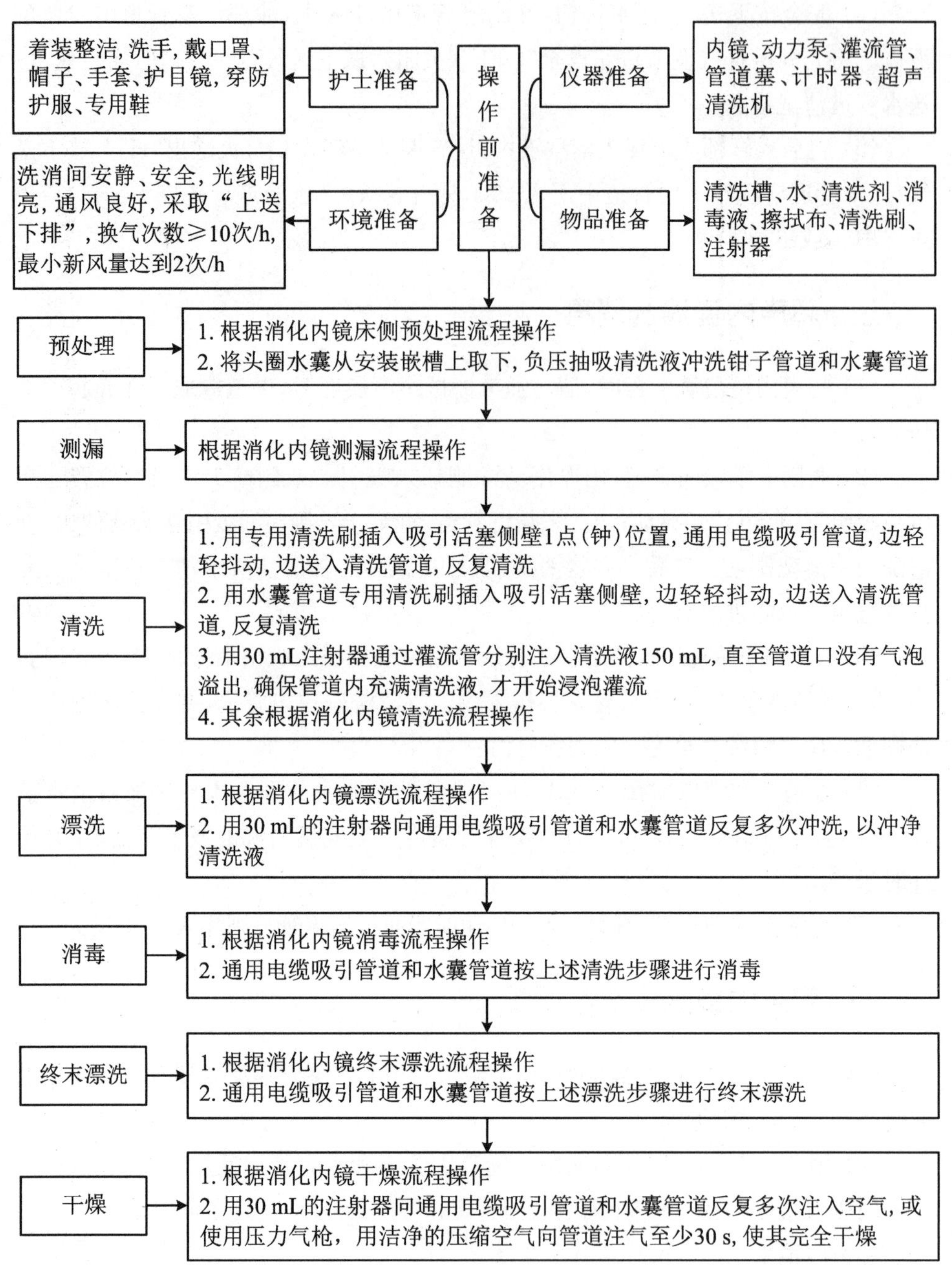

图 2.39 超声内镜手工清洗操作流程

第七节　双腔镜手工清洗操作流程

本节操作流程以 OLYMPUS 电子胃镜 GIF-2T240 为例加以介绍。

随着内镜黏膜下剥离术(ESD)的发展,双腔镜在 ESD 术中剥离及创面缝合中具有重要的应用价值。双腔镜有两个钳子管道,且 3.7 mm 钳子管道先端有抬钳器开口,是清洗消毒的难点,也是与普通胃肠镜清洗消毒的不同之处。本节结合相关规范及指引,介绍双腔内镜特殊结构部分的清洗消毒要点和步骤。

一、双腔钳子管道及先端部抬钳器周围的清洗

(1) 向"◀U"相反方向旋拧抬钳器控制旋钮到头,将抬钳器调至降下状态。

(2) 将双腔镜浸没于按比例配制的清洗液中。

(3) 分别使用管道开口清洗刷和管道清洗刷清洗钳子管道开口 A 孔、B 孔及两个钳子管道,重复几次,直至清除所有碎屑。

(4) 保持弯曲部平直。

(5) 使用管道开口清洗刷对先端部的外表面、抬钳器钢丝、内部凹槽及抬钳器背面进行刷洗。

(6) 用刷子刷洗内镜先端部,刷洗时注意保护镜面。

(7) 将先端浸入清洗液,用 30 mL 注射器向抬钳器内部注入清洗液进行冲洗。

(8) 一边冲洗,一边升降抬钳器至少 3 次,直至无可见污物。

二、抬钳器管道的清洗

(1) 向抬钳器管道注入清洗液,将清洗管与抬钳器管道接头相连接。

(2) 用 5 mL 注射器注入 15 mL 清洗液,一边灌注冲洗,一边升降抬钳器至少 3 次,直至无可见污物。

(3) 冲洗后,摘掉清洗管并浸入清洗液中。

(4) 排出管道中的清洗液,用 5 mL 注射器向抬钳器管道冲洗 5 mL 水。

(5) 用 5 mL 注射器向抬钳器管道注入 10 mL 空气。

三、钳子管道开口阀的清洗

(1) 钳子管道开口阀由三部分组成:主体、2 个阀帽和吸引转换开关(图 2.40)。

(2) 将钳子管道开口阀拆分至最小单元，置于清洗液内。

(3) 逐个用管道开口清洗刷仔细刷洗所有开口阀孔道及凹槽，清洗方法同内镜按钮与阀门。

(4) 有条件的放入按比例配制的清洗液中超声震荡清洗 5 min。

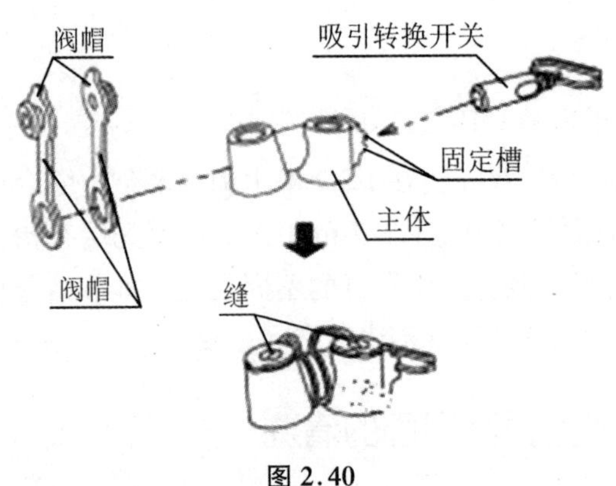

图 2.40

四、双腔镜高水平消毒

(1) 用 5 mL 的注射器向抬钳器管道冲洗至少 10 mL 消毒液。

(2) 确认内镜先端部没有气泡冒出。

(3) 将内镜浸泡于消毒液中。

(4) 将抬钳器升起。

(5) 用 30 mL 注射器，冲洗器具的内部和凹陷处，并确认所有气泡已排出。

(6) 使用洁净柔软无绒布，擦去表面上的所有气泡，开始计时浸泡。

五、双腔镜的终末漂洗

(1) 用 5 mL 的注射器向抬钳器管道注入 15 mL 无菌水，以冲净消毒液。

(2) 用 5 mL 的注射器向抬钳器管道注入 15 mL 空气，或使用压力气枪，用洁净的压缩空气向抬钳器管道注气至少 30 s，使其完全干燥。

(3) 反复升降抬钳器，在流动水下不断冲洗先端部的内部及外表面，以冲净消毒液。

六、开口阀的安装

(1) 安装前确认钳子管道开口阀各部件没有开裂、断开、变形、变色或其他损坏。

(2) 将两个阀帽安装在主体上，盖上阀帽。

(3) 吸引转换开关插入主体到头并旋转，确认卡在钳子管道开口阀固定槽内。

(4) 确认吸引转换开关安装紧密，并可以灵活旋转。

(5) 最后安装钳子管道开口阀于内镜钳子管道开口。

双腔镜手工清洗消毒操作流程示于图 2.41。

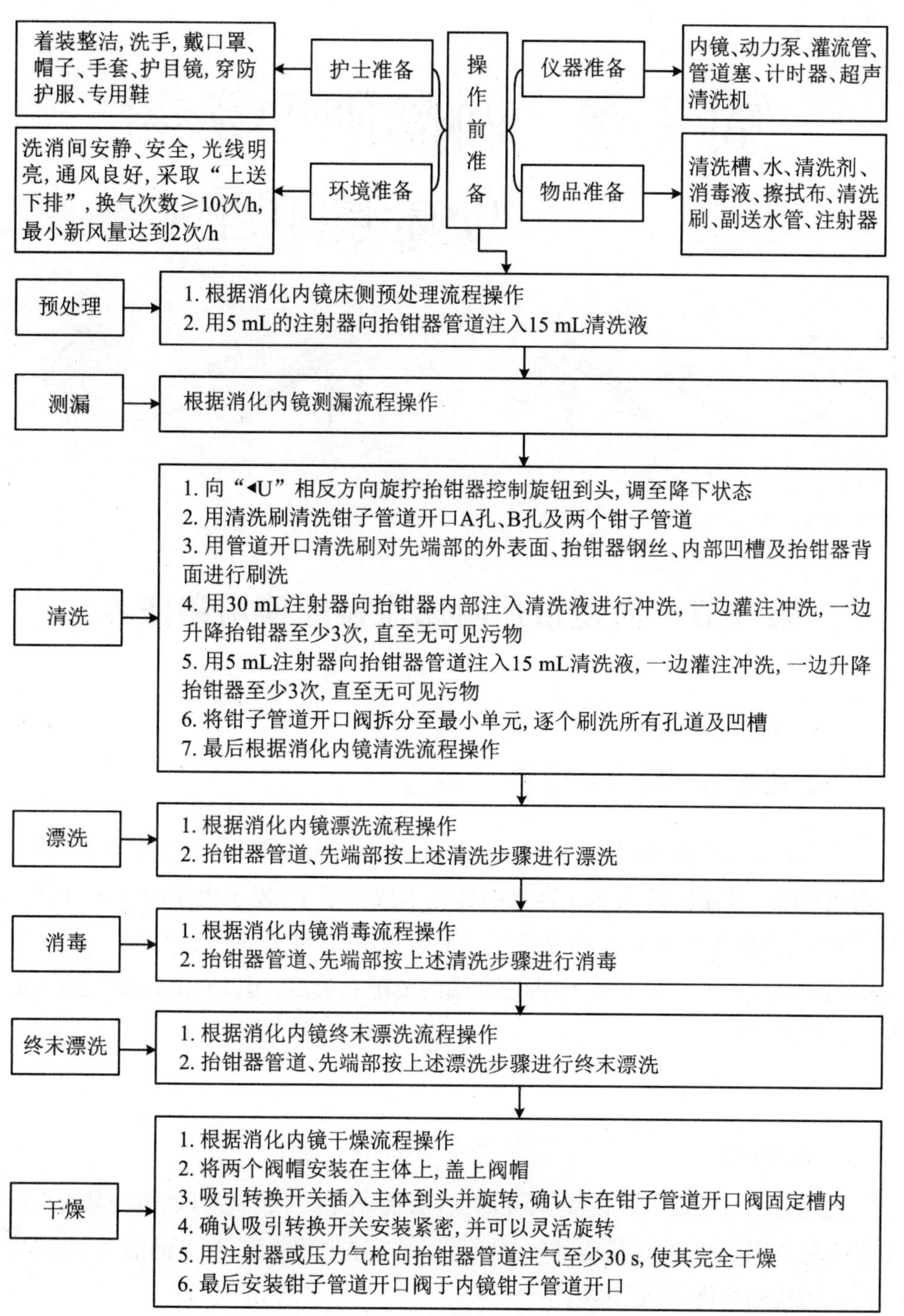

图 2.41　双腔镜手工清洗消毒操作流程

第三章　内镜使用效率与环境卫生

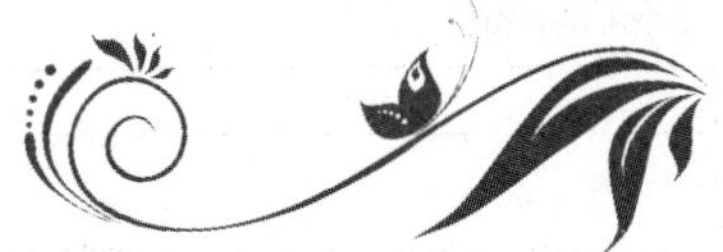
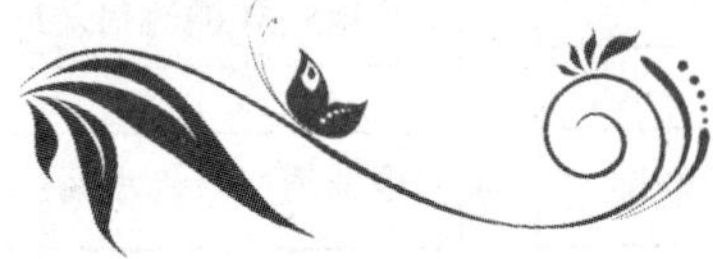

第一节　内镜常用附属器械的使用和保养

一、注水瓶的使用和保养

注水瓶由储水瓶、吸水管、瓶盖、注水管、接头和挂钩组成。将瓶盖旋紧后形成一密闭系统。使用时装入 2/3 容量的纯化水或灭菌水，连于内镜的供水/供气接口，当将内镜操作部的注水/注气按钮全部按到底时，冷光源电磁气泵的压力即将瓶内的水压入内镜的注水管，由内镜头端的喷嘴孔喷出，用以冲洗镜面上的污垢，使内镜图像清晰。

（一）常见故障

1. 注气不灵

先检查水瓶瓶盖是否旋紧，有无漏气，水瓶与供水/供气接口处连接是否良好。如系上述原因，重新连接或旋紧瓶盖即可。如不是上述原因，常见的漏气原因是接头部的橡皮圈老化，需要更换。

2. 注水不好

先检查水瓶里是否有水，如水瓶里的水很少，触不到吸水管，应加水；另外，注水瓶中的水如果过满，也会发生注水不好，那么应倒出少许水，使水量为 2/3 瓶；注水管通道堵塞会引起注水不畅，可用 20 mL 注射器吸满酒精，接在吸水管上用力将酒精推出。如果不是上述原因，那么常见的原因是内镜导光部接水瓶嘴里的两个小 O 形圈破损，需要更换。

（二）注水瓶的保养

注水瓶每天使用完毕后应将水瓶中的水倒掉，用软刷清洗水瓶，清洗后用含氯消毒剂或邻苯二甲醛浸泡消毒，再用无菌水冲洗干净，倒置晾放；瓶盖水管部分清洁消毒后，应用高压气枪吹干，后悬挂晾放。如此处理可避免水中的杂质日久沉积，堵塞管道引起注水、注气不良。治疗用注水瓶应送消毒供应中心采用环氧乙烷灭菌。

二、吸引系统的使用和保养

内镜检查通常使用的吸引器装置有两种：一种是负压吸引器与真空吸引器；另一种是中心吸引装置。中心吸引装置的负压比普通吸引器大 1～2 倍，且无震动，操作方便、省力，不易出故障。负压吸引器操作流程：接通电源，打开开关，检查吸引器的性能是否良好，连接是否正常。用水试吸，检查是否通畅。

（一）吸引器内镜检查吸引不畅

吸引器内镜检查时吸引不畅，主要原因可能有以下几种：

(1) 连接不当。各种连接管道任何一处连接不妥都会引起吸引不畅，注意检查各管道的连接是否正确，吸引管是否接错。

(2) 排污瓶盖未盖紧。这是最容易出问题的地方。

(3) 脚踏开关接触不良。有时用力过猛，全力压下去导致踏板内导线、垫板损坏，需打开踏板焊接导线。

(4) 使用缓冲瓶时，注意不要使缓冲瓶的液位超过吸入管。如果液体由于疏忽流入防回流阀，吸引力就会消失。此时需要停机排倒液体，将各部分冲净重新装好后方可使用。

(5) 橡胶连接管的橡胶老化、开裂、打折、堵塞等都会引起吸引不畅。应注意更换胶管。

(6) 排污瓶过满。排污瓶内的污水没有及时倒掉，盛满后进入吸引器的电机内，引起线圈短路，使吸引器失灵损坏。此时需送至专门维修部门修理。污水盛至排污瓶 2/3 时，应及时倒掉。

(7) 如果负压仍不符合要求，在排除其他原因后，应考虑更换空气泵隔膜。

（二）吸引器的保养

吸引器每天使用完毕后，关机前一定要先让负压降低至 0.02 kPa 以下，取下排污瓶，将污水倒掉，用清洗剂将排污瓶洗干净，用含氯消毒液浸泡消毒 30 min，再用清水冲洗干净，干燥备用。拔下电源插头，用干布沾 75%酒精擦净机器外表面，收好备用。定期检查橡胶连接管、储气罐和储液瓶塞的密封性，及时发现老化、损坏并更换。

第二节 内镜自动清洗消毒机操作流程

内镜自动清洗消毒机实质是一种使用清洗剂及消毒剂以自动控制程序完成内镜的初洗、清洗剂清洗、漂洗、消毒、终末漂洗等工作来替代传统人工清洗消毒内镜的设备。它将内镜浸泡于清洗液或消毒液中，另有加压循环装置将清洗液或消毒液加压循环冲洗内镜管道内壁和外壁，最后通过气体吹干装置干燥内镜管道内壁完成内镜的清洗消毒工作。

内镜自动清洗消毒机设置要求符合《内镜自动清洗消毒机卫生要求》(GB 30689—2014)，标准基本等效采用 ISO 关于内镜消毒机相关标准，使整个清洗和消毒环节程序化、准确化，避免了人工清洗、消毒造成的错漏和不规范，同时也节省了人力，提高了工作效率，避免了医护人员直接或间接地接触消毒液，极大地减少了消毒液毒副作用的影响，从而既能消毒又能保护医护人员的身体健康，真正做到了内镜清洗更方便、高洁度、更环保、省时省力、更先进高效。

一、内镜清洗消毒机基本要求

内镜清洗消毒机应具备如下基本要求：应取得卫生部卫生许可批文，应具备清洗、消毒、漂洗、自身消毒功能，宜具备持续测漏、水过滤、干燥、数据打印等功能。

二、内镜清洗消毒机结构组成

内镜清洗消毒机一般由设备支撑机架及外壳、液体输送系统(包括电动阀门、液体泵、管道、喷淋过滤器等)、气体输送系统(包括气泵、空气过滤器)、软式内镜装载空间(包括槽体或洗消腔体、内镜管腔连接管道、槽盖或腔体门)、自动控制系统(包括嵌入式控制软件、控制电路板、传感器、温度控制装置)、电源等组成。

(一) 各主要组成部分的作用

1. 液体输送系统

产品工作的关键部分，用以完成内镜的初洗、清洗剂清洗、漂洗、消毒、终末漂洗等清洗消毒工作，其中电动阀门有进水阀、排水阀等，液体泵主要包括消毒液输送泵、清洗剂输送泵、加压循环泵等。另外，由外部提供的水源应经细菌及病毒过滤器滤过后方可输送进入软式内镜装载空间。

2. 气体输送系统

气体输送系统分为两个部分，一个部分用以提供气体压力源作为内镜泄漏测试使用，另一个部分用以内镜管道内壁的吹干，用来吹干的气体源应经细菌及病毒过滤器滤过后方可进入内部输送系统。

3. 软式内镜装载空间

内部应设置有内镜接头、测漏接头、进排液口及液位开关，另有槽盖或密封门进行密封。

4. 自动控制系统

自动控制系统用以执行预设的程序并监测运行过程中的参数。

（二）其他部件的作用

以上所述的内镜清洗消毒机结构组成是该设备完成清洗消毒工作的基本部件，如果内镜清洗消毒机增加了其他部件，如打印机、消毒液储存箱、自动开关槽盖装置、酒精输送泵、脚轮、追溯系统、喷淋系统等，那么应在产品技术要求中制定相应的性能指标。

三、内镜清洗消毒机主要类别

（一）按装载空间设计分类

按软式内镜装载空间的设计结构，内镜清洗消毒机可分为：

(1) 喷淋型内镜清洗消毒机。它采用喷淋方式对内镜进行清洗消毒，带有喷淋臂。

(2) 浸泡型内镜清洗消毒机。它采用浸泡方式对内镜进行清洗消毒，无喷淋臂。

(3) 喷淋浸泡型内镜清洗消毒机。它同时采用浸泡和喷淋两种方式对内镜进行清洗消毒，带有喷淋臂。

（二）按装载数量分类

按照软式内镜装载数量，内镜清洗消毒机可分为：

(1) 单条型内镜清洗消毒机。一次只能清洗消毒一条内镜。

（2）多条型内镜清洗消毒机。一次可清洗消毒两条或两条以上内镜。

四、内镜清洗消毒机使用注意事项

（1）内镜清洗消毒机仅供经过培训的医护人员使用。

（2）消毒前，内镜应按《软式内镜清洗消毒技术规范》（WS 507—2016）的要求进行清洗。无论是使用何种清洗消毒机进行消毒，第一步彻底的手工清洗都是消毒成功的关键和基础。

（3）内镜清洗消毒机在运转中，非应急情况，请勿按下“电源”按键或切断电源，以免程序重复运转。

（4）未经允许，请勿对内镜清洗消毒机进行改造、拆卸或修理，以防有触电危险和损坏产品的可能。

（5）供电一定要配有接地线并带开关的三线插座。

（6）内镜清洗消毒机运转过程中，不要打开槽盖，也不要随意关闭电源。

（7）配合使用的消毒剂应符合《医疗器械消毒剂卫生要求》（GB/T 27949—2011）的相关规定。

（8）定期对内镜清洗消毒机进行自身消毒。

（9）首次使用或维修后使用应先对内镜清洗消毒机进行自身消毒。

五、内镜清洗消毒机的管理与检测

（1）应遵循产品使用说明正确使用并定期维护，做好记录。

（2）应正确使用配套的部件及其消耗品。

（3）内镜清洗消毒机新安装、维修以及更换清洗用水、消毒剂、清洗剂等时，应遵循生产厂家的使用说明或指导手册进行检测并记录；应对清洗消毒后的内镜进行生物学检测，检测合格后方可使用。

六、内镜手动洗消与自动洗消的比较

（一）手动洗消

优点：消毒时间短，不受水压影响，清洗、消毒成本低廉。

缺点：工作人员暴露在有害的清洗、消毒剂中，清洗、消毒不充分，不能进行过滤除菌，不能全程测漏，不能自动记录运行参数，消洗质量难以控制，受人为因素影响较多。

（二）自动洗消

优点：工作人员不会暴露在有害的清洗、消毒剂中，冲洗、消毒完全，能直接进行过滤除菌，完善的洗消机能全程测漏，能自动记录运行参数，便于质量控制，不受人为因素影响。

缺点：消毒时间长，受水压影响，清洗、消毒成本较高。

第三节　内镜灭菌技术

现在内镜的清洗消毒与灭菌方法有很多，但是所面临的问题也有很多，比如，国内外软式内镜灭菌刚起步，国内多家医疗单位的这方面工作仍然停留在较低水平的层面上，但达到高水平消毒是最基本要求，手工清洗是国内非常常用的方法，无论是内镜清洗消毒机清洗，还是全部手工清洗，受人为影响因素都很大。这些问题都直接影响内镜的清洗消毒与灭菌效果，也在提醒大家要关注并重视内镜的消毒与灭菌技术的选择与使用，做好过程控制、关注环节管理才能够达到理想的消毒灭菌效果，才能够真正做到医院感染防患于未然。保证消毒灭菌效果的关键在于清洗，但即使严格按照软式内镜高水平消毒程序进行处理，软式内镜相关医院感染事件依然时有发生。因此，关于软式内镜灭菌这一热点问题所引发的讨论，国内外都在积极探索与实践，这种局面可能会存在相当长的时间。目前，《软式内镜清洗消毒技术规范》（WS 507—2016）强制性要求：软式内镜及重复使用的附件、诊疗用品应遵循进入人体无菌组织、器官，或接触破损皮肤、破损黏膜的软式内镜及附件应进行灭菌的原则进行分类处理。如何实现内镜灭菌？破局不仅体现在方法上，而且还在于如何统筹协调资源，既要追求灭菌质量，又要兼顾医院运营实际。本节就内镜常见灭菌方法种类进行讨论和介绍。

一、内镜的灭菌安全性保障

（1）医护安全：灭菌方法/介质对医务人员无健康影响，对工作环境影响小。

（2）患者安全：灭菌效果稳定有保障，灭菌后无残留毒性，满足患者周转、完整的转运、储存方案。

（3）内镜安全：灭菌方法与内镜的兼容性，不会对内镜造成损伤（如内镜对灭菌方式的可承受次数）。

二、理想的内镜灭菌方法

理想的内镜灭菌条件，灭菌效果可靠，影响因素少，器械、材料和人体的适应性好，低毒、低残留、易降解，灭菌过程易控制与检测，价格适当。常见灭菌方法的种类与选择建议见表3.1。

表3.1 常见灭菌方法的种类与选择建议

灭菌方法	选择建议
压力蒸汽灭菌器	能够耐热的内镜首选预真空压力蒸汽灭菌，不能使用下排气式灭菌器；卡式灭菌器必须通过内镜验证方可使用；软式内镜不适用
环氧乙烷灭菌器	允许使用，灭菌效果可靠。但应注意环保、残留、急性毒性问题
过氧化氢等离子体灭菌器	老式灭菌器不适用于软式内镜灭菌，新式产品证实可以灭菌，软式内镜可以使用，但应做好检测，重点关注过程控制是关键
低温甲醛蒸汽灭菌器	整个灭菌过程可以控制，各种灭菌参数控制比过氧化氢检测技术可靠，使用应关注场地与残留问题
戊二醛熏蒸灭菌柜	中国独有，对内镜消毒灭菌是有缺陷的，残留问题、泄漏问题需要关注
过氧乙酸内镜灭菌器	杀菌能力好，但需关注过程检测
灭菌剂浸泡灭菌	含氯消毒剂、戊二醛、过氧乙酸、二氧化氯 注意事项：消毒剂本身的污染、水的污染、储运中的污染等 难以灭菌控制的操作

第四节 内镜附件的清洗消毒与灭菌

软式内镜的相关治疗附件因为其设计精密、结构精细，在清洗、消毒方法和维护措施上有特别的要求。绝大部分内镜诊疗附件在使用过程中会穿破消化道表层黏膜，直接与黏膜下组织、血液相接触。良好的清洁与消毒是切断传播途径、杜绝交叉感染的重要措施。因此内镜附件的清洗与消毒方法越来越受到人们的重视。随着内镜检查的广泛应用和治疗的不断开展，使用的附件越来越多，如活检钳、注射针、圈套器、切开刀、导丝等。如何对内镜诊疗附件进行有效的清洗消毒和保养，也是内镜相关工作人员一项重要的工作内容。

一、软式内镜及其重复使用的附件的分类处理原则

软式内镜及重复使用的附件、诊疗用品应遵循以下原则进行分类处理：

(1) 进入人体无菌组织、器官，或接触破损皮肤、破损黏膜的软式内镜及附件应进行灭菌。

(2) 与完整黏膜相接触，而不进入人体无菌组织、器官，也不接触破损皮肤、破损黏膜的软式内镜及其附属物品、器具，应进行高水平消毒。

(3) 与完整皮肤接触而不与黏膜接触的用品宜低水平消毒或清洁。

二、复用附件的清洗消毒与灭菌

(一) 应灭菌的附件

应灭菌的附件有活检钳、圈套器、注射针、细胞刷、切开刀、导丝、碎石器、网篮、取石球囊、扩张球囊、扩张探条、造影导管、异物钳等。重复使用的上述附件应清洗、灭菌，其方法如下：

(1) 使用后应立即浸泡在清洗液里或使用保湿剂保湿，防止污染物干燥，同时要向管道内注入清洗液。

(2) 在流动水下冲洗附件外表面及各管腔，并用纱布擦拭，对于有金属螺旋管的(如活检钳、钛铗推送器等)需用毛刷刷洗前端和金属螺旋管，用高压水枪反复冲洗附件腔道，直至无可见的碎屑、组织等污染物。能拆分的内镜附件要求全部拆开清洗。

(3) 用流动水擦干后使用清洗液在超声清洗器内清洗，作用时间遵循产品说明执行。清洗后用流动水漂洗干净。部分附件清洗后应遵循相关要求使用润滑剂润滑。

(4) 把清洗润滑后的附件安装好、盘曲好(直径不少于 20 cm)放进灭菌专用袋里，打包送灭菌室。

(5) 耐湿、耐热附件的灭菌首选压力蒸汽灭菌；不耐热的附件应采用低温灭菌设备或化学灭菌剂浸泡灭菌，采用化学灭菌剂浸泡灭菌后应使用无菌水漂洗干净，干燥备用。

(6) 某些难以清洗消毒的附件，如注射针、切开刀等，因其管腔细，易残留血液或有机物，宜使用一次性产品。

(二) 应高水平消毒的附件

应高水平消毒的附件有复用的口圈、弯盘、注水瓶、连接管、吸引瓶、吸引管、运送容器、湿化瓶等。应高水平消毒的附件处理方法如下：

(1) 重复使用的口圈可采用高水平化学消毒剂消毒，消毒可用有效氯含量为500 mg/L 的含氯消毒剂或者 1000 mg/L 的过氧乙酸等消毒剂浸泡消毒 30 min。消毒后，用水彻底冲净残留消毒液，干燥备用。

(2) 注水瓶及连接管应每天清洗并高水平消毒，消毒后用无菌水冲净，干燥备用；连接管应进行充气操作达到干燥。注水瓶内的用水应为无菌水，每天更换。

(3) 吸引瓶经清洗后，用有效氯含量为 500 mg/L 的含氯消毒剂或者 1000 mg/L 的过氧乙酸等消毒剂浸泡消毒 30 min，刷洗干净，干燥备用。宜使用一次性吸引管。

(三) 应低水平消毒的物品

应低水平消毒的物品有听诊器、血压计、检查床、输液架等。应低水平消毒的物品的处理方法如下：

(1) 保持清洁，每日清水擦拭降低物体表面生物负载。

(2) 可以用 75%的酒精或新洁尔灭、洗必泰、250 mg/L 含氯制剂等消毒液擦拭消毒。

(3) 如有污染，立即用 500～1000 mg/L 含氯消毒液消毒。

三、超声波清洗

超声波清洗(ultrasonic cleaning)是利用超声波在液体中的空化作用、加速度作用及直进流作用对液体和污物直接、间接地作用，使污物层被分散、乳化、剥离而达到清洗目的。

超声波清洗的工作原理如下：

超声波是一种频率超出人类听觉范围(20 Hz～20 kHz)的声波。它具有很强的穿透力和较好的方向性，其集中的声能在水中能传播较远的距离。超声波清洗设备的工作原理就是将超声波在液体中的声能通过换能器转换成机械振动，通过清洗槽中的超声波辐射到清洗剂，使液体中产生保持振动的微气泡，使污物无法附着在清洗件表面而剥离。超声波在液体中传播的音波压强达到一定的气压时，峰值就可达到真空或负压，产生的力将液体分子拉裂成接近真空的空洞，空洞破裂时会产生的强烈冲击将物体表面的污物撞击下来。这种由无数细小的空化气泡破裂而产生的冲击波现象称为“空化”现象。超声波的功率密度越高，“空化”效果越强，速度越快，清洗效果越好。但是采用长时间的高功率密度清洗精密度和表面光洁度高的物体，会对物体表面产生“空化”腐蚀。

清洗可重复使用上述附件时，应使用超声波清洗装置。软式内镜的相关治疗附件多数都很微小且构造精密，仅靠刷洗很难将污染物都去除干净。因此，必须使用超声波清洗装置。超声波清洗的效果不仅取决于震荡本身，还取决于洗涤液的温度，在 40～45 ℃时使用多酶洗液进行清洗的效果较理想，清洗时间通常为 5～10 min。振荡器通过振荡使活检钳螺旋外套管和钳瓣这些不易清洗的地方得到较彻底的清洁，除去其中的碎屑、黏液、污物等；对于已干涸的污物也可清除，且超声波洗涤器对器械不会造成损伤。

四、润滑剂的使用（使附件保持操作顺滑）

(1) 附件头端浸入润滑剂数秒，并把润滑剂注入所有管道。

(2) 润滑后，将空气注入管道排出多余润滑剂。

(3) 干纱布擦干附件。

(4) 使用涂抹式润滑剂时，只需将润滑剂均匀地涂抹于附件插入部和金属关节即可。

第五节　内镜及其附件清洗消毒质量检测

每一条内镜清洗结束后均应检查清洗是否合格，内镜及其附件的表面应清洁、无污渍。清洗质量不合格的，应重新处理。

一、内镜及其附件清洗消毒质量检测方法

目前内镜及其附件清洗质量检测的方法主要有以下几种：目测法、三磷酸腺苷(ATP)生物荧光检测试验、蛋白质残留测定、血液残留检测等。

（一）目测法

目测法是最简单、最经济的一种使用办法，对每条内镜及其附件都应当做到无肉眼可见污物。内镜及其附件的表面、关节处应光洁、无血渍、污渍、水垢等残留物质和锈斑；功能完好，无损毁。可以借助带光源的放大镜进行观察。清洗质量不合格的，应重新处理；功能损毁的应及时维修或报废。

（二）三磷酸腺苷(ATP)生物荧光检测试验

ATP 生物荧光检测是基于萤火虫发光的原理，无论是细菌还是脱落黏膜中的细胞都含有 ATP，在氧气和荧光素酶的作用下发生的荧光反应，通过荧光光度检

测仪，可以判断 ATP 的量，从而可以通过间接判断内镜中残留微生物的多少，来检测内镜清洗质量的好坏。因为 ATP 存在于一切动植物、微生物等有机体中，所以 ATP 生物荧光检测能够覆盖到细菌培养所检测不了的环节中。这也体现出 ATP 荧光检测拥有检测范围全面的特点；还可以现场快速检测，相比需要 48 小时的细菌培养，它不需要具备实验室的条件，使我们的感染控制工作更加便捷，效率更高。相比较蛋白残留、血液残留这两个定性的检测，定量检测模式可以提供一个数字化的质量控制对比。但是因为测试使用的试剂和采样棒的费用问题，从经济角度考虑限制了它的普及和应用。

(1) 全面的检测范围：ATP 生物荧光检测技术可检测出残留在器械表面上的体细胞、细菌等污染物，可全面评价医疗器械清洗效果，是一种综合评价方法。

(2) 现场快速检测：操作简单，手持机 15 s、台式机 5 s 可得到检测结果，实时快捷。

(3) 定量检测的模式：手持机 RLU≤30 s，台式机 RLU≤2000 s。

(4) 检测项目：可以做洁净度检测 ATP 含量和细菌。

(5) 数字化的质量控制：可对清洗效果和操作环节进行质量控制，建立数字化控制体系。

(三) 蛋白质残留测定

蛋白质和血液是有机污染物的主要成分，其中血液的主要成分是血红蛋白，并且其黏性较强。测定方法包括茚三酮法和双缩脲法。双缩脲法是 ISO 15883—5 中测试蛋白质推荐的方法。双缩脲反应是肽和蛋白质所特有的一种颜色反应。一般分子中含有两个氨基甲酪基的化合物与碱性溶液作用，生成紫色或者蓝紫色的化合物。茚三酮法是在加热条件及弱酸环境下利用茚三酮与含有自由氨基的化合物反应生成蓝紫色化合物。根据反应所生成的蓝紫色的深浅，测定样品中氨基酸的含量。

蛋白质残留测定可以直接监测任何蛋白质残留，包括生物膜、活的或死的微生物，灵敏度高，可以检测到 1 μg 的蛋白质残留。

(四) 内镜管道镜检查

定期给内镜做体检，排查肉眼无法直接观察到的内镜破损、干燥程度、腐蚀、污物残留等，并进行记录。

二、使用中的消毒剂或灭菌剂检测

(一) 浓度检测

(1) 检测方法应遵循产品使用说明书进行浓度测定。

(2) 重复使用的消毒剂浓度必须每日使用前进行检测，并做好记录；保证消毒效果，使用的消毒剂应在有效期内，例如，邻苯二甲醛浓度测定(试纸法)：从试纸瓶中取出一条→将指示色块完全浸没于邻苯二甲醛溶液，1 s 内取出→沾下瓶盖上的纸垫，去除多余的液体，横置于纱布上，注意不要将色块面朝下，以免受到污染→等候 90 s，判读结果。

(3) 产品说明书未写明浓度检测频率的、一次性使用的消毒剂或灭菌剂应每批次进行浓度检测。

(4) 消毒内镜数量达到规定数量的一半后，应在每条内镜消毒前进行测定。

(5) 酸性氧化电位水在每次使用前，应在使用现场酸性氧化电位水出水口处，分别测定 pH 和有效氯浓度。

(二) 染菌量检测

消毒剂与灭菌剂染菌量应每季度检测 1 次，检测方法应遵循《医疗机构消毒技术规范》(WS/T 367—2012)的规定。

(1) 消毒剂与灭菌剂染菌量检测方法：用无菌注射器吸取使用中的消毒液 1 mL加入 9 mL 中和剂混匀，吸取一定稀释比例的混合液 1 mL 接种平皿，将 40～45 ℃熔化营养琼脂培养基每皿倾注 15～20 mL，36±1 ℃恒温箱培养 72 h 计菌落数，必要时分离致病微生物，怀疑与医院感染暴发有关时，进行目标微生物的检测。

(2) 计算公式：

消毒液染菌量(cfu/ mL)＝平均每皿菌落数×10×稀释倍数

(3) 结果判断：要求使用中的消毒剂细菌菌落数≤100 cfu/mL，不得检出致病性微生物；使用中灭菌剂应无菌生长。

三、内镜消毒灭菌质量检测

消毒内镜应每季度进行生物学检测，灭菌内镜应每月进行生物学检测；检测采用轮换抽检的方式，每次按 25%的比例抽检。内镜数量少于或等于 5 条的，应每次全部检测；多于 5 条的，每次检测数量应不低于 5 条；每次检测时尽量选择不同型号、不同种类的内镜，每条内镜至少一年检测一次；当内镜室负责清洗、消毒的工作人员变动时，内镜清洗消毒机新安装或维修后，应增加检测的比例和次数；检测方法应遵循《医疗消毒卫生标准》(GB 15982—2012)的规定。消毒合格标准：菌落总数≤20 cfu/件；当怀疑医院感染与内镜诊疗操作相关时，应进行致病性微生物检测，方法应遵循《医疗消毒卫生标准》(GB 15982—2012)的规定。

（一）采样方法

（1）有管道软式内镜的采样方法与采样部位：消毒后内镜采样方法为薄膜过滤法，采样部位为内镜的内腔面（活检管道、副送水管道、抬钳器钢丝管道）。用无菌注射器抽取 10 mL（50 mL）采样液（含相应中和剂的磷酸盐缓冲液），从被检内镜活检管道入口注入，用无菌试管从活检管道出口全量收集，立即送检。

（2）无管道软式内镜的采样方法：采样部位为内镜的外表面。用沾有采样液的棉拭子，涂擦被检内镜插入部的全部外表面 2 遍，剪去手接触部位，将棉拭子投入到含 10 mL 采样液的采样管中，立即送检。

（二）检测方法

样品采集后应在 2 h 内处理，将采样管在混匀器上振荡 20 s 或用力振打 80 次，将洗脱液充分混匀，取洗脱液 2 mL 分别接种两个平皿，每皿 1 mL，平皿内加入已熔化的 45～48 ℃的营养琼脂 15～18 mL，边倾注边摇匀；待琼脂凝固，置 36±1 ℃温箱培养 48 h；计数菌落数；将剩余洗脱液在无菌条件下采用滤膜（0.45 μm）过滤浓缩，将滤膜接种于营养琼脂平皿上（注意不要产生气泡），36±1 ℃恒温箱培养 48 h，计数菌落数。

1. 结果计算

（1）当滤膜法不可计数时，

$$\text{菌落总数(cfu/件)} = m\text{(cfu/平板)} \times 50$$

式中，m 为两平行平板的平均菌落数。

（2）当滤膜法可计数时，

$$\text{菌落总数(cfu/件)} = m\text{(cfu/平板)} + m_f\text{(cfu/滤膜)}$$

式中，m 为两平行平板的平均菌落数；m_f 为滤膜上的菌落数。

2. 结果判定

消毒后的内镜合格标准为：细菌总数＜20 cfu/件，并未检出致病菌。灭菌后的内镜合格标准为：无菌检测合格。

四、致病菌检测

应在可疑经软式内镜诊疗操作导致感染时进行检测。检测方法：在进行细菌总数检测的同时，取混匀的待检样品 0.2 mL，分别接种 φ90 mm 血平皿、中国蓝平皿和 SS 平皿，均匀涂布，置 36±1 ℃温箱培养 48 h，观察有无致病菌生长，并进行感染菌株的鉴定。

五、消毒质量检测结果异常的常见原因

(1) 内镜使用后未进行及时处理并送至洗消间。

(2) 活检口清洗不到位,送气/送水孔道、吸引孔道抬钳器前段、操作部清洗刷头处理不当。

(3) 酶液、消毒液未充分接触内镜。

(4) 水源性污染:无水处理系统、供水系统受污染(管路、滤膜)。

(5) 浸泡时间不足;酶液、消毒液过期。

(6) 内窥镜表面受损,污物积存洗消器具,内镜上形成生物膜。

六、质量控制过程的记录与可追溯要求

(1) 内镜室应做好每条内镜清洗消毒的登记工作,登记内容包括:诊疗日期、患者 ID、使用内镜的编号(内镜编号应具唯一性)、清洗消毒时间以及操作人员姓名等事项。

(2) 对连续使用的消毒剂应遵循产品说明书要求进行浓度检测,并保留浓度检测指示卡,按日期顺序粘贴登记。

(3) 按照医院感染控制要求,准确记录内镜的生物学检测结果。

(4) 应用内镜清洗消毒机者,宜留存内镜清洗消毒机运行参数打印资料,或电脑存档消毒机运行参数打印资料。

(5) 按照医院感染控制要求,准确记录手卫生和环境消毒质量检测结果。

(6) 记录应具有可追溯性,消毒剂浓度检测记录的保存期应不小于 6 个月,其他检测资料的保存期应不小于 3 年。

第六节　内镜环境卫生学检测

一、内镜环境卫生学检测——物表采样

(一) 采样频率

根据不同危险等级对各级各类环境定期检测,或在怀疑医院感染暴发或疑似

医院感染暴发与医院环境有关时进行采样。根据采样计划，预填写采样单，注意核对采样时间、科室、物品、面积、送检人员、检验目的。

（二）采样方法

用 5 cm×5 cm 灭菌规格板放在被检物体表面，用浸有无菌 0.03 mol/L 磷酸盐缓冲液（PBS）或生理盐水采样液的棉拭子 1 支，在规格板内横竖往返各涂抹 5 次，并随之转动棉拭子，连续采样 4 个规格板面积，被采表面＜100 cm^2，取全部表面；被采面积≥100 cm^2，取 100 cm^2。剪去手接触部分，将棉拭子放入装有 10 mL无菌检验用洗脱液的试管中送检。门把手等小型物体则采用棉拭子直接涂抹物体表面采样。采样物体表面有消毒剂残留时，采样液应含相应中和剂。

（三）采样结果判读

（1）洁净手术部、其他洁净场所、非洁净手术部（室）、非洁净骨髓移植病房、产房、导管室、新生儿室、器官移植病房、烧伤病房、重症监护病房、血液病病区等，物体表面细菌菌落数≤5 cfu/cm^2。

（2）儿科病房、母婴同室、妇产科检查室、人流室、治疗室、注射室、换药室、输血科、消毒供应室、血液透析中心（室）、急诊室、化验室、各类普通病房、普通门（急）诊及其检查室和治疗室、感染疾病科门诊及病房等，物体表面细菌菌落数≤10 cfu/cm^2。

（四）注意事项

若物体表面有消毒液残留，应使用相应中和剂进行采样，注意将棉签头朝下，避免液体回流，不应跨越采样面，不应超过规格板采样面，采样结束后 4 h 内送检。

二、内镜环境卫生学检测——医务人员手卫生采样

（一）采样频率

医疗机构应每季度对在各部门工作的医务人员的手进行消毒效果检测，进行常规采样；当怀疑医院感染暴发或疑似医院感染暴发与医务人员手卫生有关时，应及时进行检测，并进行相应致病性微生物的目标采样。

（二）采样时间

采取手卫生应在接触患者或从事医疗活动前采样。

（三）采样方法

被检者5指并拢，用浸有含相应中和剂的无菌洗脱液浸湿的棉拭子在双手指曲面从指跟到指端往返涂擦2次，一只手涂擦约30 cm^2，涂擦过程中同时转动棉拭子，将棉拭子接触操作者的部分剪去，投入10 mL含相应中和剂的无菌洗脱液试管内，及时送检。

（四）采样结果判读

及时检测采样结果，手消毒效果应达到如下相应要求：

(1) 卫生手消毒：要求检测的细菌菌落总数≤10 cfu/cm^2。

(2) 外科手消毒：要求检测的细菌菌落总数≤5 cfu/cm^2。

（五）注意事项

手卫生采样部位错误，速干手消毒剂未晾干便进行采样，注意将棉签头朝下，避免液体倒流，采样时不应横跨被检者手面，避免造成污染。

三、内镜环境卫生学检测——空气的消毒效果检测

（一）采样频率

医疗机构应每个季度对各部门进行一次空气消毒效果的检测，进行常规采样；或怀疑与医院感染暴发有关时采样。

（二）采样时间

采用洁净技术净化空气的房间在洁净系统自净后与从事医疗活动前采样；未采用洁净技术净化空气的房间在消毒或规定的通风换气后与从事医疗活动前采样。

（三）采样方法

未采用洁净技术净化空气的房间采用沉降法：室内面积≤30 m^2，设内、中、外对角线三点，内、外点应距墙壁1 m处；室内面积>30 m^2，设四角及中央五点，四角的布点位置应距墙壁1 m处。将普通营养琼脂平皿（φ90 mm）放置各采样点，采样高度为距地面0.8～1.5 m；采样时将平皿盖打开，扣放于平皿旁，暴露规定时间后盖上平皿盖及时送检。

（四）采样结果判读

采样结果判读见表3.2。

表 3.2 采样结果判读

环境类别		细菌菌落总数卫生标准	
		手术区	周边区
Ⅰ类(洁净手术部及其他洁净场所)	百级手术室	≤0.2 cfu/30 min,φ90 皿	≤0.4 cfu/30 min,φ90 皿
	万级手术室	≤2 cfu/30 min,φ90 皿	≤4 cfu/30 min,φ90 皿
	30 万级(洁净辅助用房)	6 cfu/30 min,φ90 皿	
Ⅱ类	非洁净手术室、产房、导管室、血液病病区、烧伤病区等保护性隔离病区,重症监护病区,新生儿室	≤4 cfu/15 min,平皿	
Ⅲ类	母婴同室、消毒供应中心的检查包装灭菌区和无菌物品存放区、血液透析中心(室)、其他普通住院病区等	≤4 cfu/5 min,平皿	
Ⅳ类	普通门(急)诊及其检查、治疗(注射、换药等)室,感染性疾病科门诊和病区	≤4 cfu/5 min,平皿	
怀疑医院感染暴发或疑似医院感染暴发与医院环境有关时,应进行目标性检测		不得检出致病菌	

(注:表中 φ90 皿是指 φ90 mm 的平皿)

(五) 注意事项

(1) 采样前需关闭门、窗,在无人走动的情况下,静止 10 min。

(2) 培养皿采样前应在室温下放置 30 min。

(3) 手术区平皿可放于手术台上,周边区可放于治疗车上。

(4) 布皿和收皿的工作人员必须遵守无菌操作的原则,Ⅱ类及以上环境采样时穿消毒隔离衣。

(5) 布皿时按照由内向外的顺序,避免在送风口正下方进行布皿,收皿时按照由外向内的顺序。

(6) 操作者的手和头不能越过培养皿上方,行走及放置动作要轻,尽量减少对流动空气的影响。

(7) 结果判定时,当某个菌落数受到质疑时,应重新检测,当重新检测结果与首次相似，则以两次均值为准；如果重新检测结果与首次检测不同，可再行检测或分析判定。

四、紫外线强度检测

（一）紫外线强度照射指示卡检测法

开启紫外线灯 5 min 后，将指示卡置紫外线灯下垂直距离 1 m 处，有图案一面朝上，照射 1 min，紫外线照射后，图案正中光敏色块由乳白色变成不同程度的淡紫色，观察指示卡色块的颜色，将其与标准色块比较，读出照射强度。

（二）结果判定

(1) 普通 30 W 直管型紫外线灯，新灯管的辐照强度应符合《紫外线灭菌灯》(GB 19258—2012)的要求；使用中紫外线灯辐照强度≥70 $\mu W/cm^2$ 为合格；30 W 高强度紫外线新灯的辐照强度≥180 $\mu W/cm^2$ 为合格。

(2) 指示卡应获得卫生部消毒产品卫生许可批文，并在有效期内使用。

（三）注意事项

(1) 开启紫外线灯 5 min 后，即预热 5 min，关闭紫外线灯，然后再把紫外线强度照射指示卡垂直放于紫外线灯下 1 m 处，打开紫外线灯照射 1 min。

(2) 检测时，做好标记，注意防护，应穿长袖白大衣，戴遮阳护目镜、手套、口罩等防护用品。

(3) 检测时间不能过长或过短，过长会导致指示卡变黑，过短会导致紫外线灯辐射强度不合格。

(4) 检测完毕后，应尽快交到感染控制科，不允许弄虚作假，禁止用一只紫外线灯去照射所有的指示卡。

第七节　内镜追溯系统

内镜追溯系统就是通过一种基于射频识别技术(RFID)，使内镜和操作人员信息与计算机网络形成物联网，对内镜和操作人员进行智能化识别、定位、跟踪、监控、管理和电子化记录，并监控内镜的清洗、消毒、使用的整个过程，实现对过程的追溯。管理功能包括：检测、内镜管理、工作量管理、统计报表等。

内镜追溯系统包括内镜使用追溯和内镜洗消追溯。内镜使用追溯就是通过储存内镜相关的使用和清洗消毒历史记录，对内镜的日常操作使用进行更好的追溯。可对同一个患者在院内使用过的历次内镜信息、使用时间、检查医生及相关清洗消毒信息进行追溯；支持内镜历次循环信息进行前后关联，显示每个循环过程内镜的消毒和使用信息；内镜消毒质量追溯，可对工作人员所有洗消记录、洗消结果、异常情况进行详细追溯；可对清洗工作站、全自动清洗消毒机的使用次数、历次使用设备详细运行参数等信息进行追溯。内镜追溯系统为全程自动化过程追溯，无需手工登记，可记录洗消流程（清洗、次洗、浸泡、末洗）、出口监控、完成内镜的闭环管理，实现规范工作流程，监控消毒时间，减少手工操作，降低出错概率，提高工作效率。

随着医学技术的进步，各种消化内镜在临床的应用也越来越广泛，现代化消化内镜中心管理的发展和内镜清洗消毒技术的完善，建立现代化的消化内镜清洗消毒全程质量追溯管理的方法，已经成为内镜中心管理发展的趋势和必然。

一、系统主要组成

（一）RFID 阅读终端

RFID 阅读终端是一台独立运行的终端，具有清洗消毒登记及使用登记功能。它在清洗消毒登记环节，记录操作者、设备、内镜、操作时间等信息；在使用登记环节，记录医师、内镜、患者等信息。各阅读终端向监控服务器提交信息，并接收监控服务器反馈信息，通过自带的液晶屏反馈给用户。

（二）设备连接模块

从全自动清洗器中获取设备运行过程中的各项物理参数，向监控服务器提交信息。

（三）监控服务器

接收 RFID 阅读终端信息，汇总至数据库服务器，并给予反馈。接收设备连接模块信息，生成数据采集日志文件，归档并汇总至数据库服务器。

（四）内镜追溯工作站

提供查询统计功能，对内镜清洗消毒流程提供全过程回溯。提供系统参数设置及数据维护功能。

（五）数据库服务器

系统数据仓库，记录及归档系统数据。

二、内镜追溯系统功能

（一）管理平台实现实时监控

智能识别终端实时将数据转换传输到系统管理平台，系统实时动态监控内镜的清洗、储存、维修、使用等位置状态、数量分布，并将数据实时反馈在大屏显示终端；系统通过与医院PACS、HIS等系统进行数据对接，获取患者信息，实时监控内镜使用环节的患者信息、医生信息、使用时间等内镜使用全过程数据。

（二）智能语音提醒实现操作智能

系统采用专用语音提示装置，所有流程操作语音提示，对违反标准的异常操作，自动给予预警，实时提醒操作人员，给予操作人员最直接的反馈，全程辅助操作人员进行高效作业，提供人性化的人机交互方式。

（三）数据分析实现质控提升

系统可提供内镜清洗消毒所有流程工序环节的详细数据、内镜清洗次数和使用次数、周转效率的统计分析，并可呈现柱状图、饼状图、折线图等图形化报表，为提升质控效能提供详细的数据分析支撑。

（四）与感染控制相结合控制交叉感染

依托强大的医院感染检测大数据分析，内镜洗消、使用等流程环节数据与医院患者感染数据相结合，挖掘潜在感染因素，前移医院感染控制关口。

第八节　特殊感染内镜诊疗防控预案

若遇到经飞沫、气溶胶、血体液、密切接触等传播途径感染的特殊病原体感染患者需行内镜诊疗的情况，应建立应急预案机制，如果条件容许，应尽可能选择无痛内镜诊疗。在具备特殊感染防护条件的特定诊间（室）进行内镜诊疗，内镜中心设立特殊感染内镜专用操作间，每一例操作后，均需对诊疗场所及设备进行终末消毒。必要时应对物体表面、空气和手等消毒效果进行检测。

一、诊疗期间的个人防护

(1) 操作医生、麻醉师、担任助手的护士或技师，必须穿防渗透隔离衣，戴医用防护帽、N95或医用外科口罩、护目镜/防护面罩、手套、鞋套等，用双层一次性医用橡胶检查手套罩住隔离衣的衣袖。

(2) 进行气管插管、吸痰等可能发生咳嗽飞沫或喷溅操作时，在上述防护的同时，必要时需穿防护服、佩戴呼吸头罩，一旦受到污染应及时更换。

(3) 内镜检查时获取的组织标本，应设置固定区域进行存放。

(4) 内镜检查的报告应由助手进行书写，避免交叉感染。

(5) 诊疗期间严禁非诊疗工作人员在无防护状态下进入诊疗区。

(6) 操作结束后，正确脱隔离衣和防护用品，脱摘后立即进行流动水洗手或使用速干手消毒剂进行手消毒，时间持续2 min，严禁以戴手套替代洗手。

二、特殊感染诊疗内镜清洗消毒

(1) 严格按照《软式内镜清洗消毒技术规范》(WS 507—2016)做好标准预防及清洗消毒，再按规范流程进行干燥及灭菌。

(2) 操作结束后，应将内镜及可复用附件放入双层黄色医疗废物袋中并密闭，标注标识，转运至洗消间，应使用"特殊感染内镜"专用密闭回收容器或密闭回收车，按照感染防控指定路线单独回收。运送工具固定使用，专区存放。

(3) 人工清洗必须有效，特殊感染内镜清洗人员相对固定，严格进行个人防护，禁止穿着个人防护用具离开处置专区，避免造成区域内交叉污染。

(4) 专用手工清洗槽，清洗液一用一换，清洗槽和漂洗槽一用一消毒。

(5) 消毒剂配制后测定浓度，每次使用前进行检测。

(6) 全自动清洗消毒机每个镜子消毒后需进行一次自身消毒。

(7) 对耐高温、耐高湿的医疗器械、器具和用品首选压力蒸汽灭菌，不能高压灭菌的可选用过氧化氢低温等离子体灭菌或者环氧乙烷气体灭菌。

(8) 如果采用化学灭菌剂灭菌，建议优先选择过氧乙酸制剂，也可选择其他符合要求的灭菌剂。

(9) 尽可能选择一次性使用医疗药械、器具和用品。

(10) 每次清洗消毒工作结束，对所有槽、刷、灌流器用含氯2000 mg/L消毒剂消毒30 min后擦拭干净。

三、诊疗区域终末消毒

(1) 根据《医疗机构消毒技术规范》(WS/T 367—2012)、《医院空气净化管理规范》(WS/T 368—2012)、《医院隔离技术规范》(WS/T 311—2009)、《医疗机构环境表面清洁与消毒管理规范》(WS/T 512—2016)或各医院感染控制部门关于内镜特殊感染的管控要求,各医院结合实际情况选择合适的消毒方式。

(2) 每个患者诊疗结束后,均需对诊疗场所及设备进行终末消毒。

(3) 终末消毒严格按照上述相关规范进行,做好物体表面、污染物品、地面、空气等的清洁与消毒,主要措施包括:

① 内镜主机、操作台、监护仪、电外科工作站和诊疗床等物件表面无可见污染时,使用75%酒精、符合规定的消毒湿巾及含氯1 000 mg/L消毒剂等擦拭消毒,其中含氯消毒剂作用时间>30 min后擦拭干净。

② 有可见污染物时,应先使用一次性吸水材料沾取5 000～10 000 mg/L的含氯消毒液(或能达到高水平消毒的消毒湿巾/干巾)完全清除污染物。再按照无可见污染物消毒方法处理。

③ 地面使用含氯2 000 mg/L消毒剂作用时间>30 min后清洁干净。

④ 喷洒消毒剂过程中注意保护精密仪器。

⑤ 吸引瓶内预先放入含氯消毒剂,按2 000～5 000 mg/L配制,吸引管一人一换。

⑥ 空气消毒:开窗通风,保持空气流通,有新风系统需要通风,保证空气流通;可采用医用动态空气消毒机进行空气消毒;或化学消毒剂喷洒、雾化/气化消毒机消毒;采用紫外线消毒1 h;消毒结束后,需开窗通风后使用。

四、医疗废物处理

(1) 在诊疗过程中产生的医疗废物,根据《医疗废物管理条例》和《医疗卫生机构医疗废物管理办法》有关规定进行处置和管理。

(2) 所有医疗废物需全部投入专用医疗废物袋内,扎紧、封口,双层废物袋处理并贴上单独标识,严格按照医院感染垃圾处理。

第四章　内镜操作护理配合

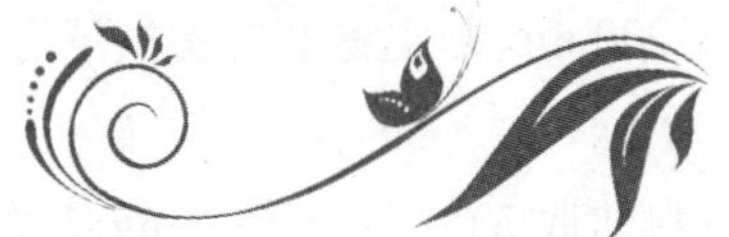
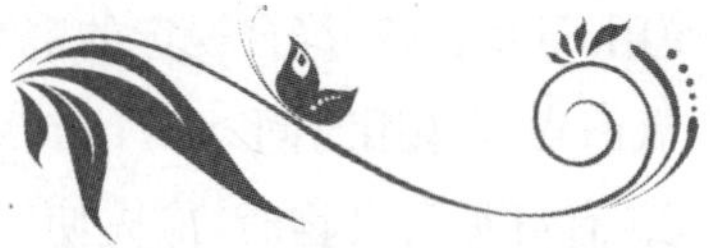

第一节　普通胃镜检查护理配合

一、配合护士着装要求

根据规范要求穿戴标准防护用品，着工作服，戴口罩、帽子、手套，宜使用护目镜或面罩，必要时穿防水围裙。

二、物品准备

（一）一般物品

床旁预处理物品（专用清洗按钮、避污纸、含清洗剂纱布或一次性含清洗剂湿巾、含清洗剂容器一次性清洗剂等）、口圈、换药碗、弯盘、病理标本瓶（含固定液）、活检钳、注射器（5 mL、10 mL、20 mL、50 mL）。

（二）药品准备

灭菌水、染色剂、祛泡剂等。

（三）仪器准备

（1）电子胃镜如 OLYMPUS GIF-Q260、GIF-H260；检查内镜性能，并将内镜与主机连接做好白平衡，查看角度卡锁是否在自由位，连接注水瓶、吸引管，检查注气、注水、吸引，保持功能完好。

(2) 检查一般仪器:确保内镜图像采集系统、报告打印机、内镜工作站、病理条码打印机等连接正确,功能正常。

(3) 必要时准备吸氧装置与心电监护,检查性能,保持功能完好。

三、患者准备

(1) 核对患者信息,询问患者病史,掌握患者就诊基本原因,签署知情同意书。

(2) 交待检查的目的、大致过程、注意事项,减轻患者焦虑心理。

(3) 检查前禁食 6～8 h,禁饮 2 h。

(4) 有幽门梗阻或其他原因导致的胃潴留者,应遵医嘱延长禁食时间,或洗胃,胃肠减压后进行胃镜检查。

(5) 询问患者药物过敏史,检查前 10 min 让患者口服祛泡剂。

(6) 松解领口、腰带,取下活动假牙及眼镜,交于家属保管。

(7) 协助患者取左侧卧位,双腿曲屈,嘱患者咬紧口圈。

(8) 将毛巾与弯盘置入患者口下。

四、术中护理配合

(1) 术者进镜时,护士应保持患者头部不动,勿向后仰。

(2) 操作时,护士位于患者头侧或术者旁,可适当扶住患者头部并固定口圈,若插镜有恶心反应时,保护口圈不会脱出。

(3) 插镜至十二指肠降段、反转镜身观察胃角、胃底时,患者会出现明显恶心反应,嘱咐患者用鼻孔吸气、嘴巴呼气,口腔分泌物顺嘴角自然流出,必要时按压合谷穴,减轻患者不适反应。

(4) 检查过程中出现胃内泡沫多、黏液多、有少量食物残留等影响观察视野清晰时,可以用 50 mL 注射器抽取无菌水进行冲洗。

(5) 检查过程中注意观察患者的神志、面色,如果有异常,应立即停止检查,并对症处理。

(6) 配合活检时,需先检查活检钳的功能,以抛物线的形状进入内镜活检管道,出内镜先端部时,应放缓速度,防止人为操作失当而损伤患者器官,在可视范围下,贴紧活检部位稍用力关闭活检钳即可;对于某些较硬的肿瘤组织,抓取时应缓慢关闭活检钳;夹取完毕出内镜活检管道时,用纱布包裹住活检钳,防止患者血、体液飞溅。

(7) 取出的标本应根据部位进行分瓶放置在(10%甲醛溶液)标本瓶内,做好标记,检查结束后应与术者仔细核对,确认无误后由术者填写申请单并签字,打印病理条码。

五、术后护理

(1) 检查结束时,帮助患者取下口圈,擦净口周黏液,协助患者起床。

(2) 与术者仔细核对,确认无误后由术者填写申请单并签字,打印病理条码。

(3) 再次核对患者报告、病理信息,无误后交给患者,做好交接登记,并收取相关费用。

(4) 对于一般性检查,患者禁食 1～2 h 之后可进食温凉流质;有活检或出血情况者遵医嘱而定。

(5) 如果患者检查后出现恶心、呕吐、腹痛、腹胀等情况,应汇报给医生,并协助处理。

(6) 观察有无并发症的发生,如出血、穿孔等。

六、用物处理

及时按预处理流程处理内镜,按规范要求处理附件及其他物品。普通胃镜检查护理配合流程示于图 4.1。

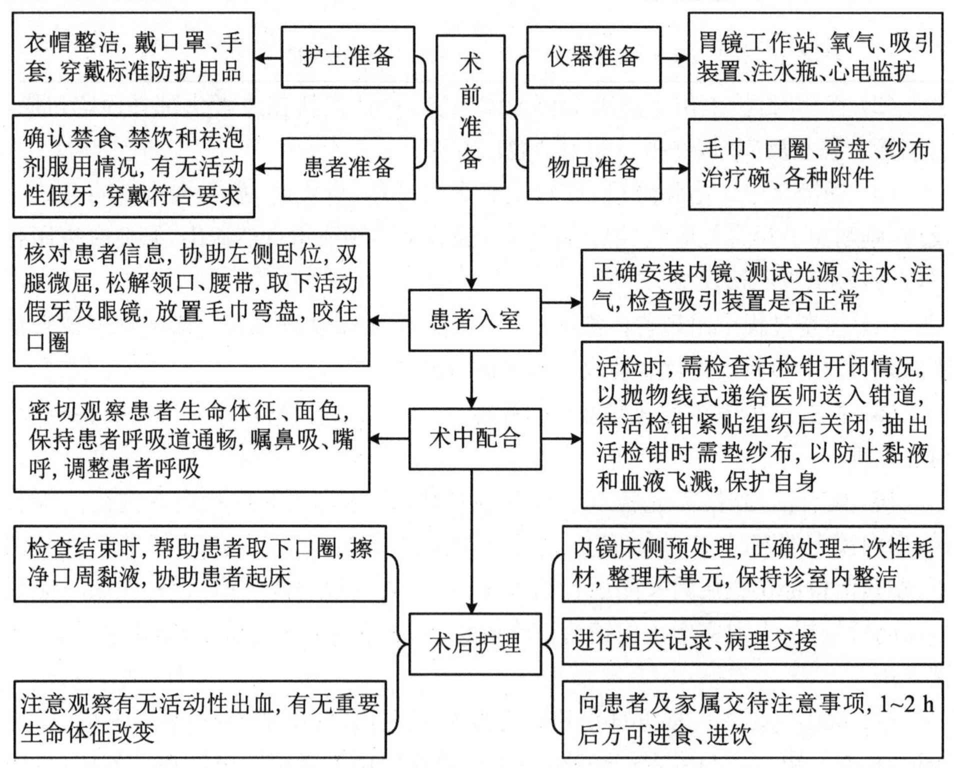

图 4.1　普通胃镜检查护理配合流程

第二节　普通肠镜检查护理配合

一、配合护士着装要求

根据规范要求穿戴标准防护用品，着工作服，戴口罩、帽子、手套，宜使用护目镜或面罩，必要时穿防水围裙。

二、物品准备

（一）一般物品

床旁预处理物品（专用清洗按钮、避污纸、含清洗剂纱布或一次性含清洗剂湿巾、含清洗剂容器或一次性清洗剂等）、换药碗、病理标本瓶（含固定液）、活检钳、注射器（5 mL、10 mL、20 mL、50 mL），检查专用裤、一次性卫生床垫、卫生纸、润滑剂。

（二）药品准备

灭菌水、染色剂等。

（三）仪器准备

（1）电子肠镜：如 OLYMPUS CF-Q260AI、PCF-Q260AI；检查性能、与主机连接做好白平衡，查看角度卡锁是否在自由位，检查注气、注水、吸引，保持功能完好。

（2）检查一般仪器：确保内镜图像采集系统、打印机、电脑、病理条码打印机等连接正确，功能正常。

（3）必要时准备吸氧装置与心电监护，检查性能，保持功能完好。

三、患者准备

（1）核对患者信息、询问患者病史，掌握患者就诊基本原因，签署知情同意书。

（2）交待检查的目的、大致过程、注意事项，减轻患者的焦虑心理。

（3）一般需要至少禁食 6 h，在检查前 24 h 采用低渣/低纤维饮食。

(4) 评估患者肠道准备清洁程度(肠道准备具体办法参见《中国消化内镜诊疗相关肠道准备共识意见》)。

(5) 协助更换检查裤,取左侧卧位,双腿曲屈;检查床上铺一次卫生床垫于患者腰部以下。

(6) 使用隔帘,保护患者隐私。

四、术中护理配合

(1) 指导患者在检查过程中保持呼吸平稳。

(2) 注意倾听患者主诉,有腹痛、腹胀等反应汇报术者,及时处理。

(3) 危急重症患者、高血压、心肺功能不全患者,必要时行心电监护、吸氧;密切观察患者生命体征,发现异常及时向术者汇报,并协助处理。

(4) 采用双人插镜法时由护士协助肠镜的插入,注意听从医生指挥循腔进镜,直至回盲部。

(5) 采用单人插镜法时,护士主要负责检测患者,必要时协助更换体位、冲洗、电切、止血、活检、腹部按压等。

(6) 手压法:主要作用是形成内镜推进的支点,通过按压肠管防止肠管弯曲。手压法基本有效部位包括:右下腹部、左下腹部、上腹部正中、下腹部正中、左右肋区、左右腹部(利用指尖、手腕、手掌的整个压迫,力度应随情况而定,切忌野蛮用力)。

① 上腹部正中:压迫脐上部,防止横结肠形成袢。

② 下腹部:手压左耻骨联合上方,有助于不伸展乙状结肠,且缩短肠管。

③ 右下腹部:手压髂前上棘与脐连线中点附近,适用于乙状结肠打弯及形成肠袢不能进境时。

④ 左下腹部:对于乙状结肠与降结肠交界处附近的压迫,可使锐角化的交界处变成钝角化,有利于内镜推进。

⑤ 左肋区:对于由脾区进入横结肠困难时可手压左肋骨下方。

⑥ 右肋区:对于右肋骨弓下的压迫,可用于肝区插入困难时。

⑦ 左侧、右侧腹部:适用于肥胖患者进镜困难时。

(7) 需活检患者配合方法同胃镜检查护理配合。

五、术后护理

(1) 检查结束后,为患者擦净肛门,协助患者更换衣裤,离开诊室。

(2) 询问患者有无特殊不适，若腹痛、腹胀嘱患者可适当走动，进入厕所排便、排气，必要时行肛管排气。

(3) 对患者进行常见并发症知识的宣教，注意观察大便的颜色、性状，如有异常及时就诊。

(4) 一般检查患者无腹胀等不适 1 h 后可进食流质软食，活检患者进流质或半流质饮食 1～2 天或遵医嘱而定。

六、用物处理

及时按预处理流程处理内镜，按规范要求处理附件及其他物品。

普通肠镜检查护理配合流程示于图 4.2。

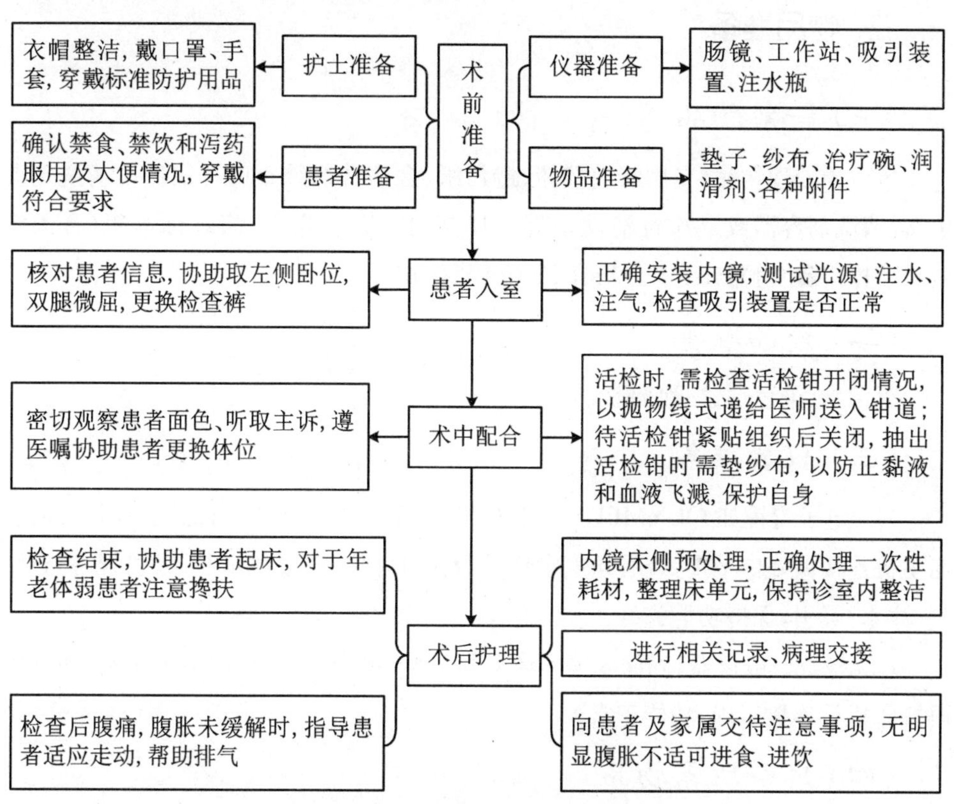

图 4.2　普通肠镜检查护理配合流程

第三节　无痛胃镜检查护理配合

一、配合护士着装要求

根据规范要求穿戴标准防护用品，着工作服，戴口罩、帽子、手套，宜使用护目镜或面罩，必要时穿防水围裙。

二、物品准备

（一）一般物品

床旁预处理物品（专用清洗按钮、避污纸、含清洗剂纱布或一次性含清洗剂湿巾、含清洗剂容器或一次性清洗剂等）、口圈、换药碗、弯盘、病理标本瓶（含固定液）、活检钳、注射器（5 mL、10 mL、20 mL、50 mL）。

（二）药品准备

灭菌水、染色剂、祛泡剂等。

（三）仪器准备

（1）电子胃镜如 OLYMPUS GIF-Q260、GIF-H260；检查内镜性能，并将内镜与主机连接做好白平衡，查看角度卡锁是否在自由位，连接注水瓶、吸引管，检查注气、注水、吸引，保持功能完好。

（2）检查一般仪器，确保内镜图像采集系统、报告打印机、内镜工作站、病理条码打印机等连接正确，功能正常。

（四）麻醉所需物品

麻醉机（附带心电监护仪）、呼吸机、两组负压吸引、中心吸氧。

（五）急救药械

抢救车（包括气管切开包、静脉切开包、肾上腺素、阿托品等）、除颤仪等。

三、患者准备

(1) 核对患者基本信息，了解病史及检查原因。

(2) 查看患者相关检查是否齐全(心电图、凝血象等)，了解患者脏器功能状况，评估患者有无手术史、过敏史等。

(3) 禁食 6～8 h，禁饮 2 h。

(4) 解释操作的大致过程和目的，取得患者合作并签署知情同意书。

(5) 建立静脉通路，口服祛泡剂。

(6) 协助患者取左侧卧位，常规鼻导管给氧、心电监护。

四、术中护理配合

(1) 密切观察患者生命体征的变化。

(2) 注意防范并发症的发生(常见并发症：呼吸抑制、低血压、心律失常)。

(3) 注意防范患者坠床。

(4) 检查过程中出现胃内泡沫多、黏液多、有少量食物残留等影响观察视野清晰时，可以用 50 mL 注射器抽取无菌水进行冲洗。

(5) 配合活检时先检查活检钳的功能，以抛物线的形状进入内镜活检管道，出内镜先端部时放缓速度，防止人为操作失当，损伤患者器官，在可视范围下，贴紧活检部位稍用力关闭活检钳即可；对于某些较硬的肿瘤组织，抓取时应缓慢关闭活检钳；夹取完毕出内镜活检管道时用纱布包裹住活检钳，防止患者血、体液飞溅。

(6) 取出的标本应根据部位进行分瓶放置在(10%甲醛溶液)标本瓶内，做好标记，检查结束后应与术者仔细核对，确认无误后由术者填写申请单并签字，打印病理条码。

五、术后护理

(1) 检查结束，擦净患者口周黏液，推至麻醉复苏间。

(2) 协助患者复苏，每 10 min 测量一次生命体征，生命体征恢复术前状态后撤除心电监护。

(3) 检查结束后不应急于起身，应保持侧卧位休息，直至患者完全清醒，防止患者出现跌倒、坠床。

(4) 检查结束后需待患者完全清醒，生命体征恢复至术前水平，在家属的陪同下方可离开医院。

(5) 检查结束后禁食 2 h,2 h 后可进食温凉流质或半流质食物。

(6) 检查当天禁止驾车、爬高或从事高空及精细工作。

(7) 对常见的并发症进行宣教,嘱患者若有腹痛、呕血、黑便等现象及时就诊。

六、用物处理

及时按预处理流程处理内镜,按规范要求处理附件及其他物品。

七、常见并发症的防治

(1) 低氧血症:其原因除与麻醉药物本身药物作用外,可能与舌根后坠、咽部肌肉松弛阻塞呼吸道或因术中注气过多引起肠肌上抬与肺压迫,导致肺通气不足有关。处理:立即托起下颌,增加氧流量或改面罩吸氧。预防:严格掌握适应证,遇见肥胖、短颈、高龄、肺功能差的患者时尽量托起下颌,使其头部后仰 15°～20°,保持呼吸道通畅。

(2) 误吸:主要原因是由于麻醉深度不够或液体、分泌物误入气管。预防及处理:待麻醉药物充分作用后进镜,及时抽吸口腔分泌物,检查前 2 h 有进食、进饮者不考虑无痛检查技术。

(3) 心律失常:心率减慢在无痛检查技术中较为常见,可能与迷走神经反射有关。处理:一般只需暂停操作即可。心率小于 60 次/min,可遵医嘱给予阿托品应用。发生心动过速时一般为麻醉剂量不足,可适当追加麻醉剂量。

(4) 头痛、眩晕、嗜睡:麻醉苏醒后部分患者可出现头痛、眩晕、嗜睡、步态不稳等情况;主要与麻醉药物在人体代谢与个体差异有关或者与麻醉药引起血压下降,脑供血不足有关;绝大多数卧床或端坐休息可以缓解。

(5) 低血压:其除了与麻醉药物本身作用有关外,也与注入麻醉药物速度过快有关。预防:当手控给药时,应注意注射速度,需缓慢匀速静脉注射,有条件的最好采取靶控输注。

无痛胃镜检查护理配合流程示于图 4.3。

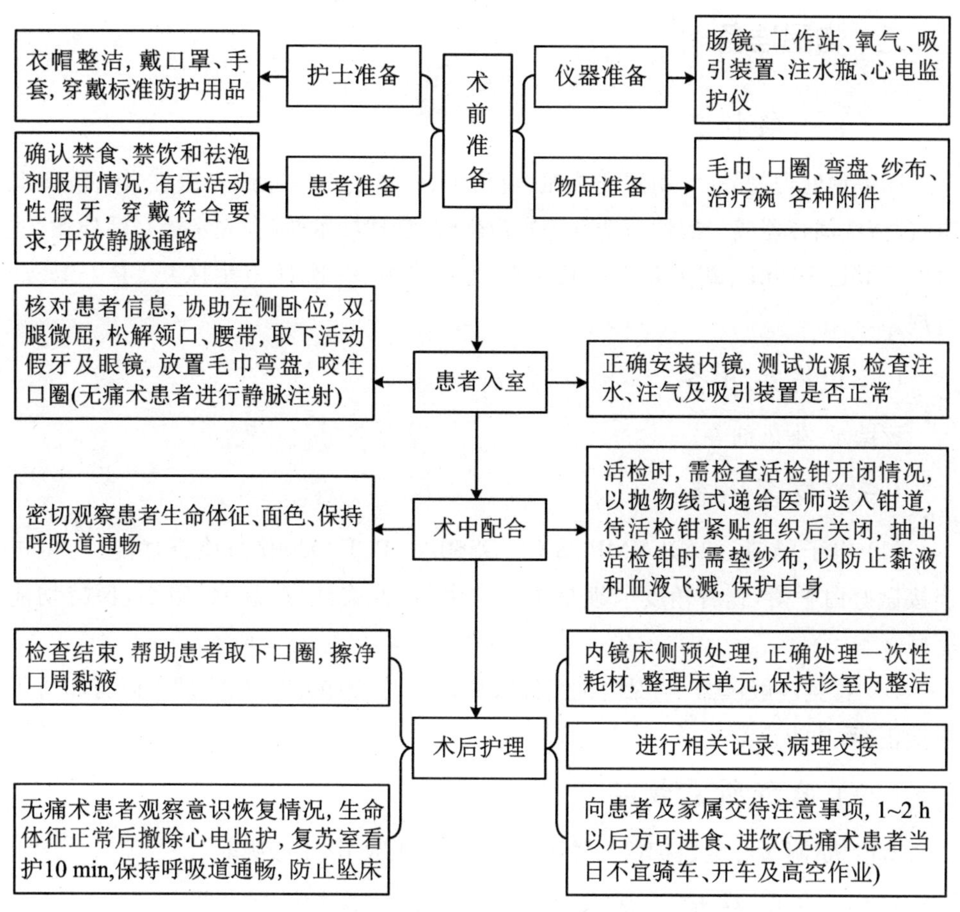

图 4.3 无痛胃镜检查护理配合流程

第四节 无痛肠镜检查护理配合

一、配合护士着装要求

根据规范要求穿戴标准防护用品，着工作服，戴口罩、帽子、手套，宜使用护目镜或面罩，必要时穿防水围裙。

二、物品准备

（一）一般物品

床旁预处理物品（专用清洗按钮、避污纸、含清洗剂纱布或一次性含清洗剂湿巾、含清洗剂容器或一次性清洗剂等）、换药碗、病理标本瓶（含固定液）、活检钳、注射器（5 mL、10 mL、20 mL、50 mL），检查专用裤、一次性卫生床垫、卫生纸、润滑剂。

（二）药品准备

灭菌水、染色剂等。

（三）仪器准备

（1）电子肠镜，如 OLYMPUS CF-Q260AI、PCF-Q260AI；检查性能、与主机连接做好白平衡，查看角度卡锁是否在自由位，检查注气、注水、吸引，保持功能完好。

（2）检查一般仪器：确保内镜图像采集系统、打印机、电脑、病理条码打印机等连接正确、功能正常。

（四）麻醉所需物品

麻醉机（附带心电监护仪）、呼吸机、两组负压吸引、中心吸氧。

（五）急救药械

抢救车（包括气管切开包、静脉切开包、肾上腺素、阿托品等）、除颤仪等。

三、患者准备

（1）核对患者基本信息，了解病史及检查原因。

（2）查看患者相关检查是否齐全（心电图、凝血象等），了解患者脏器功能状况，评估患者有无手术史、过敏史等。

（3）至少禁食 6 h，禁饮 2 h。

（4）解释操作的大致过程和目的，取得患者合作并签署知情同意书。

（5）建立静脉通路，无痛肠镜检查肠道准备同普通肠镜检查。

（6）协助患者取左侧卧位，常规鼻管给氧，心电监护。

四、术中护理配合

（1）密切观察患者生命体征的变化。

（2）注意防范并发症的发生(常见并发症:呼吸抑制、低血压、心律失常等)。

（3）注意防范患者坠床。

（4）采用双人插镜法时由护士协助肠镜的插入,注意听从医生指挥循腔进镜,直至回盲部。

（5）采用单人插镜法时护士主要负责检测患者,必要时协助更换体位、冲洗、电切、止血、活检、腹部按压等。

（6）手压法:主要作用是形成内镜推进的支点,通过按压肠管防止肠管弯曲。手压法基本有效部位包括:右下腹部、左下腹部、上腹部正中、下腹部正中、左右肋区、左右腹部(利用指尖、手腕、手掌的整个压迫,力度应随情况而定,切忌野蛮用力)。

① 上腹部正中:压迫脐上部,防止横结肠袢形成。

② 下腹部:手压左耻骨联合上方,有助于不伸展乙状结肠,且缩短肠管。

③ 右下腹部:手压髂前上棘与脐连线中点附近,适用于乙状结肠打弯及形成肠袢不能进镜时。

④ 左下腹部:对于乙状结肠与降结肠交界处附近的压迫,可使锐角化的交界处变成钝角化,有利于内镜推进。

⑤ 左肋区:对于由脾区进入横结肠困难时可手压左肋骨下方。

⑥ 右肋区:对于右肋骨弓下的压迫,可用于肝区插入困难时。

⑦ 左侧、右侧腹部:适用于肥胖患者进镜困难时。

（7）对于需要进行活检的患者,配合方法同胃镜检查护理配合。

五、术后护理

（1）检查结束,擦净患者肛周黏液,推送至麻醉复苏间。

（2）协助患者复苏、每 10 min 测量一次生命体征,生命体征恢复术前状态撤除心电监护。

（3）检查结束后不应急于起身,应保持侧卧位休息,直至患者完全清醒,防止患者跌倒坠床。

(4) 检查结束后需待患者完全清醒、生命体征恢复至术前水平，在家属的陪同下方可离开医院。

(5) 检查结束后禁食 2 h，2 h 后可进食温凉流质或半流质食物。

(6) 检查当天禁止驾车、爬高或从事高空作业及精细工作。

(7) 对常见的并发症进行宣教，有腹痛、呕血、黑便等现象及时就诊。

六、用物处理

及时按预处理流程处理内镜，按规范要求处理附件及其他物品。

七、常见并发症的防治

(1) 低氧血症：其原因除与麻醉药物本身的药物作用有关外，可能还与舌根后坠、咽部肌肉松弛阻塞呼吸道或因术中注气过多引起膈肌上抬与肺压迫而导致肺通气不足有关。处理：立即托起下颌，增加氧流量或改用面罩吸氧。预防：严格掌握适应证，遇到肥胖、短颈、高龄、肺功能差的患者时，应尽量托起下颌，使其头部后仰 15°～20°，保持呼吸道通畅。

(2) 心律失常：心率减慢在无痛检查技术中较为常见，可能与迷走神经反射有关。处理：一般只需暂停操作即可。心率小于 60 次/min，可遵医嘱给予阿托品应用。发生心动过速时一般为麻醉剂量不足，可适当追加麻醉剂量。

(3) 头痛、眩晕、嗜睡：麻醉苏醒后部分患者可出现头痛、眩晕、嗜睡、步态不稳等情况；主要与麻醉药物在人体代谢与个体差异有关，或者与麻醉药引起血压下降、脑供血不足有关；绝大多数卧床或端坐休息可以缓解。

(4) 低血压：其除了与麻醉药物本身作用有关外，也与注入麻醉药物速度过快有关。预防：当手控给药时，注意注射速度，应缓慢匀速静脉注射，有条件的最好采取靶控输注。

无痛肠镜检查护理配合流程示于图 4.4。

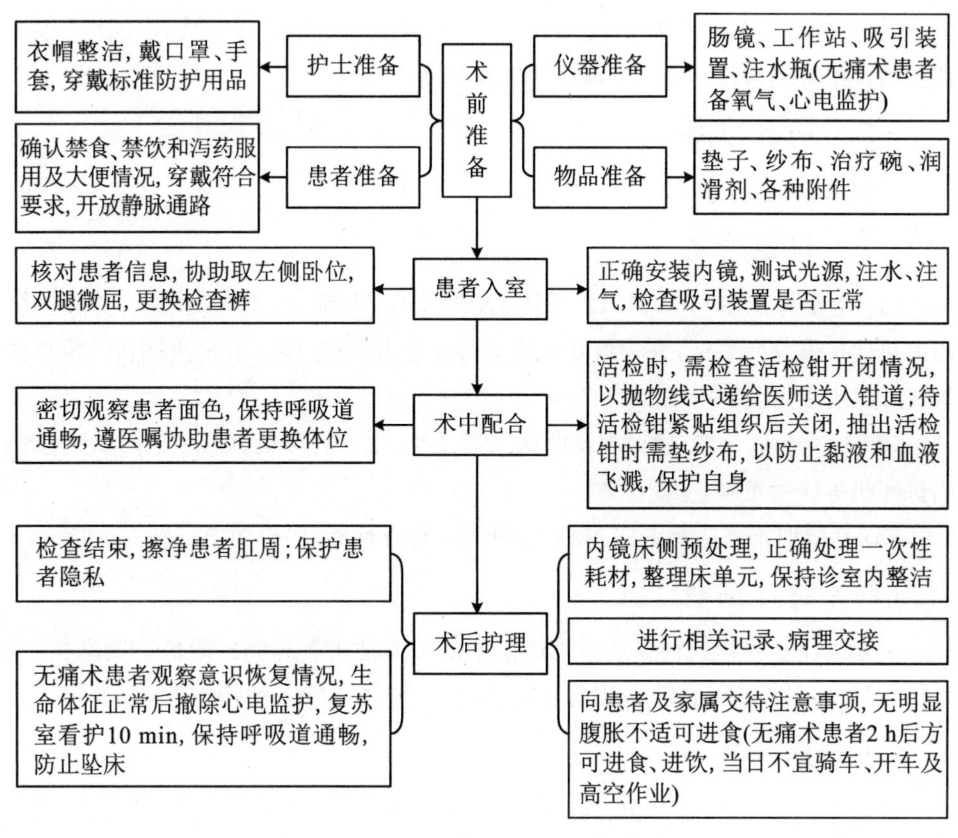

图 4.4 无痛肠镜检查护理配合流程

第五节 上消化道异物取出术护理配合

一、配合护士着装要求

根据规范要求穿戴标准防护用品，着工作服，戴口罩、帽子、手套，宜使用护目镜或面罩，必要时穿防水围裙。

二、物品准备

（一）一般物品

床旁预处理物品（专用清洗按钮、避污纸、含清洗剂纱布或一次性含清洗剂湿

巾、含清洗剂容器或一次性清洗剂等)、口圈、换药碗、弯盘、病理标本瓶(含固定液)、活检钳、注射器(5 mL、10 mL、20 mL、50 mL)。

(二) 药品准备

灭菌水、祛泡剂等。

(三) 仪器准备

(1) 电子胃镜如 OLYMPUS GIF-Q260、GIF-H260;检查内镜性能,并将内镜与主机连接做好白平衡,查看角度卡锁是否在自由位,连接注水瓶、吸引管,检查注气、注水、吸引,保持功能完好。

(2) 检查一般仪器,确保内镜图像采集系统、报告打印机、内镜工作站、病理条码打印机等连接正确,功能正常。

(3) 必要时准备吸氧装置与心电监护,并检查性能,保持功能完好。

(四) 特殊附件

主要取决于异物的种类及异物停留的部位。常用取异物的附件有圈套器、三爪钳、鼠齿钳、鳄鱼钳、内镜专用手术剪、取石网篮、外套管、透明帽等。

(五) 急救药械

抢救车(包括气管切开包、静脉切开包、肾上腺素、阿托品等)、除颤仪等。

三、患者准备

(1) 了解病史,详细询问吞入异物的种类、发生时间、有无特殊不适。

(2) 根据 X 线确定异物的大小、部位、性质、形状,有无在消化道内嵌顿及穿透管壁征象;钡餐检查会影响观察,一般不建议做。

(3) 向家属及患者解释手术的目的与风险以及无法取出的可能性,取得家属的合作与理解,签署知情同意书。

(4) 一般患者需禁食 6～8 h,禁饮 2 h。特殊患者,如急诊,依情况遵医嘱而定。

(5) 对于有消化道出血、病情危重、需要无痛检查的患者应建立静脉通路。

(6) 对于情绪不稳定、无法配合、异物较大取出难度大的患者可行全麻再试取。

(7) 口服祛泡剂。

四、术中护理配合

(1) 选择取异物的附件:根据不同形状、性状的异物,选取的附件也不同。

① 长形异物:较短的可选择异物钳,对于较长的异物,需采用圈套器联合内镜外套管。

② 尖锐异物:对于针头、鱼刺、别针、刀片等,除备齐不同种类异物钳外,应在内镜前段装备保护套,抓住异物后拉入保护套内,防止损伤消化道黏膜;对于较小的尖锐异物,如鱼刺,可以装备透明帽辅助。

③ 圆形或团状异物:如纽扣、玻璃球、小石子、水果核等,可选取网篮或圈套器等;对于食物团块,可以先将食团捣碎后推入胃内或者用网篮取出;对于胃内巨大结石,可以先用碎石器将其击成小块后再用网篮取出;对于异食癖患者吞入的毛发团,可以先用内镜专用手术剪刀将其剪成小块,再逐步取出。

(2) 术中严密观察患者意识,必要时行心电监护。

(3) 操作过程中注意保护呼吸道,防止异物掉入气管内。

五、术后护理

(1) 根据异物对消化道损伤的程度,对患者进行饮食宣教:对于无损伤或损伤很小的患者,可在术后 1 h 之后进温凉饮食;轻、中度损伤的患者可进食温凉流质或半流质食物;重度损伤或并发消化道出血、穿孔的患者需禁食。

(2) 对于术中有黏膜损伤或出血、穿孔者应禁食,应用黏膜保护剂或抗生素,必要时行内镜下止血或修补术。

(3) 对于全麻手术患者,护理同无痛检查。

(4) 对于吞入有毒物质的患者,待异物取出后需留院观察有无中毒现象的发生。

(5) 术后嘱咐患者出现腹痛、胸疼、呕血、黑便等现象及时入院就诊。

六、用物处理

及时按预处理流程处理内镜,按规范要求处理附件及其他物品。

内镜下异物取出护理配合流程示于图 4.5。

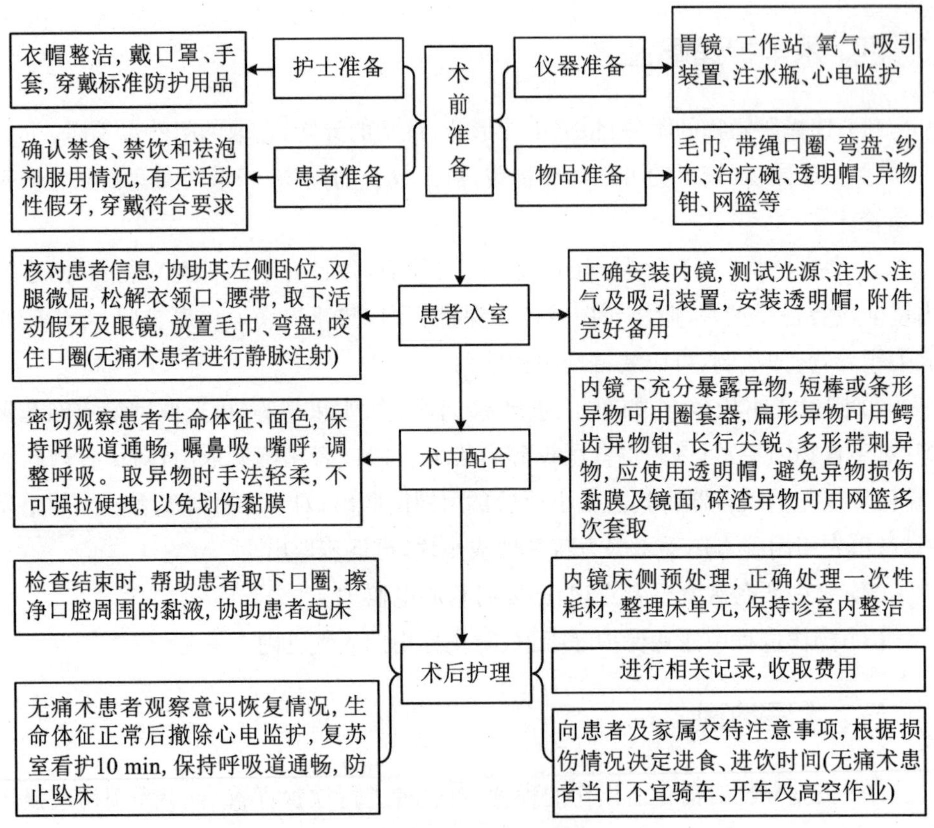

图 4.5　内镜下异物取出护理配合流程

第六节　下消化道异物取出术护理配合

一、配合护士着装要求

根据规范要求穿戴标准防护用品，着工作服，戴口罩、帽子、手套，宜使用护目镜或面罩，必要时穿防水围裙。

二、物品准备

（一）一般物品

床旁预处理物品（专用清洗按钮、避污纸、含清洗剂纱布或一次性含清洗剂湿

巾、含清洗剂容器或一次性清洗剂等）、口圈、换药碗、弯盘、病理标本瓶（含固定液）、活检钳、注射器（5 mL、10 mL、20 mL、50 mL）。

（二）药品准备

灭菌水、祛泡剂等。

（三）仪器准备

（1）电子胃镜，具体参照无痛肠镜检查护理配合。检查内镜性能，并将内镜与主机连接，做好白平衡，查看角度卡锁是否在自由位，连接注水瓶、吸引管，检查注气、注水、吸引，保持功能完好。

（2）检查一般仪器，确保内镜图像采集系统、报告打印机、内镜工作站、病理条码打印机等连接正确，功能正常。

（3）必要时准备吸氧装置与心电监护，并检查性能，保持功能完好。

（四）特殊附件

主要取决于异物的种类及异物停留的部位。常用取异物的附件有圈套器、三爪钳、鼠齿钳、鳄鱼钳、内镜专用手术剪、取石网篮、外套管、透明帽等。

（五）急救药械

准备术中抢救药物，一般药物和器械与无痛肠镜检查相同。

三、患者准备

（1）根据异物情况遵医嘱服用清肠剂或灌肠。

（2）行 X 线检查，根据 X 线确定异物的大小、部位、性质、形状，有无在消化道内嵌顿及穿透管壁征象。

（3）核对患者信息，了解患者病史，详细询问吞入异物的种类、发生时间、有无特殊不适。

（4）一般需至少禁食 6 h，禁饮 2 h。

（5）确认患者肠道准备情况。

（6）解释手术大致流程与手术的必要性。

（7）更换手术专用裤，采取左侧卧位，双腿曲屈。

（8）采用隔帘保护患者隐私。

四、术中护理配合

（1）一般配合同常规肠镜检查。

(2) 选择取异物的附件:根据不同形状、性状的异物,选取的附件也不同。

① 长形异物:对于较短的异物,可选择异物钳;对于较长的异物,采用圈套器。

② 圆形或团状异物:对于纽扣、玻璃球、小石子、水果核、粪石、结石等,可选取网篮或圈套器等;对于巨大结石,可以先用碎石器将其击成小块后再用网篮取出。

(3) 术中严密观察患者意识,必要时行心电监护。

五、术后护理

(1) 根据异物对消化道损伤的程度对患者进行饮食宣教:无损伤或损伤小的患者可准予术后 1 h 进温凉饮食;轻、中度损伤的患者可进食温凉流质或半流质食物;重度损伤或并发消化道出血、穿孔的患者需禁食。

(2) 对于术中有黏膜损伤或出血、穿孔者,应禁食,应用黏膜保护剂或抗生素,必要时行内镜下止血或修补术。

(3) 对于全麻手术患者,护理同无痛检查技术。

(4) 对于吞入有毒物质的患者,待异物取出后需留院观察有无中毒现象的发生。

(5) 术后嘱咐患者,若出现腹痛、胸疼、呕血、黑便等现象及时入院就诊。

六、用物处理

及时按预处理流程处理内镜,按规范要求处理附件及其他物品。

第七节　静脉曲张性上消化道出血内镜治疗护理配合

一、配合护士着装要求

根据规范要求穿戴标准防护用品,着工作服,戴口罩、帽子、手套,宜使用护目镜或面罩,必要时穿防水围裙。

二、物品准备

(一) 一般物品

床旁预处理物品(专用清洗按钮、避污纸、含清洗剂纱布或一次性含清洗剂湿巾、含清洗剂容器或一次性清洗剂等)、口圈、换药碗、弯盘、病理标本瓶(含固定液)、活检钳、注射器(2.5 mL、5 mL、10 mL、20 mL、50 mL)、一次性卫生床垫等。

(二) 仪器准备

同普通胃镜检查(内镜类型也可选择带副送水的治疗内镜,如 OLMYPUS GIF-Q260J,采用治疗内镜时同时配备注水泵;当选择二氧化碳作为气源时,应配备二氧化碳气泵及专用注水瓶)。

(三) 手术附件

套扎器、注射针、喷洒管等。

(四) 手术药品

硬化剂、组织黏合剂、50% GS、95%医用酒精、一般止血药物(去甲肾上腺素、凝血酶等)。

(五) 急救药械

准备术中抢救药物,一般药物和器械与无痛检查技术相同。

三、患者准备

(1) 核对患者基本信息,了解病史及检查原因。

(2) 查看患者相关检查是否齐全(心电图、凝血象等),了解患者脏器功能状况,评估患者有无手术史、过敏史等。

(3) 禁食 6~8 h,禁饮 2 h。

(4) 解释操作的大致过程和目的,取得患者合作并签署知情同意书。

(5) 口服祛泡剂,取下眼镜及活动性假牙,头部下方放置一次性卫生床垫。

(6) 建立静脉通路备用或全麻手术。

(7) 行心电监护,必要时给予低流量吸氧。

(8) 执行术前医嘱。

四、术中护理配合

(1) 先行内镜检查,明确治疗指征与部位。

(2) 遵医嘱选择治疗药物。

(3) 组织黏合剂治疗配合(注射顺序:“50% GS + 组织黏合剂 + 50% GS/硬化剂 + 组织黏合剂 + 50% GS):

① 用50% GS或硬化剂排空注射针，测量出注射针液体容量。

② 遵医嘱抽取组织黏合剂（一般0.5 mL，一支），抽一支组织黏合剂使用2.5 mL注射器，两支可用5 mL注射器。

③ 收回针尖，将注射针从钳道进入，待术者选好曲张静脉后出针。

④ 当看见注射针鞘管内有回血后，可将组织黏合剂注入，再额外打入等同注射针液体容量的空气。

⑤ 随后再注入2～3 mL 50% GS或硬化剂；注射完毕立即收针尖至鞘管内，一个流程结束。

(4) 组织黏合剂治疗时配合要点：

① 各种注射器在抽取不同药物时做好标记，防止混乱，导致顺序错误。

② 出针听从医生指示，不可盲目随意出针。

③ 注射完所有药物后立即收回针尖至鞘管内。

(5) 硬化剂治疗配合：

① 使用10 mL注射器抽取硬化剂[可加入0.2～0.3 mL美兰(作为示踪剂使用)]。

② 连接注射针，排尽空气。

③ 确认注射针性能完好、针尖收回鞘管，再从钳道进入。

④ 待术者选择需要注射的静脉后方可出针。

⑤ 通常每点注(射)2～3 mL或遵医嘱的剂量。

⑥ 注射完毕后，收回针尖，退出钳道。

⑦ 注射点有明显出血时，可追加组织黏合剂或采用内镜压迫止血等方法。

五、术后护理

(1) 术后予心电和血压监护，密切观察生命体征的变化，注意有无呕血、黑便发生。

(2) 无痛技术下，手术患者术后护理同无痛胃肠镜检查。

(3) 完善相关手术记录并签字。

(4) 嘱患者术后卧床休息1～2天，可下床进行轻微活动。

六、用物处理

及时按预处理流程处理内镜，按规范要求处理附件及其他物品。

静脉曲张性上消化道出血内镜治疗护理配合流程示于图4.6。

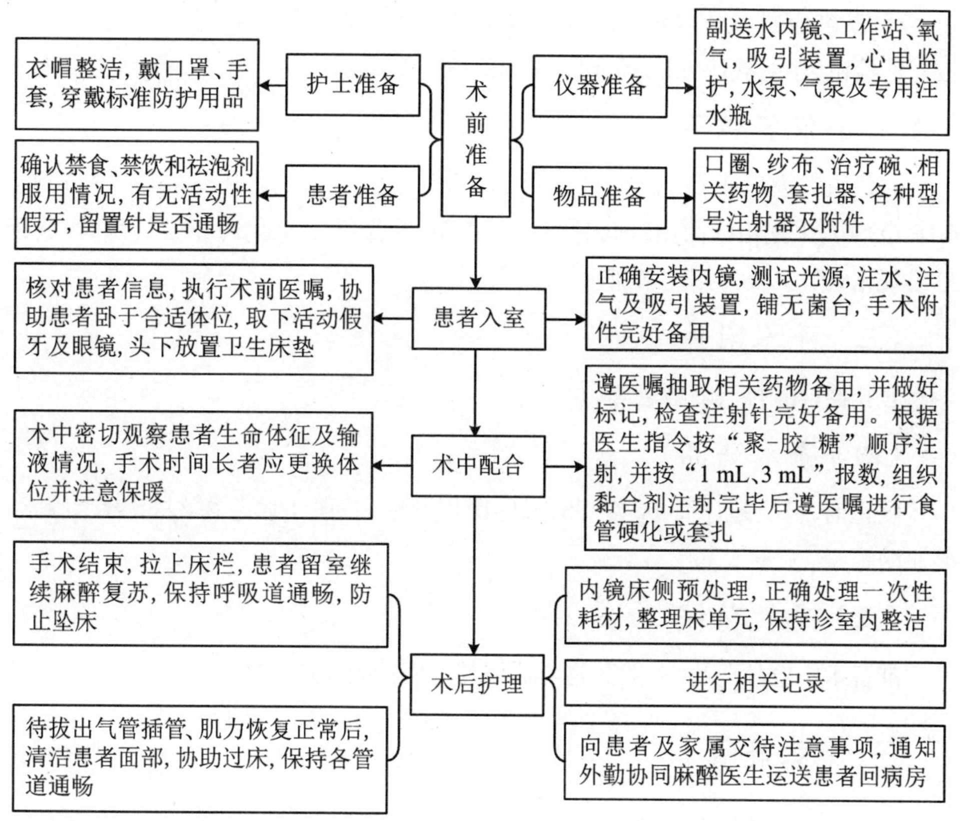

图 4.6　静脉曲张性上消化道出血内镜治疗护理配合流程

第八节　食管静脉曲张内镜下套扎术护理配合

一、配合护士着装要求

根据规范要求穿戴标准防护用品，着工作服，戴口罩、帽子、手套，宜使用护目镜或面罩，必要时穿防水围裙。

二、物品准备

（一）一般物品

床旁预处理物品（专用清洗按钮、避污纸、含清洗剂纱布或一次性含清洗剂湿

巾、含清洗剂容器或一次性清洗剂等)、口圈、换药碗、弯盘、病理标本瓶(含固定液)、活检钳、注射器(5 mL、10 mL、20 mL、50 mL)。

(二) 仪器准备

同普通胃镜检查(内镜类型也可选择带副送水的治疗内镜,如 OLMYPUS GIF-Q260J,采用治疗内镜时同时配备注水泵;当选择二氧化碳作为气源时,应配备二氧化碳气泵及专用注水瓶)。

(三) 手术附件

套扎器、注射针、喷洒管等。

(四) 手术药品

硬化剂、组织黏合剂、50% GS、95%医用酒精、一般止血药物(去甲肾上腺素、凝血酶等)。

(五) 急救药械

准备术中抢救药物,一般药物与器械与无痛检查相同。

三、患者准备

(1) 核对患者基本信息,了解病史及检查原因。

(2) 查看患者相关检查是否齐全(心电图、凝血象等),了解患者脏器功能状况,评估患者有无手术史、过敏史等。

(3) 禁食 6～8 h,禁饮 2 h。

(4) 解释操作的大致过程和目的,取得患者合作并签署知情同意书。

(5) 口服祛泡剂,取下眼镜及活动性假牙,头部下方放置一次性卫生床垫。

(6) 建立静脉通路备用或全麻手术。

(7) 行心电监护,必要时给予低流量吸氧。

(8) 执行术前医嘱。

四、术中护理配合

(1) 先行内镜检查,明确套扎的指征与部位。

(2) 退出内镜。

(3) 套扎器安装:

① 检查套扎器外包装及日期,确保包装完好,并在有效期内。

② 打开套扎器，将套扎器的插入杆插到内镜活检孔道。

③ 用套扎器内附带的穿刺针穿破套扎器上的白色密封圈。

④ 将牵引管从密封圈内穿过，送入内镜钳道，直至伸出内镜先端部。

⑤ 将先端部露出的牵引管钩住扳机线，然后拉动牵引管，直至扳机线从白色密封圈伸出。

⑥ 除去牵引管，将扳机线卡入套扎器手柄线圈的槽中。

⑦ 顺时针旋转手柄线圈，直至扳机线绷紧。

⑧ 装上发射管，调整扳机线位于5点(钟)、11点(钟)位置。

⑨ 将先端部对准手掌，测试吸引力度的大小。

⑩ 润滑发射管。

(4) 套扎时观察要点：

① 一般护理同普通胃镜检查，全麻患者护理同无痛检查。

② 在术者套扎过程中，护士严密观察患者生命体征的变化，出现异常情况紧急汇报医生。

五、术后护理

(1) 术后予心电、血压监护，密切观察生命体征的变化，注意有无呕血、黑便发生。

(2) 无痛技术下手术患者术后护理同无痛胃肠镜检查。

(3) 完善相关手术记录并签字。

(4) 采用套扎术的患者需禁食72 h，过早饮食防止造成结扎圈脱落造成出血；72 h后可进流质食物，一周后进食半流质食物并逐渐过渡到正常饮食。

(5) 结扎后的患者在术后48 h均有不同程度的吞咽不适或胸骨疼痛，一般无需特殊处理，2～3天可自行缓解。

(6) 术后卧床休息1～2天，可下床进行轻微活动。

六、用物处理

及时按预处理流程处理内镜，按规范要求处理附件及其他物品。

食管静脉曲张套扎护理配合流程示于图4.7。

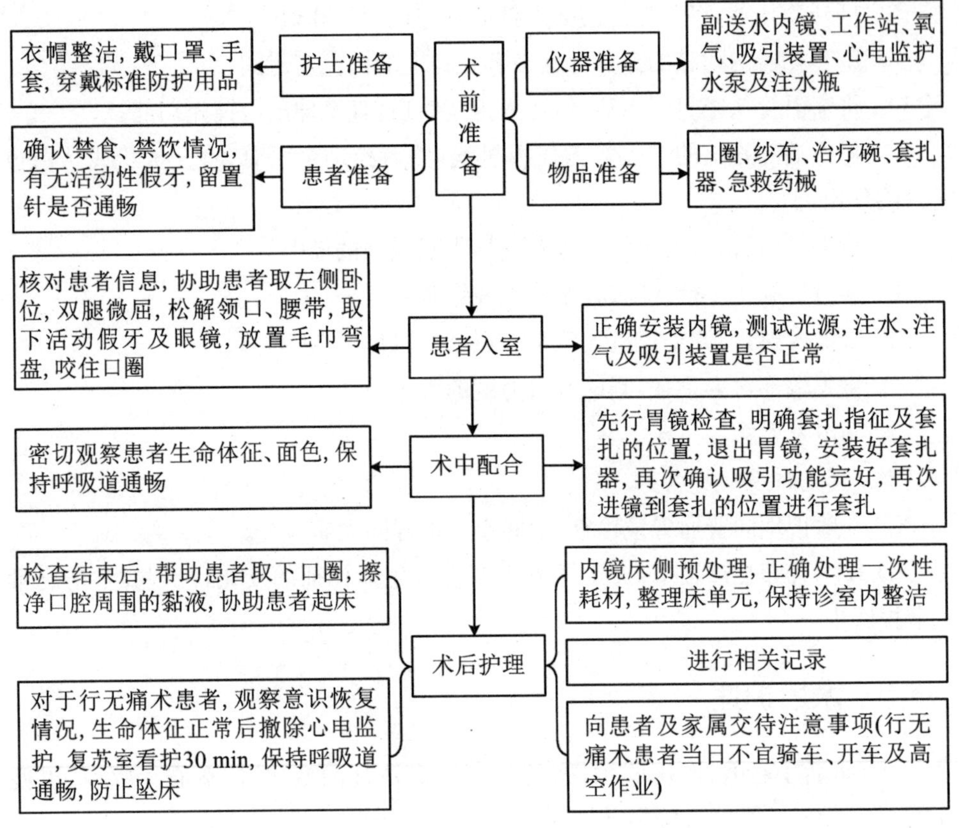

图 4.7 食管静脉曲张内镜下套扎护理配合流程

第九节 非静脉曲张性消化道出血内镜下止血护理配合

一、配合护士着装要求

根据规范要求穿戴标准防护用品，着工作服，戴口罩、帽子、手套，宜使用护目镜或面罩，必要时穿防水围裙。

二、物品准备

（一）一般物品

床旁预处理物品（专用清洗按钮、避污纸、含清洗剂纱布或一次性含清洗剂湿

巾、含清洗剂容器或一次性清洗剂等)、口圈、换药碗、弯盘、病理标本瓶(含固定液)、活检钳、注射器(5 mL、10 mL、20 mL、50 mL)。

(二) 仪器准备

(1) 电子胃镜:如 OLYMPUS GIF-Q260、GIF-H260(或采用带副送水内镜与注水泵);检查内镜性能,并将内镜与主机连接做好白平衡,查看角度卡锁是否在自由位,连接注水瓶、吸引管,检查注气、注水、吸引,保持功能完好。

(2) 高频电发生器:打开并测试高频电发生器的性能,可根据病变的部位或术者的要求调节参数模式。

(3) 检查一般仪器:确保内镜图像采集系统、报告打印机、内镜工作站、病理条码打印机等连接正确,功能正常。

(三) 手术附件、药品

(1) 止血附件:金属夹、热活检钳、氩气管等。

(2) 止血药物:去甲肾上腺素、肾上腺素、凝血酶、巴曲酶、冰生理盐水、无水乙醇等。

此外,还有急救药械。

三、患者准备

(1) 核对患者的基本信息,了解病史,一般检查是否齐全。

(2) 患者需禁食 6～8 h,禁饮 2 h。

(3) 向患者或家属解释操作的大致流程,签署知情同意书。

(4) 取下眼镜及活动性假牙,交给患者家属保管。

(5) 连接心电、血压监护,给予吸氧,察看患者意识状态。

(6) 选择粗直血管,用大号的留置针开放两组静脉通路,必要时行全麻下手术。

(7) 对于急性消化道大出血患者,应先纠正休克,再进行止血;或者止血过程中边抗休克治疗边止血。

四、术中护理配合

(一) 药物喷洒止血

(1) 去甲肾上腺素:冰 0.9% NS 250 mL + 去甲肾上腺素 8 mL,用 50 mL 的注射器从钳道注入,喷洒于出血处。

(2) 凝血酶:0.9% NS 20 mL+凝血酶(2000U 或 4000U)。

(3) 巴曲酶:0.9% NS 20 mL+巴曲酶 1～2U。

(二) 金属夹止血法

(1) 根据出血的部位、程度、类型采取合适的金属夹。

(2) 待医生选取最佳位置,提请医生留出一定空间,先端部不要离黏膜太近。

(3) 出金属夹,张开到所需大小,旋转至所需角度。

(三) 热凝固止血——氩离子凝固术

(1) 检查氩气源是否充足。

(2) 调节到氩离子凝固术模式,设置参数。

(3) 将氩气管从钳道进入,当在内镜下看见氩气管前端上的第一个色环标记后,即可启动氩气电凝。

(4) 氩气管与组织之间不需要接触,保持 0.5 cm 左右的距离。

(四) 热凝固止血——电凝止血术

(1) 调节到合适的电凝模式(如柔和电凝)。

(2) 检查热活检钳的性能。

(3) 夹闭出血点的时间不宜过长,一般以组织发白、出血停止结束。

(五) 局部注射法

(1) 采用硬化剂。

(2) 1∶10000 肾上腺素。

五、术后护理

(1) 观察止血效果,对于内镜下止血效果不明显的,需进一步治疗(介入、外科手术)。

(2) 根据止血的效果、病情严重程度等,合理选择饮食方式。

(3) 无痛技术下止血术后护理同无痛胃镜检查。

六、用物处理

及时按预处理流程处理内镜,按规范要求处理附件及其他物品。

急诊上消化道出血护理配合流程示于图 4.8。

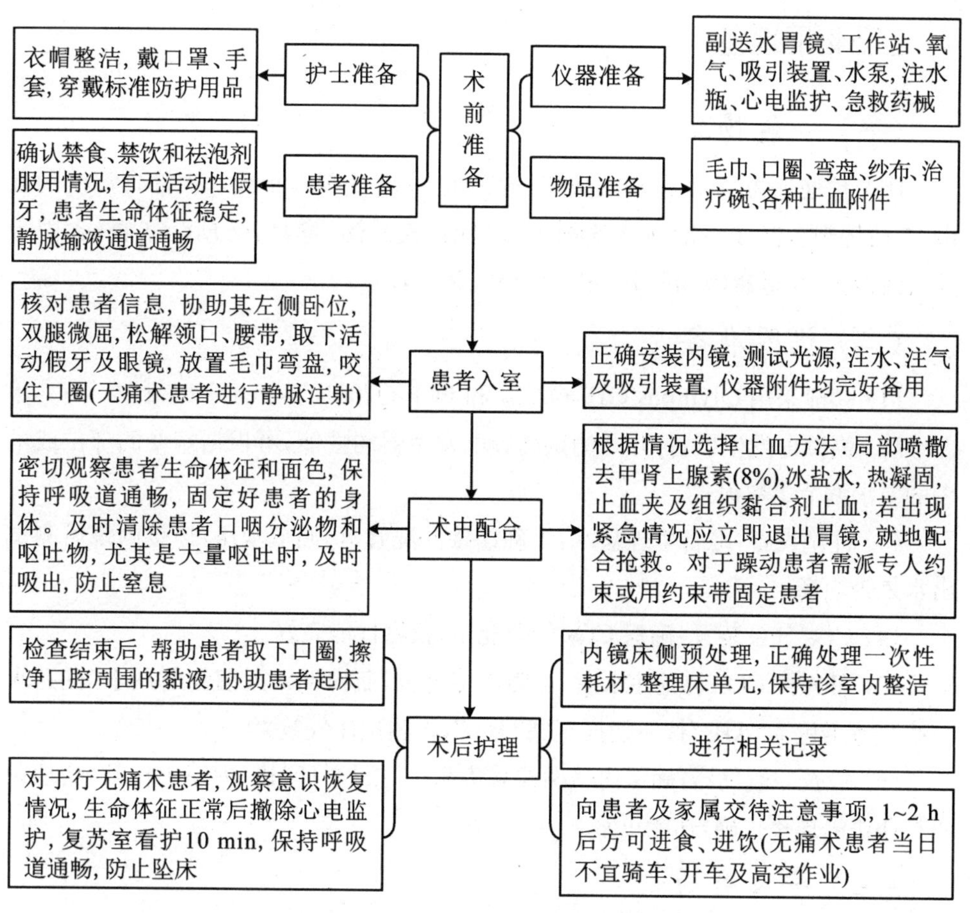

图 4.8　急诊上消化道出血护理配合流程

第十节　内镜黏膜下剥离术护理配合

一、配合护士着装要求

根据规范要求穿戴标准防护用品，着工作服，戴口罩、帽子、手套，宜使用护目镜或面罩，必要时穿防水围裙。

二、物品准备

（一）一般物品

床旁预处理物品（专用清洗按钮、避污纸、含清洗剂纱布或一次性含清洗剂湿巾、含清洗剂容器或一次性清洗剂等）、口圈、换药碗、弯盘、病理标本瓶（含固定液）、活检钳、注射器（5 mL、10 mL、20 mL、50 mL）。

（二）仪器准备

(1) 一般采用 Olympus GIF-Q260J 和 PCF-Q260JI。

(2) 高频电发生器：打开并测试高频电发生器的性能，可根据病变的部位或术者的要求调节参数模式。

(3) 冲洗设备：准备生理盐水，正确连接冲洗管道、调节水压，连接内镜后测试出水是否顺畅。

(4) CO_2 气泵装置：确保 CO_2 气源充足，仪器性能完好。

(5) 可连接 CO_2 装置注水瓶：正确连接管道，瓶内倒入灭菌注射用水（注意水位线），将主机上"AIR"按钮切换至"STBY"，再测试注气效果。

(6) 检查一般仪器，确保内镜图像采集系统、报告打印机、内镜工作站、病理条码打印机等连接正确，功能正常。

（三）手术用物

1. 手术一般用物

(1) 透明帽：根据不同型号的内镜及病变的特点选择合适的透明帽。

(2) 标本固定用物：大头针、泡沫板、10%甲醛溶液、标本袋（瓶）、尺。

(3) 手术用染色剂和喷洒管：根据手术部位或术者的要求选择合适的染色剂（靛胭脂、复方碘等）从喷洒管注入，做病灶部位的染色。

(4) 手术用黏膜下注射液：0.9%NS、甘油果糖、靛胭脂、肾上腺素、透明质酸钠等，其中部分黏膜下注射液需要以一定的比例进行配制。

2. 手术用附件

手术用附件有钩刀、IT 刀、Flex 刀、Triangle Tip 刀、Dual 刀、热活检钳、氩气刀、海博刀等，根据手术的部位或术者的要求进行选择，同时必须熟知特殊器械的功能和使用方法、注意事项等。

此外，还有急救器械等。

三、患者准备

(1) 核对患者的基本信息、手术方式、手术部位。

(2) 患者需禁食 6～8 h，禁饮 2 h。

(3) 了解患者病史，尤其是既往行胃肠镜、放大胃镜、超声胃肠镜、CT、MRI 等检查的情况。

(4) 了解患者一般情况和重要脏器功能，尤其是凝血机制，询问有无使用抗凝药物等情况。

(5) 一般准备事项与无痛胃肠镜检查技术要求相同。

(6) 术前操作医生与患者及其家属谈话，取得合作并签署手术同意书。

(7) 取下患者眼镜及活动性假牙。

(8) 协助患者平卧手术间检查床。

(9) 于患者肌肉丰富的部位粘贴电刀负极板。

(10) 待麻醉医生采取气管插管或静脉麻醉。

(11) 麻醉成功后协助患者摆放左侧卧位（注意防护患者身体受压部位，防止压疮形成），头部下方放置一次性卫生床垫。

四、术中护理配合

（一）暴露病灶

采用冲洗装置充分冲洗病灶部位的黏液、泡沫、粪便等，充分暴露病灶，必要时协助变换体位。

（二）标记

可以使用针状刀、Dual 刀、氩气刀等直接标记（使用 Dual 刀做标记时刀头处于回缩状态），在食管和结肠、直肠等部位的电凝功率宜小。

（三）黏膜下注射

在标记点外侧进行多点黏膜下注射，注射时由病灶远端标记点至近端标记点依次黏膜下注射。

（四）边缘切开

使用针状刀或 Dual 刀等，沿标记点外侧进行黏膜切开，直至环绕病灶一周。

（五）剥离

环周切开后，察看黏膜抬举状态或遵医嘱追加黏膜下注射，使用 Dual 刀或 IT

刀等对黏膜下层进行剥离，直至黏膜被完整剥离。

（六）创面处理

对于手术后的创面，小血管可采用热活检钳（注意高频电发生器模式需调至柔和电凝）或 APC 进行电凝处理；对于存在穿孔情况，可根据穿孔的大小进行金属夹或尼龙绳联合金属夹套扎处理；在剥离过程中造成剥离过深、肌层分离等可采取金属夹进行处理，防止穿孔的发生。

（七）置入胃管

根据病灶的部位或者遵医嘱要求放置胃管，用润滑剂充分润滑胃管前段，术者退出内镜至食道入口，配合护士将胃管从患者鼻腔送入，随内镜一起送入胃腔内，切勿过快、过猛，防止插穿病灶部位。

（八）标本的处理

将剥离下的病灶黏膜以黏膜面朝上，充分展开，利用大头针环绕边缘一周固定于泡沫板上，再次喷洒染色剂查看病灶黏膜是否剥离完整，用标尺记录大小，用内镜拍摄图像后将标本放入含有 10%甲醛溶液的标本袋（瓶）内送检。

五、术中配合注意要点

(1) 注意无菌操作，交换附件干净利落，每次更换附件的同时注意保持刀头的清洁。

(2) 在手术的过程中注意刀头的伸出长度及其方向，按照医生的要求伸出刀头的长度，且在操作过程中保持一致。

(3) 配合护士应保持注意力高度集中，特别是在手术过程中创面出血时应准确、迅速地把握时机进行电凝处理。

六、术后护理

(1) 麻醉术后常规护理。

(2) 一般情况当天需禁食，根据病灶的大小，患者的基本情况或遵医嘱进食。

(3) 嘱患者卧床休息。

(4) 注意患者是否有腹痛、腹胀、气腹、出血、穿孔等情况发生，及时汇报医生进行处理。

(5) 检查患者皮肤情况。

(6) 有留置胃管行胃肠减压者，应做好胃管的护理：记录插入深度、引流液的量、颜色、性质，出现异常情况及时汇报医生处理。

(7) 完善护理记录单并签字。

七、用物处理

及时按预处理流程处理内镜，按规范要求处理附件及其他物品。

内镜黏膜下剥离术护理配合流程示于图4.9。

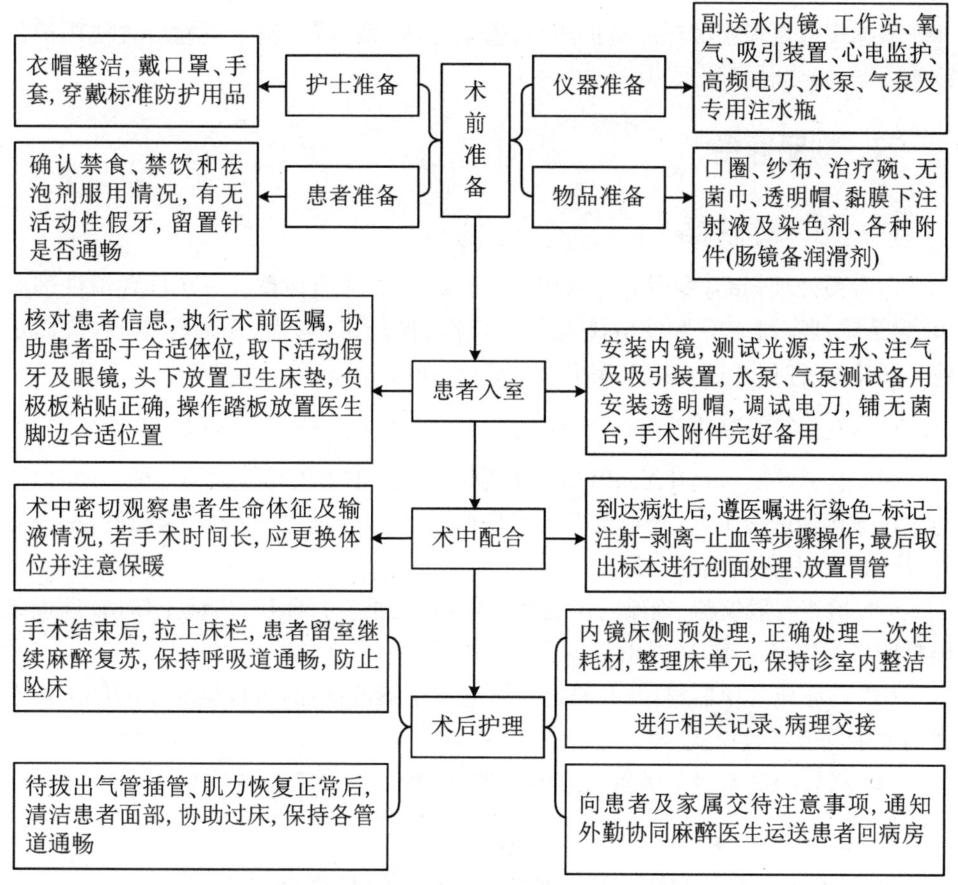

图4.9　内镜黏膜下剥离术护理配合流程

第十一节　消化道黏膜病变内镜下治疗护理配合

一、配合护士着装要求

根据规范要求穿戴标准防护用品，着工作服，戴口罩、帽子、手套，宜使用护目镜或面罩，必要时穿防水围裙。

二、物品准备

（一）一般物品

床旁预处理物品（专用清洗按钮、避污纸、含清洗剂纱布或一次性含清洗剂湿巾、含清洗剂容器或一次性清洗剂等）、口圈、换药碗、弯盘、病理标本瓶（含固定液）、活检钳、注射器（5 mL、10 mL、20 mL、50 mL）。

（二）仪器准备

(1) 电子胃镜：如 OLYMPUS GIF-Q260、GIF-H260；检查内镜性能，并将内镜与主机连接做好白平衡，查看角度卡锁是否在自由位，连接注水瓶、吸引管，检查注气、注水、吸引，保持功能完好。

(2) 检查一般仪器，确保内镜图像采集系统、报告打印机、内镜工作站、病理条码打印机等连接正确，功能正常。

(3) 高频电发生器：打开并测试高频电发生器的性能，可根据病变的部位或术者的要求调节参数模式。

(4) 必要时准备吸氧装置与心电监护，检查性能，保持功能完好。

（三）手术用附件

活检钳、圈套器、注射针、APC 软管、金属夹、透明帽、网篮等。

（四）手术用药准备

染色剂、止血药（去甲肾上腺素、肾上腺素等）、黏膜下注射液。

此外，还有急救药械等。

三、患者准备

(1) 核对患者基本信息、手术部位、手术方式。

(2) 向患者说明手术的基本流程，取得合作并签署知情同意书。

(3) 取下患者的眼镜及活动性假牙。

(4) 胃肠道准备同普通胃肠镜检查护理配合。

(5) 准备静脉通路物品，必要时开放静脉通路或行全麻手术。

(6) 协助患者摆放左侧卧位，肠道手术者需更换专用检查裤。

(7) 于患者肌肉丰富部位粘贴负极板。

四、术中护理配合

(1) 检查过程中发现病灶后，可选用内镜 NBI 或染色，确定病灶。

(2) 根据病变的大小、类型选择手术方式：

① 病变小于 0.5 cm，可选择活检钳钳除或采用 APC 进行灼烧，但 APC 灼烧方式无法保留活组织。

② 大于 0.5 cm，小于 2 cm 的病变可采取 EMR 或直接圈套技术。

(3) 圈套技术：对于部分亚蒂或长蒂的病变可直接圈套切除。

五、术中护理配合

(1) 用冲洗设备反复注水将检查部位的黏液、粪便等冲洗干净。

(2) 彻底暴露可疑病灶后，协助术者对其进行染色处理。

(3) 在操作中注意观察患者生命体征的变化，为了防止冲洗时出现反流性误吸及呛咳现象，提醒术者及时将脏器内的液体吸引干净。

(4) 为了使观察效果更好，可以遵医嘱给予解痉剂。

(5) 对病灶进行活检时同常规胃镜检查护理。

(6) EMR：

① 确定病灶后，抽取适量的黏膜下注射液，排尽注射针空气。

② 从内镜钳道进入，由“口侧”至“肛侧”于病变基底部进行注射。

③ 待病变被抬举后，退出注射针；选择合适的圈套器，打开圈套器外包装，并测试性能。

④ 将圈套器从钳道送入，快要伸出内镜时放缓速度。

⑤ 将息肉套住后，随术者电切的速度收拢圈套器，切记不要收拢过快，以免造成病变的钝性分离。

⑥ 遵医嘱对创面进行处理，可以选择止血药或金属夹。

⑦ 对于较小的病变可以在内镜与吸引管连接处放置一块小纱布，将其吸出；对于较大的病变，可以用圈套器或网篮等工具随内镜一起带出消化道。

⑧ 不同部位的病变组织应分开放入含有 10%甲醛溶液标本袋(瓶)内及时送检。

⑨ 术中要密切观察患者的神志、生命体征,倾听患者的主诉。

六、术后护理

(1) 全麻患者行麻醉术后常规护理。

(2) 询问患者有无腹痛、腹胀等不适。

(3) 术后常规 2 h 进食或根据手术的情况遵医嘱而定。

(4) 嘱患者卧床休息,勿剧烈运动。

(5) 对一般的并发症进行知识宣教:注意观察有无黑便、呕血等现象,如有异常应及时就诊。

(6) 告知患者定期随访。

七、用物处理

及时按预处理流程处理内镜,按规范要求处理附件及其他物品。

消化道黏膜病变内镜下治疗护理配合流程示于图 4.10。

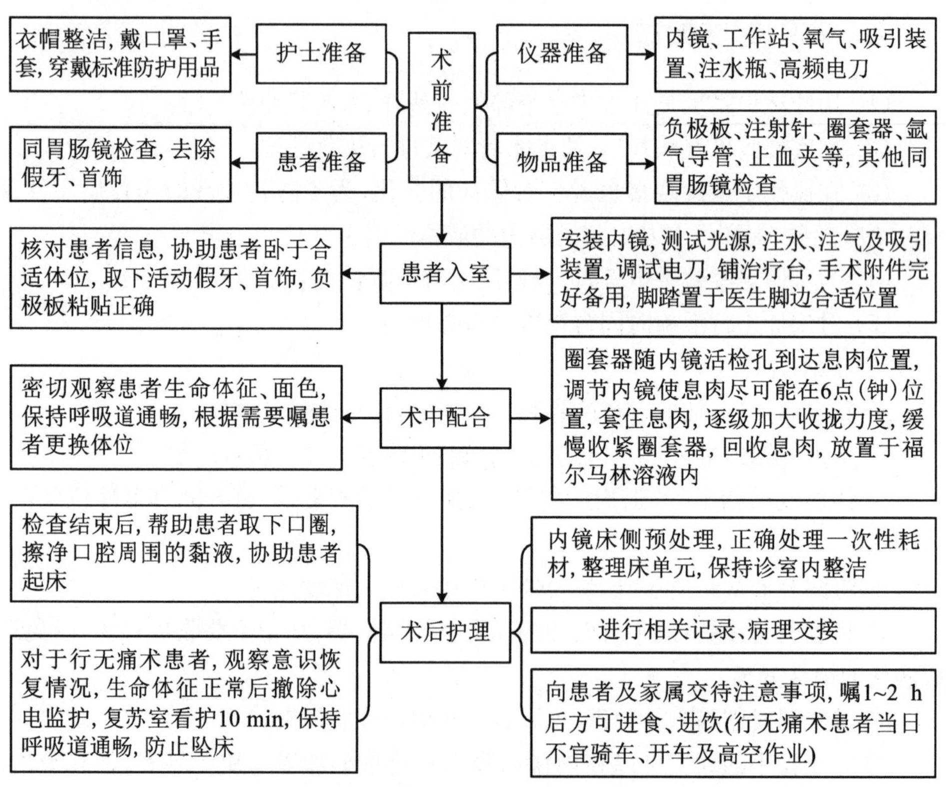

图 4.10 消化道黏膜病变内镜下治疗护理配合流程

第十二节　放大染色内镜检查护理配合

一、配合护士着装要求

根据规范要求穿戴标准防护用品，着工作服，戴口罩、帽子、手套，宜使用护目镜或面罩，必要时穿防水围裙。

二、物品准备

（一）一般物品

床旁预处理物品（专用清洗按钮、避污纸、含清洗剂纱布或一次性含清洗剂湿巾、含清洗剂容器或一次性清洗剂等）、口圈、换药碗、弯盘、病理标本瓶（含固定液）、活检钳、注射器（5 mL、10 mL、20 mL、50 mL）。

（二）仪器准备

（1）放大内镜及放大肠镜：如 GIF-H260Z、CF-H260AZI；检查内镜的性能，安装放大黑帽。

（2）冲洗设备：准备无菌注射用水，正确连接冲洗管道，调节水压，连接内镜后测试出水是否顺畅。

（3）检查一般仪器，确保内镜图像采集系统、报告打印机、内镜工作站、病理条码打印机等连接正确，功能正常。

（三）药物准备

（1）染色剂：准备好染色剂，如靛胭脂、复方碘等，根据说明或术者的要求进行配制。

（2）6-542、阿托品等。

此外，还有急救药械等。

三、患者准备

（1）胃肠道的准备同普通胃肠镜检查护理配合。

(2) 核对患者信息，询问患者药物过敏史及有无青光眼、前列腺增生。

(3) 向患者及其家属解释操作的大致过程与目的，取得合作并签署知情同意书。

(4) 一般准备同无痛检查技术。

四、术中护理

一般护理配合同无痛检查技术。

染色：根据病灶部位的不同或遵医嘱选择不同的染色剂。

(1) 靛胭脂：是对比性的表面黏膜染色剂，而非细胞内染色剂，在胃内和肠道均可使用，最佳浓度一般为 0.2%～0.4%，须使用喷洒管；喷洒浓度应从低浓度开始，如果需要可以再次喷洒(AIM 三明治法：0.2% 靛胭脂 10 mL + 1.5% 醋酸 10 mL + 清水 30 mL)。

(2) 卢戈氏碘(0.5%～0.75%)：对于可疑的早期食管鳞癌及癌前病变，推荐采用碘染色借助"粉色征或银色征"行进一步诊断和靶向活检，须使用喷洒管均匀地进行全食道染色，建议从肛侧到口侧，边喷洒边吸引，床头抬高避免呛咳窒息。注意：浓度大颜色过黑，浓度小染不上色；观察完毕后注意将胃腔内碘液吸出以减轻患者的痛苦。应用食管碘染色时，需要注意询问患者有无应用碘溶液后出现心慌不适、血压下降等过敏史，有碘过敏史者应避免碘染色；甲状腺功能亢进患者及孕妇避免应用碘染色；部分患者在进行食管碘染色后会出现明显的胸骨后烧灼感以及食管痉挛，可予以硫代硫酸钠中和碘溶液以缓解患者的不适感；另外，还需注意的是，食管黏膜损伤会影响碘染色效果，故再次碘染色应在 7 天后进行。卢戈氏碘作为判断边界使用而非判断病变性质使用。诊断时尽量不要用碘，ESD 当时做，否则会导致病变范围变小。如果在外院做了碘染，收治时需要根据情况判断(建议高级内瘤变者 2～3 个月后再行 ESD)。

(3) 结晶紫的浓度一般是 0.05%～0.03%，原液可用 1% 的甲紫溶液(龙胆紫)，被染两个主要对象：术后胃黏膜 ESD 标本观察腺体和术前肠道 ESD 的观察腺体的分型。在病变表面数滴进行滴染，切勿喷洒，然后用温水或链霉蛋白酶冲洗。结晶紫是致癌物，虽然观察腺体很好，但是染色后 NBI 下无法观察血管，因此胃黏膜手术前不能使用。

关于活检配合同常规胃肠镜检查技术。

五、术后护理

(1) 麻醉术后常规护理，同无痛检查技术。

(2) 交待术后常见并发症：腹痛、腹胀、出血、穿孔等，出现异常及时就诊。

(3) 有病理的核对病理信息，及时送检。

六、用物处理

及时按预处理流程处理内镜，按规范要求处理附件及其他物品。

放大染色内镜检查护理配合流程示于图 4.11。

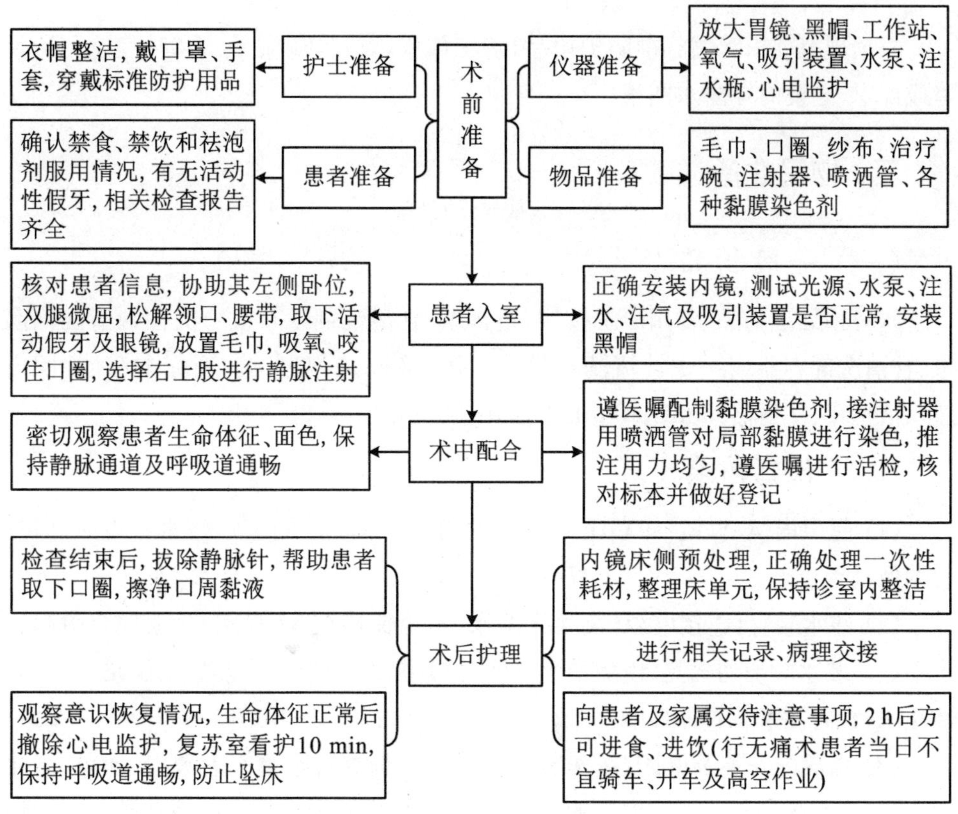

图 4.11　放大染色内镜检查护理配合流程

第十三节　上消化道超声内镜检查护理配合

一、配合护士着装要求

根据规范要求穿戴标准防护用品，着工作服，戴口罩、帽子、手套，宜使用护目镜或面罩，必要时穿防水围裙。

二、物品准备

（一）一般物品

床旁预处理物品（专用清洗按钮、避污纸、含清洗剂纱布或一次性含清洗剂湿巾、含清洗剂容器或一次性清洗剂等）、口圈、换药碗、弯盘、病理标本瓶（含固定液）、活检钳、注射器（5 mL、10 mL、20 mL、50 mL）。

（二）仪器准备

（1）超声内镜/胃镜：如 GIF-2T240；做好白平衡，检查注气、注水是否完好，查看图像是否清晰。

（2）注水装置：连接电源，装入无菌水，水温保持在 37 ℃左右，太低会引起患者不适。装水时切勿摇晃，以免产生气泡；拧紧瓶盖，踩踏注水装置的脚踏，再实验性注水，察看注水装置的性能。

（3）水囊的安装及调试：在安装水囊之前仔细查看水囊有无破损、褪色、老化的现象；将水囊推送器装在内镜的前端，使翻折橡皮圈卡在超声内镜前端的大凹槽内；按压注水阀门，向囊内注入无菌水，以水囊直径 3 cm 为限度，若发现水囊边缘渗水，可调整水囊位置，发现漏水应重新更换；注意观察水囊内有无气泡存在，若有气泡，需将超声内镜头端部朝下，反复吸引与注水，直至气泡消失。

（4）超声系统的准备：开启超声发生器及超声监视器电源，确认超声画面清晰度。

（5）超声微探头连接与测试：使用微探头时必须使用直径在 2.8 mm 以上的内镜；在活检孔道口安装微探头专用注水接口及阀门，再连接超声驱动装置，然后将超声微探头置入无菌水中，开启超声装置，观察超声波形是否正常；若发现探头前端有气泡，轻轻捏住探头前端，将探头向下轻轻甩动排除气泡。

（三）检查一般仪器

确保内镜图像采集系统、报告打印机、内镜工作站、病理条码打印机等连接正确，功能正常。

此外，还有急救药械等。

三、患者准备

（1）一般准备同普通胃镜检查护理配合。

（2）核对患者基本信息，阅读患者既往胃镜检查报告或X线等其他影像学报告，查看检查的部位、大小。

（3）必要时开放静脉通路采取全麻下检查方式。

四、术中配合

（一）交待患者

首先告知患者，进镜的方法等同于普通胃镜的检查，但时间会相对较长，指导患者放松身躯，听从指导配合。

（二）水囊法检查

（1）超声内镜探头通过水囊直接接触病变进行探查，适用于食管、十二指肠管腔狭小脏器或胃窦部等无法注水的部位。

（2）水囊检查隆起性病变时，向水囊内注水不宜过多，防止压迫病灶部位影响观察。

（3）采用水囊检查时要注意注水瓶内无菌水的量，及时添加，否则会将气体注入水囊，影响观察。

（三）浸泡法检查

（1）浸泡法是向腔内注入无菌水，将超声探头置入无菌水中进行观察；适用于胃底、胃体及胃周邻近脏器的检查。

（2）术者发现病灶后，先采集图像，将注水管连接于内镜活检阀门处，脚踩注水器开关，打开三通开关，向腔内注入300～500 mL无菌水，注水不能超过500 mL，以避免患者出现反流性误吸。

（3）在检查过程中若出现图像模糊，提示探头可能露出水面，可追加性注水。

(4) 检查完毕后提醒术者及时将腔内液体抽吸干净,以防止患者出现腹胀等不适感。

(四) 超声微探头检查

(1) 微探头一般适用于食管、十二指肠球部、降部、结肠病变、微小病变或病变狭窄导致内镜无法通过者。

(2) 术者发现病灶后,将注水管连接于内镜活检阀门处,脚踩注水器开关,打开三通开关,注入无菌水,将病变浸泡在水中。

(3) 护士用75%乙醇溶液纱布包裹住微探头前端,右手扶住后面部分,术者接过微探头从活检孔道缓慢插入,插入时切勿用力过猛,以免造成微探头折断。此外,还要避免镜身弯曲度过小。

(4) 当微探头接触到病灶后,注入无菌水,直至出现清晰的超声图像后停止注水。

(五) 胆道及胰腺疾病检查

(1) 胆道及胰腺疾病的检查需将超声内镜探头插入十二指肠球部乃至降部,因为该部位多狭小弯曲,在检查时患者恶心、呕吐现象明显。

(2) 嘱咐患者深呼吸,按压合谷穴可缓解症状。

(3) 及时处理呕吐物。

五、术后护理

(1) 术后一般护理同常规胃镜检查护理配合。

(2) 术后2 h可进半流质食物或软食。

(3) 对患者予以常见并发症的知识宣教,嘱患者若出现腹痛、腹胀、出血、穿孔等异常现象,需及时就医。

六、用物处理

及时按预处理流程处理内镜,按规范要求处理附件及其他物品。

第十四节　下消化道超声内镜检查护理配合

一、配合护士着装要求

根据规范要求穿戴标准防护用品，着工作服，戴口罩、帽子、手套，宜使用护目镜或面罩，必要时穿防水围裙。

二、物品准备

（一）一般物品

床旁预处理物品（专用清洗按钮、避污纸、含清洗剂纱布或一次性含清洗剂湿巾、含清洗剂容器或一次性清洗剂等）、口圈、换药碗、弯盘、病理标本瓶（含固定液）、活检钳、注射器（5 mL、10 mL、20 mL、50 mL）。

（二）仪器准备

（1）电子肠镜：如 OLYMPUS CF-Q260AI、PCF-Q260AI；检查性能，并与主机连接做好白平衡，查看角度卡锁是否在自由位，检查注气、注水、吸引，保持功能完好。

（2）检查一般仪器：确保内镜图像采集系统、打印机、电脑、病理条码打印机等连接正确，功能正常。

（3）注水装置：连接电源，装入无菌水，水温保持在 37 ℃左右，太低会引起患者不适。装水时切勿摇晃，以免产生气泡；拧紧瓶盖，踩踏注水装置的脚踏，再实验性注水，察看注水装置的性能。

（4）水囊的安装及调试：在安装水囊之前仔细查看水囊有无破损、褪色、老化等现象；将水囊推送器装在内镜的前端，使翻折橡皮圈卡在超声内镜前端的大凹槽内；按压注水阀门，向囊内注入无菌水，以水囊直径 3 cm 为限度，若发现水囊边缘渗水，可调整水囊位置；发现漏水应重新更换；注意观察水囊内有无气泡存在，若有气泡，应将超声内镜头端部朝下，反复吸引与注水直至气泡消失。

（5）超声系统的准备：开启超声发生器及超声监视器电源，确认超声画面清晰度。

(6) 超声微探头连接与测试:使用微探头时必须使用直径在2.8 mm以上的内镜;在活检孔道口安装微探头专用注水接口及阀门,再连接超声驱动装置,然后将超声微探头置入无菌水中,开启超声装置,观察超声波形是否正常;若发现探头前端有气泡,应轻轻捏住探头前端,将探头向下轻轻甩动排除气泡。

此外,还有急救药械等。

三、患者准备

(1) 一般准备及肠道清洁准备同常规肠镜检查。

(2) 阅读患者既往肠镜检查报告和其他影像学资料,查看检查的部位、大小。

(3) 必要时开放静脉通路采取全麻下检查方式。

四、术中护理配合

(1) 一般配合普通肠镜检查。

(2) 告知患者插镜的方法等同于普通肠镜的检查,但时间会相对较长,指导患者放松身躯,听从指导配合。

(3) 单人进镜法只需术者一人操作即可,护士配合注水、递送探头、键盘操作等。

(4) 检查过程中注意倾听患者主诉,如有腹痛、腹胀,要汇报医生处理。

五、术后护理

(1) 一般护理同普通肠镜检查。

(2) 对患者予以常见并发症知识宣教,嘱患者若出现腹痛、腹胀、出血、穿孔等异常现象,需及时就医。

六、用物处理

及时按预处理流程处理内镜,按规范要求处理附件及其他物品。

下消化道超声内镜检查护理配合流程示于图4.12。

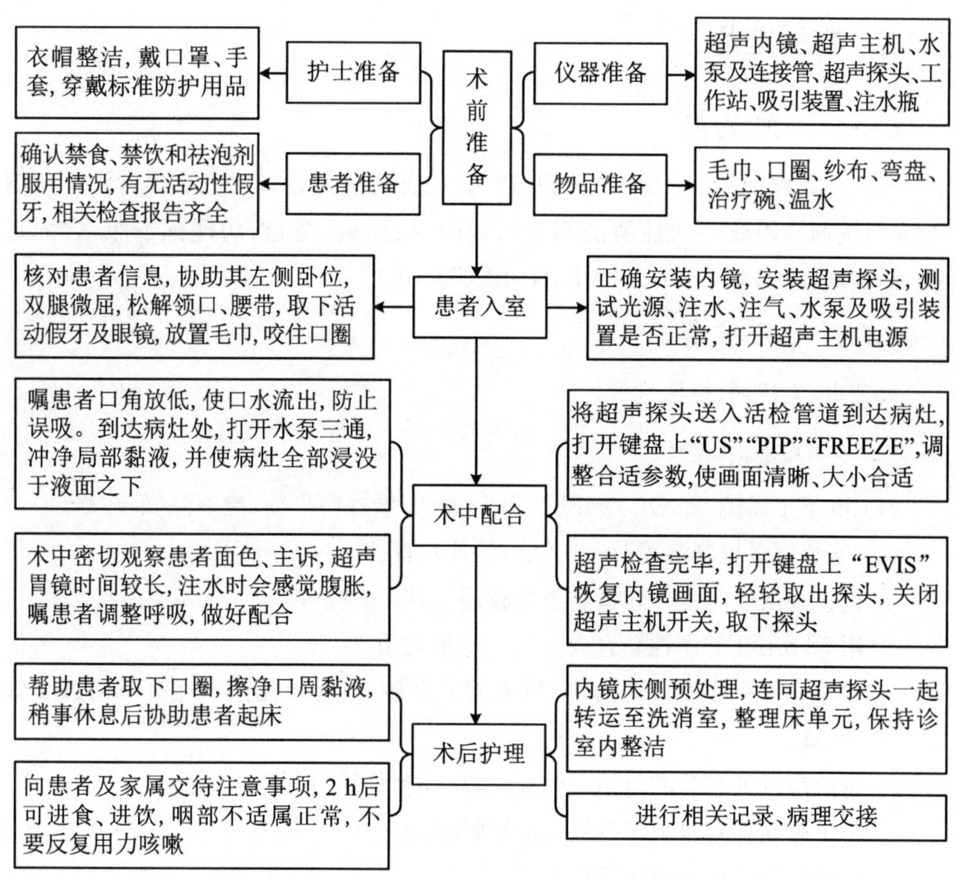

图 4.12　下消化道超声内镜检查护理配合流程

第十五节　单气囊小肠镜检查护理配合

一、配合护士着装要求

根据规范要求穿戴标准防护用品，着工作服，戴口罩、帽子、手套，宜使用护目镜或面罩，必要时穿防水围裙。

二、物品准备

（一）一般物品

床旁预处理物品（专用清洗按钮、避污纸、含清洗剂纱布或一次性含清洗剂湿巾、含清洗剂容器或一次性清洗剂等）、口圈、换药碗、弯盘、病理标本瓶（含固定液）、活检钳、注射器（5 mL、10 mL、20 mL、50 mL）。

（二）药品准备

灭菌水、染色剂、祛泡剂等。

（三）仪器准备

（1）电子小肠镜：如 OLYMPUS SIF-Q260；做好白平衡，检查注气、注水。

（2）安装气囊控制装置及一次性内镜外套管：

① 检查一次性内镜外套管是否有破损、污染、裂孔等。

② 用50 mL注射器往套管内注入一定量无菌水。

③ 双手分别拿住外套管两端，两手上下交替移动，让无菌水充分润滑外套管内腔。

④ 将内镜从外套管的内镜口侧插入，从外套管的另一端伸出。

⑤ 再次确认外套管与镜身均可以顺畅移动。

⑥ 移动外套管靠近内镜保护套。

⑦ 将送气管两端分别连接到外套管与气囊控制装置。

⑧ 按下气囊控制遥控器上的“充气”按钮。

⑨ 将外套管上的气囊放入盛有无菌水的治疗碗内，观察气囊有无气泡溢出，无气泡溢出说明气囊完好。

此外，还有急救药械等。

三、患者准备

（1）经口单气囊小肠镜检查前准备同普通胃镜检查。

（2）经肛单气囊小肠镜检查前准备同普通肠镜检查。

（3）全麻下单气囊小肠镜检查术前准备同无痛检查技术。

（4）向患者及家属解释操作的大致流程，取得合作并签署知情同意书。

四、术中护理配合

（一）单人单气囊小肠镜

(1) 术者单人进行单气囊操作时，护士主要注意观察患者的生命体征，异常时及时汇报术者处理。

(2) 在术者进镜过程中，必要时行辅助技术，如腹部按压、冲洗、气囊的充/放气等。

(3) 发现小肠病灶配合术者进行活检、染色、标记等。配合进行活检时，一般小肠镜活检块数、瓶数较多，注意分开放置并做好标记。

(4) 根据病灶情况，有时小肠镜检查分两次进行，在一端进镜困难时，可做好标记，再从另一端进入，进行汇合。

（二）双人单气囊小肠镜

(1) 在检查过程中术者负责控制内镜，护士则需要负责外套管的进退，尽量使内镜的体外部分保持直线状态。

(2) 当内镜向深部推进时，护士可辅助变化体位或行腹部按压。

(3) 退镜时由护士固定外套管，术者控制退镜，仔细观察肠道情况。

五、术后护理

(1) 麻醉术后常规护理，同无痛检查技术。

(2) 经口进镜的患者，检查后1～3天会有不同程度的咽喉部疼痛，一般2～3天会自行消失。

(3) 经肛进镜的患者当天应避免进食产气的食物，如牛奶、豆浆等。

(4) 术后患者会有不同程度的腹胀，多数可自行缓解，必要时行肛管排气。

(5) 对患者及家属进行常见并发症的知识宣教，注意术后有无腹痛、黑便或呕血等情况的发生。

六、用物处理

及时按预处理流程处理内镜，按规范要求处理附件及其他物品。

第十六节　双气囊小肠镜检查护理配合

一、配合护士着装要求

根据规范要求穿戴标准防护用品，着工作服，戴口罩、帽子、手套，宜使用护目镜或面罩，必要时穿防水围裙。

二、物品准备

（一）一般物品

床旁预处理物品（专用清洗按钮、避污纸、含清洗剂纱布或一次性含清洗剂湿巾、含清洗剂容器或一次性清洗剂等）、口圈、换药碗、弯盘、病理标本瓶（含固定液）、活检钳、注射器（5 mL、10 mL、20 mL、50 mL）。

（二）药品准备

灭菌水、染色剂、祛泡剂等。

（三）仪器准备

(1) 电子小肠镜：如 Fujifilm EN-580T/530T；做好白平衡，检查注气、注水。

(2) 安装气囊控制装置及一次性内镜外套管：

① 检查一次性内镜外套管是否有破损、污染、裂孔等。

② 用软管将外套管和内镜的气囊管道分别与气泵相连接。

③ 打开气囊的电源，启动在控制面板上的充气/放气功能。

④ 将内镜前端放入盛有水的换药碗内，以确定有气泡从前端冒出，确定后将外表的水分擦拭干净。

⑤ 将外套管上的气囊放入盛有无菌水的治疗碗内，观察气囊有无气泡溢出，无气泡溢出说明气囊完好。

⑥ 用 50 mL 注射器往套管内注入一定量无菌水。

⑦ 移动外套管，让无菌水充分润滑外套管内腔。

⑧ 打开内镜的气囊开关,使空气从内镜前端的气孔处持续喷出。

⑨ 立即将内镜通过外套管,并将外套管滑向内镜操作部。

⑩ 用乙醇纱布湿润内镜的前端,再将气囊安装到内镜的前端。

⑪ 在安装工具上先装上一个固定用橡皮圈,安装工具套在镜身与气囊的外面慢慢滑向内镜的近端,再将橡皮圈从安装工具上退出,用橡皮圈将内镜的气囊固定住。

此外,还有急救药械等。

三、患者准备

(1) 经口双气囊小肠镜检查前准备同普通胃镜检查。

(2) 经肛双气囊小肠镜检查前准备同普通肠镜检查。

(3) 全麻下双气囊小肠镜检查术前准备同无痛检查技术。

(4) 向患者及家属解释操作流程,取得合作并签署知情同意书。

四、术中护理配合

(1) 注意观察患者的生命体征,若发现异常,及时汇报术者处理。

(2) 在术者进镜过程中,必要时可行辅助技术,如腹部按压、冲洗、气囊的充/放气等。

(3) 发现小肠病灶,配合术者进行活检、染色、标记等。配合进行活检时,一般小肠镜活检块数、瓶数较多,注意分开放置并做好标记。

(4) 根据病灶情况,有时小肠镜检查分两次进行,在一端进镜困难时,可做好标记,再从另一端进入,进行汇合。

(5) 在检查过程中术者负责控制内镜,护士则需要负责外套管的进退,尽量使内镜的体外部分保持直线状态。

(6) 退镜时由护士固定外套管,术者控制退镜,仔细观察肠道情况。

五、术后护理

(1) 麻醉术后常规护理,同无痛检查技术。

(2) 经口进镜的患者,检查后 1～3 天会有不同程度的咽喉部疼痛,一般 2～3 天会自行消失。

(3) 经肛进镜的患者当天应避免进食产气的食物，如牛奶、豆浆等。

(4) 术后患者会有不同程度的腹胀，多数可自行缓解，必要时行肛管排气。

(5) 对患者及家属进行常见并发症的知识宣教，注意术后有无腹痛、黑便或呕血等情况的发生。

六、用物处理

及时按预处理流程处理内镜，按规范要求处理附件及其他物品。

双气囊小肠镜检查护理配合流程示于图 4.13。

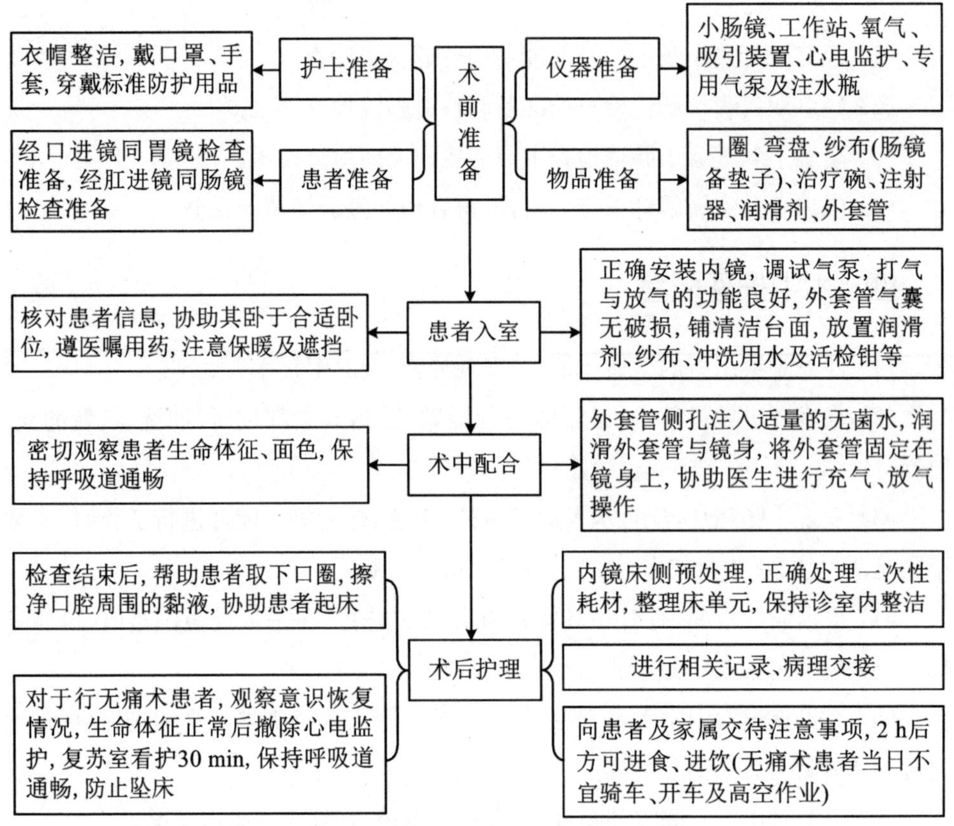

图 4.13　双气囊小肠镜检查护理配合流程

第十七节　超声内镜引导下细针穿刺术护理配合

一、配合护士着装要求

根据规范要求穿戴标准防护用品，着工作服，戴口罩、帽子、手套，宜使用护目镜或面罩，必要时穿防水围裙。

二、物品准备

（一）一般物品

床旁预处理物品（专用清洗按钮、避污纸、含清洗剂纱布或一次性含清洗剂湿巾、含清洗剂容器或一次性清洗剂等）、口圈、换药碗、弯盘、病理标本瓶（含固定液）、活检钳、注射器（5 mL、10 mL、20 mL、50 mL）。

（二）仪器准备

(1) 内镜：彩色多普勒超声内镜，如 EG-3630UR、GF-UM2000 等。

(2) 检查一般仪器，确保内镜图像采集系统、报告打印机、内镜工作站、病理条码打印机等连接正确，功能正常。

（三）麻醉所需物品

麻醉机（附带心电监护仪）、呼吸机、两组负压吸引、中心吸氧。

（四）急救药械

抢救车（包括气管切开包、静脉切开包、肾上腺素、阿托品等）、除颤仪等。

（五）手术用物

(1) 一般用物：灭菌水、无菌纱布、生理盐水、酒精纱布、换药碗、95%乙醇、玻片固定盒、液基细胞瓶、5 mL 和 10 mL 注射器、载玻片。

(2) 附件：穿刺针。

三、患者准备

(1) 一般准备同无痛检查技术。

(2) 仔细了解包括穿刺部位的多种医学影像资料，以明确被穿刺部位及邻近器官的情况。

四、术中护理配合

(1) 协助患者取左侧卧位，咬好口圈。

(2) 首先对患者行超声穿刺检查，明确病变与消化壁组织层次的关系，并选择合适的穿刺位置，用彩色多普勒超声及彩色血流图，了解病变血流分布、病变与胃肠壁之间有无血管横跨，病变周围组织血流分布情况。

(3) 测量病灶大小，选择合适的穿刺针。

(4) 检查穿刺针针尖无倒钩，穿刺针各锁关节归到"0"点。

(5) 取下活检阀门，用酒精纱布擦拭阀门口，将穿刺针以抛物线传递给术者。

(6) 达到穿刺位置后，先用 10 mL 生理盐水冲洗内镜孔道。

(7) 将针芯拔出约 0.5 cm，在超声的引导下将穿刺针刺入病灶后，将针芯推到原来的位置，再将针道内混入的不需要的组织排除。

(8) 穿刺过程中严密观察患者生命体征的变化，发现异常及时汇报医生。

(9) 左手握一块无菌纱布，右手拔出针芯，盘绕成直径约 10 cm 的圆圈放在无菌操作台上。

(10) 连接负压注射器，在超声的监视下于病灶内来回提插数次。

(11) 缓慢释放负压。

(12) 穿刺结束，退针尖回鞘内，再拔出穿刺针。

(13) 将针尖对准载玻片，用穿刺针芯缓慢插入针道，将组织推至载玻片。

(14) 另一载玻片轻压、平拉，等待干燥后放入盛有 95%乙醇的固定盒内进行固定。

(15) 再用 5 mL 注射器抽吸生理盐水打入针道内冲出剩余的细胞组织至液基细胞瓶。

(16) 若有组织条将其挑出置入病理活检瓶内。

五、术后护理

(1) 麻醉术后常规护理。

(2) 严密检测患者生命体征、意识状态直至恢复正常。

(3) 术后禁食 24 h。

(4) 密切观察患者腹部体征，有无出血、穿孔等并发症。

(5) 病理及时送检。

(6) 完善手术相关记录并签字。

六、用物处理

及时按预处理流程处理内镜，按规范要求处理附件及其他物品。

超声内镜引导下细针穿刺术护理配合流程示于图 4.14。

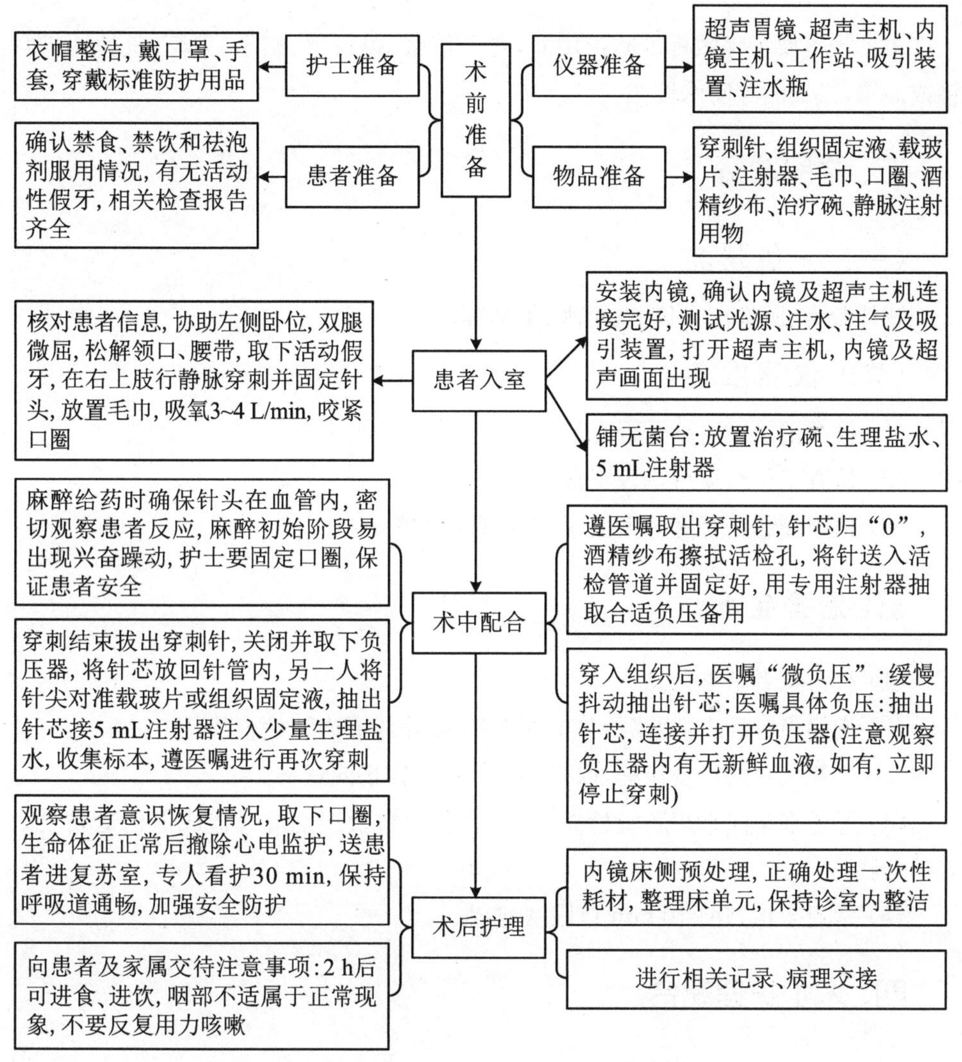

图 4.14　超声内镜引导下细针穿刺术护理配合流程

第十八节　胶囊内镜检查护理配合

一、配合护士着装要求

根据规范要求穿戴标准防护用品，着工作服，戴口罩、帽子、手套，宜使用护目镜或面罩，必要时穿防水围裙。

二、物品准备

（一）一般物品

智能胶囊、图像记录仪、饮用水、手套等。

（二）仪器准备

(1) 检查记录仪电量是否充足。

(2) 检查工作站运行是否正常。

(3) 检查胶囊是否完好无损、是否在有效期内。

三、患者准备

(1) 核对患者基本信息。

(2) 询问患者病史，阅读相关检查资料，排除胶囊内镜检查禁忌。

(3) 告知大致的检查流程，取得合作并签署知情同意书。

(4) 肠道准备同常规肠镜检查，禁食有色饮料及钡剂等易造成消化道黏膜附着的药物。

(5) 常规于检查前 10 min 口服祛泡剂。

四、术中护理配合

（一）吞服智能胶囊

(1) 取出智能胶囊持于手中，胶囊前端闪烁，开始拍摄。

(2) 将胶囊对准手掌或面部，此时可以在实时监控窗口看见拍摄的画面。

(3) 观察实时监控窗口中的图像,观察清晰度、亮度、对比度、频率等指标是否正常。

(4) 让患者将胶囊放入舌根部,以少量清水送服,切勿咀嚼。

(二) 监视智能胶囊

(1) 吞服胶囊后应每隔 10～15 min 接受一次监视。

(2) 若 2 h 后胶囊仍未进入小肠,可服用胃肠动力药或在胃镜下将智能胶囊送入小肠。

五、检查注意事项

(1) 患者吞服胶囊后出现恶心、呕吐、腹痛等不适症状,需立即向医生汇报。

(2) 为保证最佳拍摄效果,患者在吞服胶囊后应尽可能地推迟饮水,但整个过程要持续 6～10 h,为防止患者出现低血糖反应,可在胶囊吞服 2 h 后饮用葡萄糖,6 h后可进食少量简餐。

(3) 在检查期间患者应避免剧烈活动、避免弯腰和大幅度躯体动作;同时也不应卧床不动,否则影响胶囊的运行。

(4) 避免图像记录仪受到挤压、碰撞。

(5) 切勿进入强电磁场区域或行 MRI 等检查。

(6) 指导患者每 15 min 观察一次图像记录仪的"ACT"指示灯是否闪烁,若在吞服胶囊 6 h 后停止闪烁,则需要记录时间并汇报给术者处理。

(7) 6～8 h 后停止闪烁,表明胶囊电力用完。

(8) 患者在检查当天应在医院内或医院附近活动,以便及时取下图像记录仪,分析图像。

六、术后护理

(1) 检查结束后,嘱咐患者注意观察大便,关注胶囊的排出情况;通常情况下,胶囊在胃肠道内 8～24 h 后随粪便排出,若患者在 72 h 后仍不能确定胶囊是否排出体外,应注意观察是否有进行性腹痛、呕吐或其他肠梗阻的表现,并及时汇报给医生。

(2) 必要时行 X 线检查。

胶囊内镜检查护理配合流程示于图 4.15。

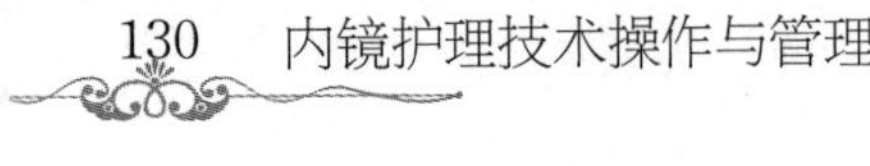

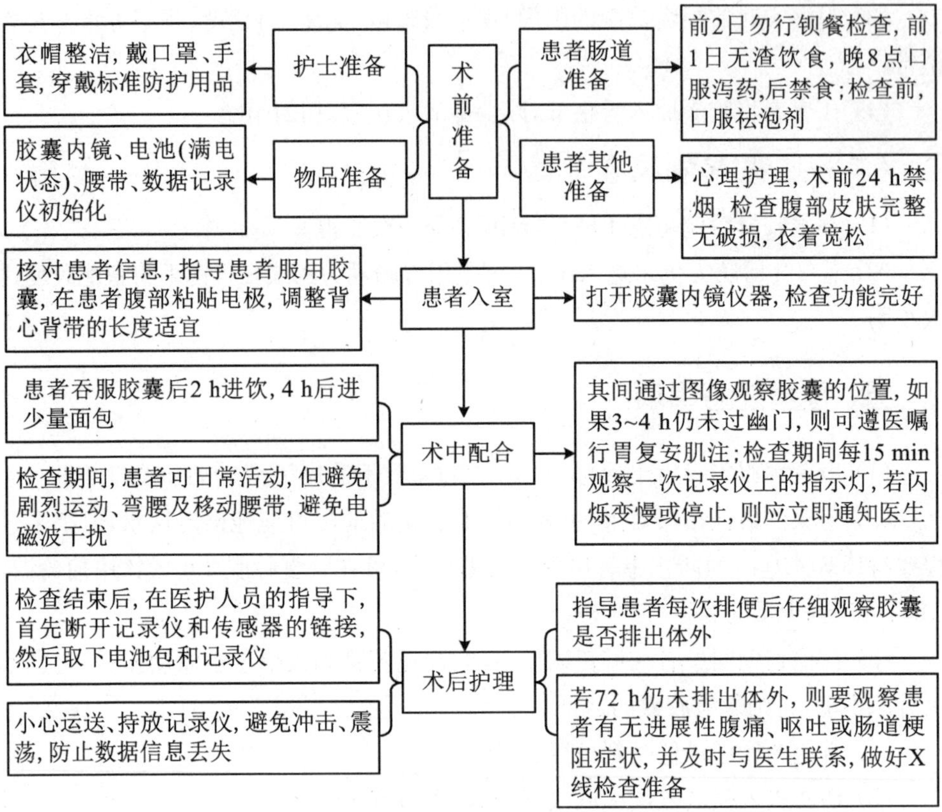

术前准备
- 护士准备 → 衣帽整洁，戴口罩、手套，穿戴标准防护用品
- 物品准备 → 胶囊内镜、电池(满电状态)、腰带、数据记录仪初始化
- 患者肠道准备 → 前2日勿行钡餐检查，前1日无渣饮食，晚8点口服泻药，后禁食；检查前，口服祛泡剂
- 患者其他准备 → 心理护理，术前24 h禁烟，检查腹部皮肤完整无破损，衣着宽松

↓

患者入室
- 核对患者信息，指导患者服用胶囊，在患者腹部粘贴电极，调整背心背带的长度适宜
- 打开胶囊内镜仪器，检查功能完好

↓

术中配合
- 患者吞服胶囊后2 h进饮，4 h后进少量面包
- 检查期间，患者可日常活动，但避免剧烈运动、弯腰及移动腰带，避免电磁波干扰
- 其间通过图像观察胶囊的位置，如果3~4 h仍未过幽门，则可遵医嘱行胃复安肌注；检查期间每15 min观察一次记录仪上的指示灯，若闪烁变慢或停止，则应立即通知医生

↓

术后护理
- 检查结束后，在医护人员的指导下，首先断开记录仪和传感器的链接，然后取下电池包和记录仪
- 小心运送、持放记录仪，避免冲击、震荡，防止数据信息丢失
- 指导患者每次排便后仔细观察胶囊是否排出体外
- 若72 h仍未排出体外，则要观察患者有无进展性腹痛、呕吐或肠道梗阻症状，并及时与医生联系，做好X线检查准备

图 4.15　胶囊内镜护理配合流程

第十九节　内镜下上消化道营养管置入术护理配合

一、配合护士着装要求

根据规范要求穿戴标准防护用品，着工作服，戴口罩、帽子、手套，宜使用护目镜或面罩，必要时穿防水围裙。

二、物品准备

（一）一般物品

床旁预处理物品（专用清洗按钮、避污纸、含清洗剂纱布或一次性含清洗剂湿

巾、含清洗剂容器或一次性清洗剂等)、口圈、换药碗、弯盘、病理标本瓶(含固定液)、活检钳、注射器(5 mL、10 mL、20 mL、50 mL)。

(二) 药品准备

灭菌水、祛泡剂等。

(三) 仪器准备

(1) 电子胃镜,如 OLYMPUS GIF-Q260、GIF-H260;检查内镜性能,并将内镜与主机连接做好白平衡,查看角度卡锁是否在自由位,连接注水瓶、吸引管,检查注气、注水、吸引,保持功能完好。

(2) 检查一般仪器:确保内镜图像采集系统、报告打印机、内镜工作站、病理条码打印机等连接正确,功能正常。

(3) 必要时准备吸氧装置与心电监护,检查性能,保持功能完好。

(四) 手术用物

营养管(含导丝)、异物钳、润滑剂(石蜡油)、胶带、鼻贴。

三、患者准备

(1) 核对患者基本信息、检查项目。

(2) 向患者解释操作的流程,取得合作并签署知情同意书。

(3) 嘱患者检查 10 min 前口服祛泡剂。

(4) 协助患者取左侧卧位,取下活动义齿和眼镜。

四、术中护理配合

(1) 检查营养管的日期及外包装的完好性。

(2) 打开外包装,将导丝插入营养管内。

(3) 用润滑剂润滑营养管的前端。

(4) 嘱患者放松,将营养管从患者一侧鼻孔缓慢送入至咽喉部。

(5) 在内镜的拍摄下,将营养管缓慢送入食管内。

(6) 在营养管进入食管的同时,术者控镜进入食道。

(7) 跟随术者进镜速度,将营养管送入胃腔。

(8) 待营养管进入胃腔后,将异物钳从钳道送入,并夹住营养管。

(9) 护士一手控制营养管,一手控制异物钳,随术者进镜。

(10) 进入十二指肠后,尽可能将异物钳往前推送。

(11) 当营养管进入需求位置时,张开异物钳,放开营养管,并将异物钳收回。

(12) 退出营养管内导丝,注入清水,查看是否通畅。

(13) 确认通畅后,术者缓慢退镜,护士控制营养管使之不滑脱。

五、术后护理

(1) 在术者完全退出内镜后,妥善固定营养管。

(2) 进食时间听从床位医生嘱咐。

(3) 嘱咐患者出现腹痛、出血等情况及时向医生汇报处理。

(4) 患者咽喉部可有异物感,嘱咐患者切勿动手拔动营养管,以免造成消化道的损伤。

六、用物处理

及时按预处理流程处理内镜,按规范要求处理附件及其他物品。

内镜下上消化道营养管置入术护理配合流程示于图 4.16。

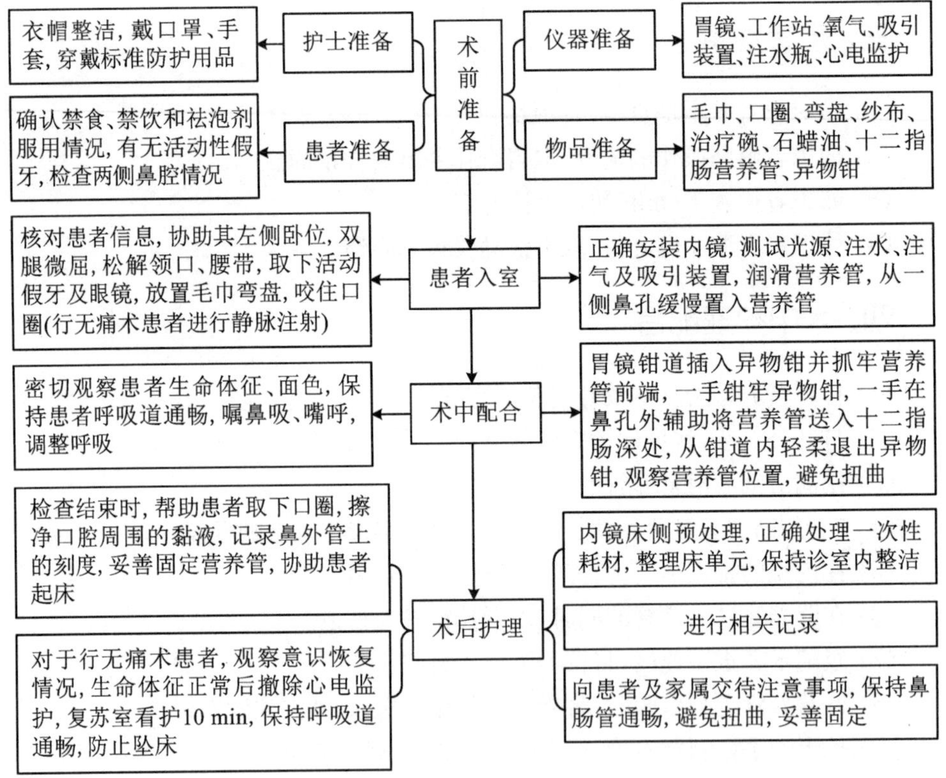

图 4.16 内镜下上消化道营养管置入术护理配合流程

第二十节　上消化道狭窄水囊扩张术护理配合

一、配合护士着装要求

根据规范要求穿戴标准防护用品，着工作服，戴口罩、帽子、手套，宜使用护目镜或面罩，必要时穿防水围裙。

二、物品准备

（一）一般物品

床旁预处理物品（专用清洗按钮、避污纸、含清洗剂纱布或一次性含清洗剂湿巾、含清洗剂容器或一次性清洗剂等）、口圈、换药碗、弯盘、病理标本瓶（含固定液）、活检钳、注射器（5 mL、10 mL、20 mL、50 mL）。

（二）药品准备

灭菌水、染色剂、祛泡剂等。

（三）仪器准备

（1）电子胃镜，如 OLYMPUS GIF-Q260、GIF-H260；检查内镜性能，并将内镜与主机连接做好白平衡，查看角度卡锁是否在自由位，连接注水瓶、吸引管，检查注气、注水、吸引，保持功能完好。

（2）检查一般仪器：确保内镜图像采集系统、报告打印机、内镜工作站、病理条码打印机等连接正确，功能正常。

（3）必要时准备吸氧装置与心电监护，检查性能，保持功能完好。

（四）手术用物

水囊球囊扩张导管、压力泵、润滑剂。

此外，还有急救药械等。

三、患者准备

(1) 一般准备同普通胃镜检查。

(2) 详细询问患者病史,阅读患者既往检查的报告,查看狭窄的部位。

四、术中护理配合

(1) 术者进镜,找到狭窄的部位,根据术者的医嘱选择大小合适的水囊。

(2) 用注射器抽取 10 mL 润滑剂注入钳道。

(3) 将水囊从钳道送入,直至狭窄中间细微开孔处。

(4) 用压力泵抽无菌水,将水囊与压力泵连接。

(5) 根据水囊的型号或术者的医嘱启动压力泵至所需压力值,保持 2～5 min。

(6) 放水—注水—放水,持续数次,扩张时注意控制水囊位置不变。

(7) 抽空水囊中的水,将水囊从胃镜钳道中取出,观察扩张的效果。

五、扩张术中注意事项

(1) 在操作过程中保持体位不变。

(2) 嘱咐患者咬好口圈,尽量保持放松。

(3) 扩张时注意观察患者生命体征、意识状态的变化。

(4) 患者的疼痛感也是有效扩张的指征,患者主诉疼痛难忍、狭窄处黏膜撕裂严重,出现大出血等情况,应立即停止扩张,并及时处理。

六、术后护理

(1) 具体进食时间遵医嘱。

(2) 术后出现严重不适,请及时就医。

七、用物处理

及时按预处理流程处理内镜,按规范要求处理附件及其他物品。

胃镜下上消化道狭窄水囊扩张术护理配合流程示于图 4.17。

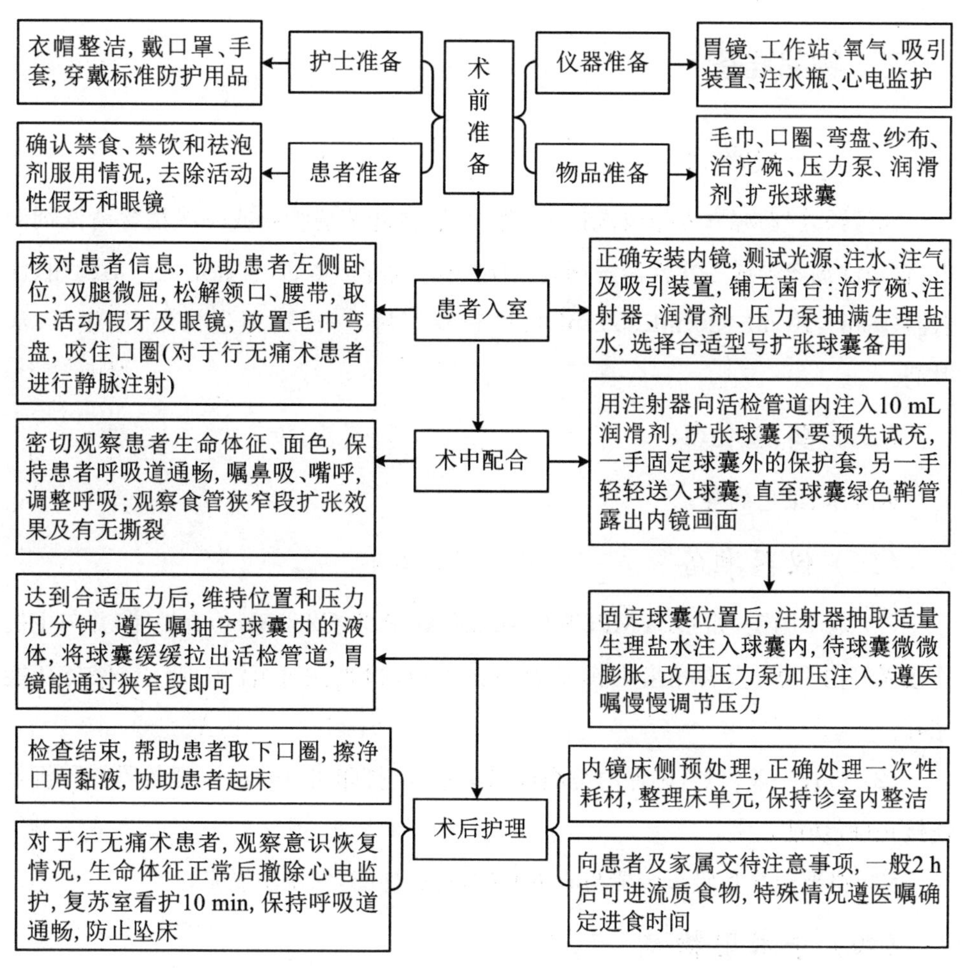

图 4.17　胃镜下上消化道狭窄水囊扩张术护理配合流程

第二十一节　下消化道水囊扩张术护理配合

一、配合护士着装要求

根据规范要求穿戴标准防护用品，着工作服，戴口罩、帽子、手套，宜使用护目镜或面罩，必要时穿防水围裙。

二、物品准备

（一）一般物品

床旁预处理物品（专用清洗按钮、避污纸、含清洗剂纱布或一次性含清洗剂湿巾、含清洗剂容器或一次性清洗剂等）、换药碗、病理标本瓶（含固定液）、活检钳、注射器（5 mL、10 mL、20 mL、50 mL）、检查专用裤、一次性卫生棉垫、卫生纸、润滑剂。

（二）药品准备

灭菌水、染色剂等。

（三）仪器准备

（1）电子肠镜，如 OLYMPUS CF-Q260AI、PCF-Q260AI；检查性能，并与主机连接做好白平衡，查看角度卡锁是否在自由位，检查注气、注水、吸引，保持功能完好。

（2）检查一般仪器，确保内镜图像采集系统、打印机、电脑、病理条码打印机等连接正确，功能正常。

（3）必要时准备吸氧装置与心电监护，检查性能，保持功能完好。

（四）手术用物

水囊球囊扩张导管、压力泵。

此外，还有急救药械等。

三、患者准备

（1）一般准备同普通肠镜检查。

（2）详细询问患者病史，阅读患者既往检查的报告，查看狭窄的部位。

四、术中护理配合

（1）术者进镜，找到狭窄的部位，根据医嘱选择大小合适的水囊。

（2）用注射器抽取 10 mL 润滑剂注入钳道。

（3）将水囊从钳道送入，直至狭窄中间细微开孔处。

(4) 用压力泵抽无菌水,将水囊与压力泵连接。

(5) 根据水囊的型号或医嘱启动压力泵至所需压力值,保持 2～5 min。

(6) 放水—注水—放水,持续数次,扩张时注意控制水囊位置不变。

(7) 抽空水囊中的水,将水囊取出,观察扩张的效果。

五、扩张术中注意事项

(1) 在操作过程中保持体位不变。

(2) 扩张时注意观察患者生命体征、意识状态的变化。

(3) 患者的疼痛感也是有效扩张的指征,患者主诉疼痛难忍、狭窄处黏膜撕裂严重,出现大出血等情况时,应立即停止扩张,并及时处理。

六、术后护理

(1) 具体进食时间遵医嘱。

(2) 术后出现严重不适,请及时就医。

七、用物处理

及时按预处理流程处理内镜,按规范要求处理附件及其他物品。

第二十二节　经皮内镜下胃和小肠造瘘术护理配合

一、配合护士着装要求

根据规范要求穿戴标准防护用品,着工作服,戴口罩、帽子、手套,宜使用护目镜或面罩,必要时穿防水围裙。

二、物品准备

(一) 一般物品

床旁预处理物品(专用清洗按钮、避污纸、含清洗剂纱布或一次性含清洗剂湿巾、含清洗剂容器或一次性清洗剂等)、换药碗、病理标本瓶(含固定液)、活检钳、注射器(5 mL、10 mL、20 mL、50 mL)、检查专用裤、一次性卫生棉垫、卫生纸、润滑剂。

(二) 药品准备

灭菌水、染色剂等。

(三) 仪器准备

(1) 电子胃镜,如 OLYMPUS GIF-Q260、GIF-H260;检查内镜性能,并将内镜与主机连接做好白平衡,查看角度卡锁是否在自由位,连接注水瓶、吸引管,检查注气、注水、吸引,保持功能完好。

(2) 检查一般仪器,确保内镜图像采集系统、报告打印机、内镜工作站、病理条码打印机等连接正确,功能正常。

(四) 麻醉所需物品

麻醉机(附带心电监护仪)、呼吸机、两组负压吸引、中心吸氧。

(五) 手术用物

造瘘包、无菌包、无菌剪刀、无菌手套、碘酊、无菌纱布。

(六) 急救药械

抢救车(包括气管切开包、静脉切开包、肾上腺素、阿托品等)、除颤仪等。

三、患者准备

(1) 术前胃镜检查,排除食管静脉曲张、幽门梗阻及胃前壁有无影响 PEG 的病变。

(2) 核对患者基本信息、了解病史及检查原因。

(3) 查看患者相关检查是否齐全(心电图、凝血象等),了解患者脏器功能状况,评估患者有无手术史、过敏史等。

(4) 禁食 6～8 h,禁饮 2 h。

(5) 解释操作的过程和目的,取得患者合作并签署知情同意书。

(6) 建立静脉通路,口服祛泡剂。

(7) 协助患者取左侧卧位,常规鼻导管给氧、心电监护。

四、术中护理配合

(1) 术者进镜至胃腔后，协助改变患者卧位(仰卧位)。

(2) 关掉室内灯光，将内镜主机的灯光强度打到最强，借助腹壁上内镜的红色光点，找到腹壁穿刺点，在腹壁做上标记。

(3) 按手术常规做手术区域的消毒，铺设无菌洞巾。

(4) 在腹壁标记点切开皮肤 0.5 cm，垂直插入穿刺针，刺入胃壁后拔出针芯。

(5) 将环形导丝经套管送入胃腔。

(6) 在内镜直视下用圈套器将导丝套紧，随胃镜一起退出至口腔外。

(7) 将造瘘管尾端尖端与环形导丝连接套牢。

(8) 拉动腹壁处环形导丝，使造瘘管进入胃腔。

(9) 将活检钳送入钳道，用胃镜顶住造瘘管蕈状头一同进入胃腔。

(10) 确认蕈状头与腹壁贴合紧密。

(11) 固定胃造瘘管，剪除胃造瘘末端，连接“Y”形接口。

(12) 用无菌纱布覆盖穿刺处，并妥善固定。

五、在 PEG 的基础上将造瘘管置入小肠内护理配合①

(1) 用标准导丝经腹部上 PEG 开口，将导丝送至胃腔。

(2) 进镜至胃腔见导丝后送异物钳进入钳道。

(3) 用异物钳夹住导丝，随内镜进入十二指肠，松开异物钳，将导丝尽可能插深。

(4) 胃镜退出胃腔，将小肠造瘘管缓慢送至胃、幽门，到达十二指肠后进入小肠，到达位置后抽出导丝。

(5) 妥善固定小肠造瘘管。

六、术后护理

(1) 麻醉术后常规护理。

(2) 予腹带加压包扎两周，防止造瘘管被意外拔出，窦道未形成易造成腹膜炎。

---

① PEG 为“经皮内镜下胃和小肠造瘘术”英文缩写。全称：(英) percutaneous endoscopic gastrostomy(简称 PEG)，或(美) percutaneous endoscopic jejunostomy(简称 PEJ)。

(3) 24 h 内严密观察腹带的松紧度，过松，无加压效果；过紧，容易导致局部皮肤形成压疮甚至坏死。

(4) 24 h 后可通过胃、小肠造瘘管注入营养液；进行 PEG 或 PEJ 的患者负压吸引口要接负压吸引袋。

(5) 注食后应该注入 30～50 mL 温开水冲洗造瘘管，保持造瘘管通畅。

(6) 日常清洁造瘘管周围皮肤两次，并注意造瘘管的深度。

(7) 注入食物时应注意观察有无虚脱、腹部绞痛、头痛、大汗淋漓等症状，若有，应立即停止注食。

七、常见并发症的防治

(1) 恶心、呕吐：常因营养液灌注过多或过快引起，营养液的量以递增的方式注入，从少到多，根据患者的适应状况逐渐加多加快，在输入食物的同时注意抬高床头 30°～40°或呈坐姿位。出现恶心、呕吐时停止灌注，必要时遵医嘱用药。

(2) 腹胀、腹泻：营养液脂肪或乳酸过多，或者由于长期大量使用抗生素，使肠道菌群失调引起腹泻腹胀的发生。输注食物应遵循由少到多、由慢到快、由稀到稠的原则。指导患者多下床活动，促进胃肠蠕动；必要时遵医嘱应用胃肠动力药。

(3) 堵管、脱管：食物的颗粒过大、输注的速度过慢易引起堵管、脱管。因此所有的食物可搅碎均匀、药物需要研碎溶解后方可注入。每次输注完食物与药物后，可用 30～50 mL 的温开水冲管，保证管道的通畅。同时，输注结束后不可平卧，以免食物的反流堵塞造瘘管。为了防止造瘘管滑脱，首先需要固定牢靠，其次应定期检查造瘘管球囊的完整性，一般维持在 8 mL 的体积，必要时重新注气。

八、用物处理

及时按预处理流程处理内镜，按规范要求处理附件及其他物品。

经皮内镜下胃和小肠造瘘术护理配合流程示于图 4.18。

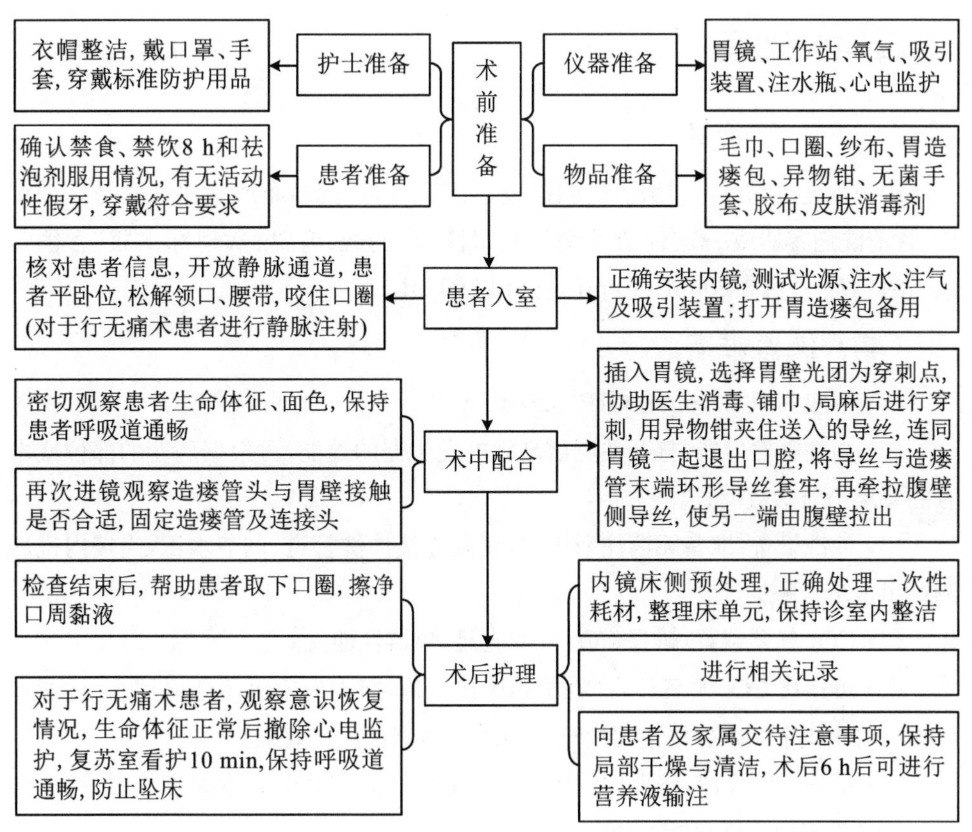

图4.18　经皮内镜下胃和小肠造瘘术护理配合流程

第二十三节　经口内镜肌切开术护理配合

一、配合护士着装要求

根据规范要求穿戴标准防护用品，着工作服，戴口罩、帽子、手套，宜使用护目镜或面罩，必要时穿防水围裙。

二、物品准备

（一）一般物品

床旁预处理物品（专用清洗按钮、避污纸、含清洗剂纱布或一次性含清洗剂湿巾、含清洗剂容器或一次性清洗剂等）、口圈、换药碗、弯盘、病理标本瓶（含固定液）、活检钳、注射器（5 mL、10 mL、20 mL、50 mL）。

（二）仪器准备

（1）一般采用 Olympus GIF-Q260J。

（2）高频电发生器：打开并测试高频电发生器的性能，可根据病变的部位或术者的要求调节参数模式。

（3）冲洗设备：准备无菌注射用水，正确连接冲洗管道、调节水压，连接内镜后测试出水是否顺畅。

（4）CO_2 气泵装置：确保 CO_2 气源充足，仪器性能完好。

（5）可连接 CO_2 装置注水瓶：正确连接管道，瓶内倒入灭菌注射用水（注意水位线），将主机上“AIR”按钮切换至“STBY”，再测试注气效果。

（6）检查一般仪器，确保内镜图像采集系统、报告打印机、内镜工作站、病理条码打印机等连接正确，功能正常。

（7）麻醉所需物品：麻醉机（附带心电监护仪）、呼吸机、两组负压吸引、中心吸氧。

（8）急救药械：抢救车（包括气管切开包、静脉切开包、肾上腺素、阿托品等）、除颤仪等。

（三）手术用物

1. 手术一般用物

（1）透明帽：根据不同型号的内镜及病变的特点选择合适的透明帽。

（2）手术用黏膜下注射液：0.9%NS、甘油果糖、靛胭脂、肾上腺素、透明质酸钠等；其中部分黏膜下注射液需要以一定的比例进行配制。

2. 手术用附件

手术用附件有钩刀、IT 刀、Flex 刀、Triangle Tip 刀、Dual 刀、热活检钳、氩气刀、海博刀等，根据手术的部位或术者的要求进行选择，同时还必须熟知特殊器械的功能和使用方法。

三、患者准备

（1）核对患者的基本信息、手术方式、手术部位。

（2）患者需禁食 6～8 h，禁饮 2 h。

（3）了解患者病史，尤其是既往行胃镜、超声胃镜、CT、MRI 等检查的情况。

（4）了解患者一般情况和重要脏器功能，尤其是凝血机制，询问有无使用抗凝药物等情况。

（5）一般准备同无痛胃镜检查技术。

（6）术前操作医生与患者及其家属谈话，取得合作并签署手术同意书。

（7）协助患者平卧手术间检查床。

（8）于患者肌肉丰富的部位粘贴电刀负极板。

（9）开放静脉通路，滴注术前抗生素。

（10）待麻醉医生采取气管插管或静脉麻醉。

（11）麻醉成功后协助患者摆放左侧卧位（注意防护患者身体受压部位，防止压疮形成）。

四、术中护理配合

（1）评估狭窄情况、确定黏膜开口位置。

（2）黏膜下注射，采用切开行纵行切口 1～2 cm。

（3）黏膜下注射，用切开刀沿食管黏膜下层从上而下剥离，边剥离边进行黏膜再注射，必要时用热活检钳进行止血，建立黏膜下隧道，至胃食管结合部下方胃底约 2 cm。

（4）采用切开刀自上而下、由浅而深切断所有环状束肌，尽可能保留纵行束肌，也要避免透明帽顶裂纵行束肌肉，必要时用热活检钳进行止血。

（5）采用金属夹关闭黏膜层切口。

五、术中配合注意要点

（1）注意无菌操作，交换附件干净利落，每次更换附件的同时要注意保持刀头的清洁。

（2）在手术的过程中注意刀头的伸出长度及其方向，按照医生的要求伸出刀头的长度，过程中保持一致。

（3）配合护士应保持注意力高度集中，特别是在手术过程中创面出血时应准确、迅速地把握时机进行电凝处理。

六、术后护理

（1）麻醉术后常规护理。

（2）一般情况当天需禁食，根据病灶的大小，患者的基本情况或遵医嘱进食。

（3）嘱患者卧床休息。

（4）注意患者是否有腹痛、腹胀、气腹、出血、穿孔等情况的发生，一旦发生应及时汇报医生进行处理。

（5）检查患者皮肤情况。

（6）完善护理记录单并签字。

七、用物处理

及时按预处理流程处理内镜，按规范要求处理附件及其他物品。

经口内镜肌切开术护理配合流程示于图 4.19。

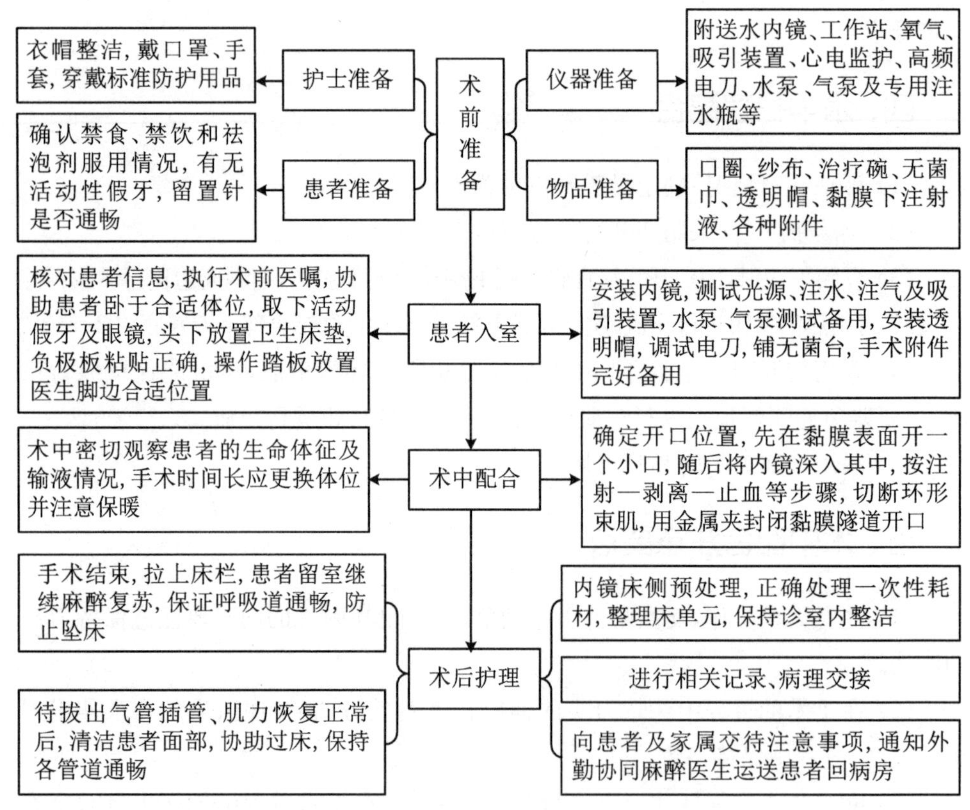

图 4.19　经口内镜肌切开术护理配合流程

第二十四节　经内镜黏膜下隧道肿瘤切除术护理配合

一、配合护士着装要求

根据规范要求穿戴标准防护用品，着工作服，戴口罩、帽子、手套，宜使用护目镜或面罩，必要时穿防水围裙。

二、物品准备

（一）一般物品

床旁预处理物品（专用清洗按钮、避污纸、含清洗剂纱布或一次性含清洗剂湿巾、含清洗剂容器或一次性清洗剂等）、口圈、换药碗、弯盘、病理标本瓶（含固定液）、活检钳、注射器（5 mL、10 mL、20 mL、50 mL）。

（二）仪器准备

（1）一般采用 Olympus GIF-Q260J。

（2）高频电发生器：打开并测试高频电发生器的性能，可根据病变的部位或术者的要求调节参数模式。

（3）冲洗设备：准备无菌注射用水，正确连接冲洗管道、调节水压，连接内镜后测试出水是否顺畅。

（4）检查 CO_2 气泵装置，确保 CO_2 气源充足，仪器性能完好。

（5）连接 CO_2 装置注水瓶：正确连接管道，瓶内倒入灭菌注射用水（注意水位线），将主机上“AIR”按钮切换至“STBY”再测试注气效果。

（6）检查一般仪器，确保内镜图像采集系统、报告打印机、内镜工作站、病理条码打印机等连接正确，功能正常。

（7）麻醉所需物品：麻醉机（附带心电监护仪）、呼吸机、两组负压吸引、中心吸氧。

（8）急救药械：抢救车（包括气管切开包、静脉切开包、肾上腺素、阿托品等）、除颤仪等。

（三）手术用物

1. 手术一般用物

（1）透明帽：根据不同型号的内镜及病变的特点选择合适的透明帽。

（2）手术用黏膜下注射液：0.9% NS、甘油果糖、靛胭脂、肾上腺素、透明质酸钠等；其中部分黏膜下注射液需要以一定的比例进行配制。

2. 手术用附件

（1）手术用附件有钩刀、IT 刀、Flex 刀、Triangle Tip 刀、Dual 刀、热活检钳、氩气刀、海博刀等，根据手术的部位或术者的要求进行选择，同时还必须熟知特殊器械的功能和使用方法。

（2）取标本附件：网篮、圈套器。

三、患者准备

（1）核对患者的基本信息、手术方式、手术部位。

（2）患者需禁食 6～8 h，禁饮 2 h。

（3）了解患者病史，尤其是既往行胃镜、超声胃镜、CT、MRI 等检查的情况。

（4）了解患者一般情况和重要脏器功能，尤其是凝血机制，询问有无使用抗凝药物等情况。

（5）一般准备同无痛胃镜检查技术。

（6）术前操作医生与患者及其家属谈话，取得合作并签署手术同意书。

（7）协助患者平卧手术间检查床。

（8）于患者肌肉丰富的部位粘贴电刀负极板。

（9）开放静脉通路，输注术前抗生素。

（10）待麻醉医生采取气管插管或静脉麻醉。

（11）麻醉成功后协助患者摆放左侧卧位（注意防护患者身体受压部位，防止压疮形成）。

四、术中护理配合

（1）进境后，仔细观察评估肿瘤的位置，确定隧道开口位置。

(2) 黏膜下注射,用切开刀切开。

(3) 追加黏膜下层注射,用切开刀分离黏膜下层。

(4) 隧道建立至肿瘤下 2～3 cm,用切开刀将肿瘤剥离,必要时采用圈套器。

(5) 采用圈套器或网篮回收肿瘤。

(6) 对隧道进行清洗、止血。

(7) 确定隧道内无渗血后用金属夹封闭隧道入口。

五、术中配合注意要点

(1) 注意无菌操作,交换附件干净利落,每更换附件的同时注意保持刀头的清洁。

(2) 在手术的过程中注意刀头的伸出长度及其方向,与术者保持一致。

(3) 配合护士应保持注意力高度集中,特别是在手术过程中创面出血时应准确、迅速地把握时机进行电凝处理。

六、术后护理

(1) 麻醉术后常规护理。

(2) 一般情况当天需禁食,根据病灶的大小、患者的基本情况或遵医嘱进食。

(3) 嘱患者卧床休息。

(4) 注意患者是否有腹痛、腹胀、气腹、出血、穿孔等情况的发生,一旦发生应及时汇报医生进行处理。

(5) 检查患者皮肤情况。

(6) 完善护理记录单并签字。

七、用物处理

及时按预处理流程处理内镜,按规范要求处理附件及其他物品。

经内镜黏膜下隧道肿瘤切开术护理配合流程示于图 4.20。

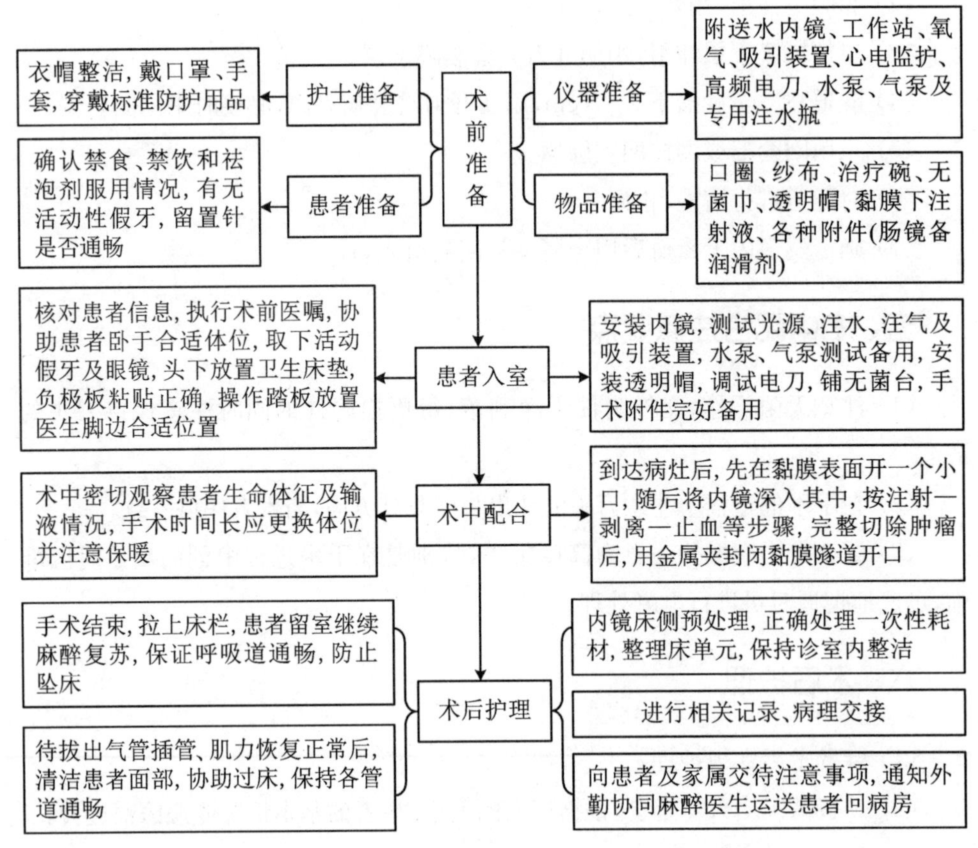

图 4.20　经内镜黏膜下隧道肿瘤切开术护理配合流程

第二十五节　诊断性 ERCP 护理配合

一、配合护士着装要求

根据规范要求穿戴标准防护用品，着工作服，戴口罩、帽子、手套、面罩，穿防护铅衣，戴铅帽、甲状腺罩、X 光防护眼镜，佩戴计量牌等。

二、物品准备

（一）一般物品

床旁预处理物品（专用清洗按钮、避污纸、含清洗剂纱布或一次性含清洗剂湿巾、含清洗剂容器或一次性清洗剂等）、无菌纱布、口圈、一次性换药碗、弯盘、口鼻交换导管（或导尿管）、注射器（5 mL、20 mL、50 mL）。

（二）药品准备

灭菌水、生理盐水、造影剂、654-2、盐酸哌替啶、地西泮、重酒石酸去甲肾上腺素、盐酸达克罗宁胶浆、75%酒精。

（三）仪器准备

（1）电子十二指肠镜，如 OLYMPUS JF－240、JF－260、TJF－260；检查内镜性能，并将内镜与主机连接做好白平衡，查看角度卡锁是否在自由位，先端帽安装是否严密，连接注水瓶、吸引管，检查注气、注水、吸引，保持功能完好。

（2）检查一般仪器，确保内镜图像采集系统、X 光机运转系统、内镜报告及胶片打印机、电脑、病理条码打印机等连接正确，功能正常。

（3）检查高频电刀、吸氧装置与心电监护设备的性能，保持功能完好。

（四）手术附件

ERCP 切开刀、导丝、造影导管、鼻胆引流导管、针刀等。

三、患者准备

（1）检查前应签署手术同意书，向患者说明检查或手术的必要性及术后可能发生的并发症，取得患者术中配合。

（2）检查前禁食 6 h 以上，禁服除降压药之外的药物。

（3）口服祛泡剂。

（4）血尿淀粉酶、血生化、心肺肝肾功能、MRCP 或 CT 检查；做好碘过敏试验，非离子造影剂不需做碘试验；携带病历、X 线片、CT 片、MRI 片、心电图等。

（5）患者穿着应适于摄片要求，不穿太厚、带有纽扣的衣服，松开衣领和腰带，取下活动假牙、眼镜及其他金属物品交给家属保管。

（6）体位：一般取俯卧位，头偏向一侧；患者头部放置一次性卫生垫，防止消化液污染床单位及衣物，右侧胸部垫一个三角软枕，抬高胸廓，有利于保持呼吸通畅；

脚踝处垫一软枕，增加患者舒适度；妥善安置各引流管，防止挤压、滑脱。需要进行器官防护者，在骨盆及甲状腺处加盖铅衣及甲状腺罩。

(7) 氧气 3～5 L/min 吸入、连接心电监护。

(8) 建立静脉通道，按医嘱术前 15 min 给予地西泮、盐酸哌替啶、山莨胆碱等肌肉注射，有青光眼、前列腺增生患者忌用山莨胆碱。

四、术中护理配合

(一) 术者进镜时

嘱患者头部稍后仰，使十二指肠镜顺利通过咽喉，但勿躲避进镜。

(二) 操作时

注意观察患者的神志、面色，如有异常立即停止检查并对症处理，注意咬口不会脱出。

(1) 低氧血症：是高龄患者、无痛、有基础疾病患者最容易出现的并发症。操作时需要对呼吸道加强管理，注意氧饱和度和呼吸变化，及时评估气道通畅情况。吸氧能有效减少高危因素所造成的低氧血症，常规吸氧 2～4 L/min。在吸氧状况下，如氧饱和度低于 90%，注意呼吸道情况和面部及口唇有无紫绀出现，俯卧位操作时使患者颈部略后伸，开放气道。胸廓部抬高，暂时加大氧流量，呼吸无改善者应停止内镜操作。

(2) 高龄、有心血管基础疾病者，内镜操作上的刺激可能会出现心律失常，心电监护一旦提示异常出现，配合医生尽早干预。血压下降也是行无痛术患者常常出现的风险之一，对血压持续偏低、心率加快的患者应警惕有无其他原因存在。

(3) 误吸：幽门梗阻患者胃排空不畅，术中大量生理盐水冲洗，在受到操作上的刺激后，患者因头部制动，呕吐物流出至颌下，容易返流至鼻孔、耳道，需及时负压吸引清理；在给患者摆体位时，将枕头倾斜放置，使下颌方有空隙，氧气鼻塞塞入左侧鼻孔。

(三) 插管配合

1. 常规乳头插管

十二指肠镜到达降部，见术者摆正乳头位置后，将准备好切开刀和导丝，及时递交给术者，根据术者调整的切开刀和乳头的位置、方向，轻柔试插导丝，透视下见导丝进入目标胆(胰)管后，进导丝，退刀(导管)至乳头外，轻推造影剂排气后，术者进刀，护士退导丝，至肝门部时，缓缓注入造影剂，注意注入速度不能过快，力量不能过大，直至切开刀退至壶腹部，如果是胰管插管，X 线下见主胰管和 1～2 级胰管显影即可，尽量不使胰腺腺泡显影，否则会增加术后胰腺炎的发生率。待胆(胰)管有效显影后，根据治疗方案，进行下一步诊治。

2. 毕Ⅱ式胃部分切除术后乳头插管的配合

毕Ⅱ式胃部分切除术后由于将残胃与近端空肠吻合，解剖位置发生改变，不能按常规方法寻找乳头。护士应准备好普通胃镜，有条件的医院可用小肠镜来操作。使用的插管附件相同，只是将导管前端旋转，进行"S"形塑型，因为此时找到的乳头正好是正常乳头 180°旋转，胆管开口位于时钟 5 点钟方向，插管配合动作如同正常位置乳头。

3. ERCP 与 T 管联合插管配合

从 T 管开口处插入导丝，先使导丝通过 T 管插入胆总管内，反复试插导丝通过乳头开口进入肠腔，跟进导管插出乳头开口约 1 cm，退出导丝，内镜下插入导丝切开刀，将导丝对准导管开口对接，X 线透视下，进导丝退导管，稳住导丝，由导丝再跟进切开刀进行胆管造影；对于对接困难者，从 T 管方向退出导管，只预留导丝，用圈套器套住导丝将导丝牵拉至十二指肠镜活检孔外，再用切开刀顺导丝进入胆管内，造影后决定治疗方案配合进行下一步操作。

4. 副乳头插管的护理配合

副乳头插管相对于主乳头更加困难。选用专用造影导管或刀头偏细的切开刀，用.025 in(0.64 mm)的导丝来引导，导丝露出少许，和术者配合，对准副乳头开口处，旋转导丝，成功后再更换常规.035 in(0.89 mm)的导丝进行后面的诊疗。

5. 困难乳头配合

基本上是采用多种方法选择性胆管插管不成功，或导丝反复进入胰管 3 次以上，通过调整方向不能进入胆管，就可以判定为选择性胆管插管困难。临床上有下列几种插管方法。

(1) 胰管导丝占据法：是比较常用的方法，也比较安全，其原理是通过胰管导丝的牵拉和固定，使乳头稳定、胆管方向变直；区别胰管开口和胆管开口，避免反复进入胰管。将已进入胰管的导丝保留，根据乳头情况，进行乳头小切口，另取一导丝重新插管，术者进行乳头和导管及导丝方向的调节，护士轻拉刀弓，使导管及导丝位于挑高至胰管导丝左上方时，护士配合利用导丝技术反复尝试插管。胆管插管成功后，和医生确认是否放置胰管支架，预防反复胰管插管引起的术后胰腺炎，否则不能轻易撤去胰管导丝。术中注意胆管内导丝和胰管预留导丝的区分；胰管导丝的位置常因操作移位，不能滑脱导丝，但也不能太深，防止损伤胰腺实质，增加胰腺炎及出血的风险。内镜钳道要求 $\varphi > 3.2$ mm，因钳道同时进入导丝和导管，致操作受限。

(2) 经胰管乳头切开法：导丝反复进入胰管后，将切开刀跟进，术者调整切开刀，尽量朝向胆管时钟 11 点钟方向，护士轻拉刀弓，术者进行推进式一点一点切开，敞开乳头可见胆管开口后，再行胆管选择性插管，因乳头切开创伤性，护士点插导丝时不能暴力，以免出血影响视野。

(3) 针状预切开法：针状切开刀辅助切开时，对术者经验和护士的配合技术要求高。常见 2 种切开方向：① 上调法：从下向上（乳头开口→隆起顶部略下）；② 下切法：从上向下（隆起顶部略下→乳头开口）；切口处辨认胆管开口，见到胆汁流出或经验判断是胆管开口时，收回针尖即成导管，利用导丝试探。

（四）注意事项

(1) 使用前检查刀尖伸出流畅性。

(2) 进入内镜钳道前，收回针尖，防止损伤钳道致内镜漏水和刀尖的损坏。

(3) 在内镜视野下观察刀尖的长度，一般 3～4 mm，根据乳头的大小、切开位置等调节好长度，视野不清晰时只能收回针尖，不能伸出。

(4) 及时清理针刀上的血痂。

(5) 导丝试探前，检查导丝头是否损坏，预防导丝支撑钢丝直接接触乳头黏膜，增加乳头损伤甚至穿孔。

(6) 手术结束前反复观察，注意乳头出血情况，确认无误后才能退镜。

（五）急诊患者行 ERCP 的护理配合

临床上常见的有急性化脓性胆管炎、胆源性胰腺炎、胆道出血等，一般临床表现为腹痛、黄疸、高热症状较多，重症患者出现三大症状不久即烦躁不安、血压下降或休克，以及神志模糊、谵妄以致昏迷，起病急，病情重，变化快。对于术者和护士来说，这都是挑战。除了按常规的 ERCP 配合准备，在内镜专业技术上要求更要娴熟，术中严密观察生命体征，患者因疼痛不能按照常规的 ERCP 体位配合，透视下不能清晰地判断是否插管成功，无法判断导丝位置，凭借经验用注射器抽吸胆汁来判断是否成功。插管成功后，需要及时抽吸更多的胆汁，减轻胆道内压力，并留取未混有造影剂及生理盐水的胆汁做细菌培养。

（六）术中技巧运用

(1) 医护之间如何协调动作：首先医生和助手必须熟悉每项操作步骤，当医生进行精细操作时，助手必须准确理解术者各种指令，了解下一步操作，双方密切合作，进出程度必须一致。也可通过 X 线监视导丝和附件头的标志，控制双方的动作协调。如果可用附件的外部标志进行检测，则应充分利用手感，尽量避免使用 X 线检测，以减少 X 线曝光量。

(2) 插管技巧运用：刀丝和刀(导管)在一进一退时保持同步，保证刀丝不随刀(导管)一起退出，也要防止刀丝进入肝内胆管过深，甚至穿透胆管进入肝实质，给患者增加痛苦。操作中避免污染，防止发生医源性感染。进导丝时动作要快、稳、准，导丝不可直接插入过深，应反复轻柔试进，并轻捻导丝变换角度，必要时更换特殊形状导丝。推注造影剂时要做到轻、缓、匀速。器械的收放轻柔，不可粗暴，并应注意与医生操作保持步调一致，既要防止导丝插入过深，又要防止导丝从胆管内滑出。

五、术后护理

(1) 操作结束时，帮助患者取下咬口，擦净面部黏液，有引导管的，妥善固定好，观察生命体征正常后再拆除心电监护、负极板，协助患者转移至自己的床位，并交给辅检人员或床位医生送回病房。

(2) 准确及时做好术中护理记录(三方核查单、风险评估单、高值耗材单)，正确收取费用。

(3) 向患者及家属解释术后咽喉部不适是因为操作影响，一般不需特殊处理，可慢慢恢复。术后体位无特殊要求，卧床休息 1 天，之后根据患者病情恢复情况可下床活动。

(4) 一般术后 3 h、12 h、24 h 监测血尿淀粉酶，及时记录、汇报；为防止胆管继发感染，根据医嘱输液，使用止血剂、抗生素、抑酶等药物，根据医嘱使用消炎痛栓纳肛治疗。

(5) 禁食、禁饮期间做好口腔护理，保持口唇湿润，增加患者的舒适度；术后根据患者的血尿淀粉酶及有无腹痛、发热、黄疸等情况进行饮食调整；如无并发症发生，24 h 后可进食流质食物，逐步过渡：由低脂流质食物开始，逐渐给予低脂半流质食物→清淡饮食，少量多餐，再逐步过渡到正常饮食。

(6) 观察有无并发症的发生，如出血、胰腺炎、穿孔等。

六、用物处理

及时按预处理流程处理内镜，按规范要求处理附件及其他物品。

诊断性 ERCP 护理配合流程示于图 4.21。

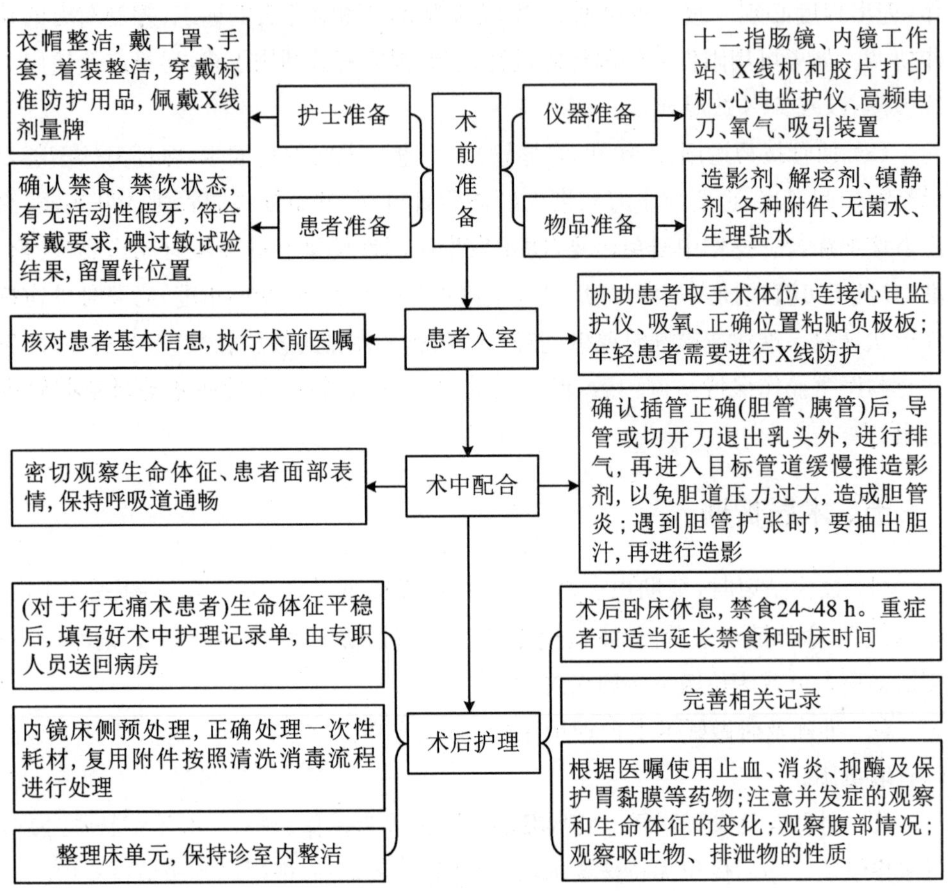

图 4.21 诊断性 ERCP 护理配合流程

第二十六节 十二指肠镜检查及活检术护理配合

一、配合护士着装要求

根据规范要求穿戴标准防护用品，着工作服，戴口罩、帽子、手套，宜使用护目镜或面罩，必要时穿防水围裙。

二、物品准备

（一）一般物品

床旁预处理物品（专用清洗按钮、避污纸、含清洗剂纱布或一次性含清洗剂湿巾、含清洗剂容器或一次性清洗剂等）、口圈、换药碗、弯盘、病理标本瓶（含固定液）、活检钳、注射器（5 mL、10 mL、20 mL、50 mL）。

（二）药品准备

灭菌水、654-2、重酒石酸去甲肾上腺素、盐酸达克罗宁胶浆、生理盐水。

（三）仪器准备

（1）电子十二指肠镜，如 OLYMPUS JF-240、JF260、TJF260；检查内镜性能，并将内镜与主机连接做好白平衡，查看角度卡锁是否在自由位，先端帽安装是否严密，连接注水瓶、吸引管，检查注气、注水、吸引，保持功能完好。

（2）检查一般仪器，确保内镜图像采集系统、打印机、电脑、病理条码打印机等连接正确，功能正常。

（3）确认吸氧装置与心电监护性能完好。

三、患者准备

（1）核对患者信息，询问患者病史，掌握患者就诊的基本原因，签署知情同意书。

（2）交待检查的目的、大致过程、注意事项，减轻患者焦虑心理。

（3）检查前禁食 6～8 h，禁饮 2 h。

（4）有幽门梗阻或其他原因导致的胃潴留应遵医嘱延长禁食时间，或洗胃，胃肠减压后进行十二指肠镜检查。

（5）询问患者药物过敏史，检查前 10 min 让患者口服祛泡剂，根据医嘱肌注 654-2。

（6）一般取俯卧位，头偏向一侧；患者头部放置一次性卫生垫，防止消化液污染床单位，松解衣物领口、腰带，取下活动假牙及眼镜交给家属保管。

（7）体质差、有心脏方面疾病者，需心电监护、氧气吸入。

四、术中护理配合

（1）术者进镜时，嘱患者头部稍后仰，使十二指肠镜顺利通过咽喉，但勿躲避进镜。

(2) 操作时,护士位于患者术者旁,插镜有恶心反应时,鼓励患者咬好咬口不要放松。

(3) 嘱咐患者用鼻孔吸气、嘴巴呼气,口腔分泌物顺嘴角自然流出。

(4) 检查过程中出现泡沫多、黏液多、有少量食物残留等影响观察视野清晰时,可以用 50 mL 注射器抽取无菌水进行冲洗。

(5) 检查过程中注意观察患者的神志、面色,如有异常应立即停止检查并对症处理。

(6) 术中活检时,需检查活检钳的开闭情况,揭开活检阀门,轻托活检钳前端 15 cm 左右距离,递给医师送入钳道。因十二指肠镜先端部抬钳器凹槽的特殊结构,在活检钳到达抬钳器附近时,不要紧绷活检钳操作部,要适当放松,当活检钳出现于视野下即打开,待活检钳到达目标位置,收拢操作部,术者放松抬钳器后,用纱布包住再抽出活检钳,以防止黏液和血液飞溅,注意感染防控。

五、术后护理

(1) 检查结束后,帮助患者取下咬口,擦净面部黏液,协助患者起床。

(2) 与术者仔细核对,确认无误后由术者填写申请单并签字,打印病理条码。

(3) 再次核对患者报告、病理信息,确认无误后交给床位医生;门诊患者由术者填写申请单,并签字,打印病理条码,无误后交给患者;做好交接登记,收取相关费用。

(4) 一般检查患者禁食 2 h,行乳头活检或有出血倾向的患者,需遵医嘱。

(5) 若患者检查后出现恶心、呕吐、腹痛、腹胀等情况,严重者汇报医生,协助处理。

(6) 观察有无并发症的发生,如出血、穿孔等。

六、用物处理

及时按预处理流程处理内镜,按规范要求处理附件及其他物品。

十二指肠镜下乳头活检术护理配合流程示于图 4.22。

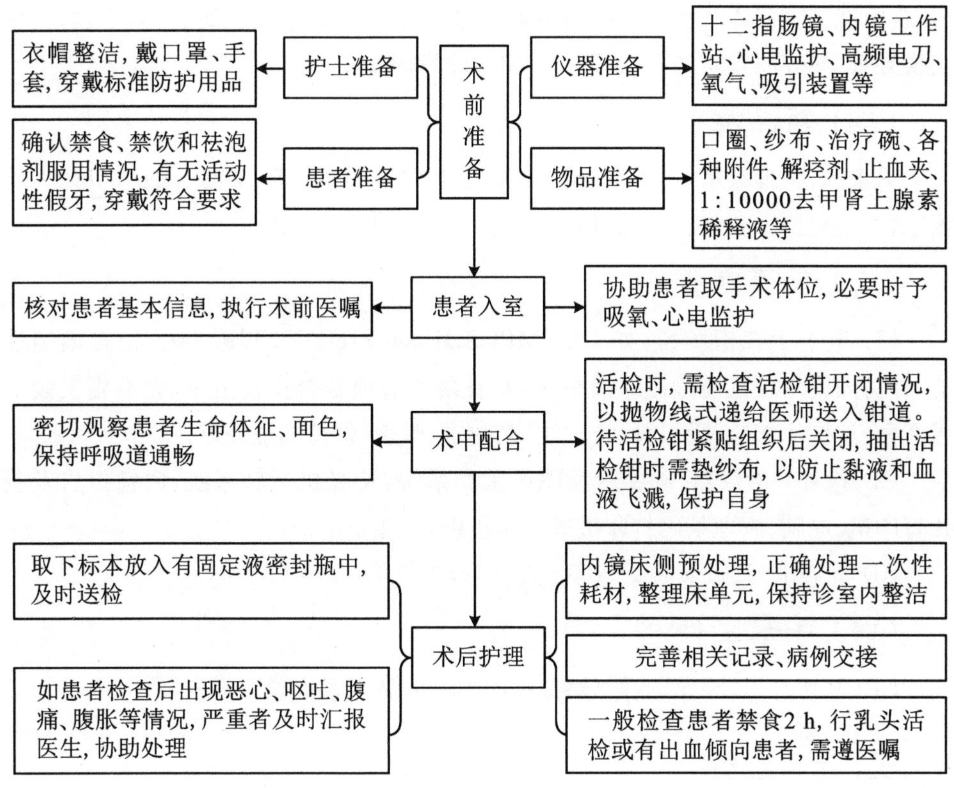

图 4.22　十二指肠镜检查及活检术护理配合流程

第二十七节　内镜下鼻胆管引流术护理配合

一、配合护士着装要求

根据规范要求穿戴标准防护用品，着工作服，戴口罩、帽子、手套，穿防护铅衣，戴铅帽、甲状腺罩、X 光防护眼镜，佩戴计量牌。

二、物品准备

（一）一般物品

床旁预处理物品（专用清洗按钮、避污纸、含清洗剂纱布或一次性含清洗剂湿

巾、含清洗剂容器或一次性清洗剂等)、无菌纱布、口圈、一次性换药碗、弯盘、口鼻交换导管(或导尿管)、注射器(5 mL、20 mL、50 mL)。

(二) 药品准备

灭菌水、生理盐水、造影剂、654-2、盐酸哌替啶、地西泮、重酒石酸去甲肾上腺素、盐酸达克罗宁胶浆、75%酒精。

(三) 仪器准备

(1) 电子十二指肠镜,如 OLYMPUS JF-240;JF-260、TJF-260。检查内镜性能,并将内镜与主机连接做好白平衡,查看角度卡锁是否在自由位,先端帽安装是否严密、连接注水瓶、吸引管,检查注气、注水、吸引,保持功能完好。

(2) 检查一般仪器,确保内镜图像采集系统、X 光机运转系统、内镜报告及胶片打印机、电脑、病理条码打印机等连接正确,功能正常。

(3) 高频电刀、吸氧装置与心电监护,检查性能,保持功能完好。

(四) 手术附件

ERCP 切开刀、导丝、造影导管、不同型号的鼻胆引流导管等。

三、患者准备

(1) 检查前应签署手术同意书,向患者说明检查或手术的必要性及术后可能发生的并发症,取得患者术中配合。

(2) 检查前禁食 6 h 以上,禁服除降压药之外药物。

(3) 口服祛泡剂。

(4) 血尿淀粉酶、血生化、心肺肝肾功能、MRCP 或 CT 检查;做好碘过敏试验,非离子造影剂不需做碘试验;携带病历、X 线片、CT 片、MRI 片、心电图等。

(5) 患者穿着应适于摄片要求,不穿太厚带有纽扣的衣服、松开衣领和腰带,取下活动假牙、眼镜及其他金属物品交于家属保管。

(6) 体位:一般取俯卧位,头偏向一侧;患者头部放置一次性卫生垫,防止消化液污染床单元及衣物,右侧胸部垫一个三角软枕,抬高胸廓,有利于保持呼吸通畅;脚踝处垫一软枕,增加患者舒适度;妥善安置各引流管,防止挤压、滑脱。需要进行器官防护者,在骨盆及甲状腺处加盖铅衣及甲状腺罩。

(7) 氧气 3~5 L/min 吸入、连接心电监护 。

(8) 建立静脉通道,按医嘱术前 15 min 给予地西泮、盐酸哌替啶、山莨胆碱等肌肉注射,有青光眼、前列腺增生患者忌用山莨胆碱。

四、术中护理配合

(1) 检查鼻胆引流管配件是否齐全,用无菌生理盐水冲洗引流管,看看引流管是否通畅,是否有破损,接头连接后是否紧密等。检查正常后,将鼻胆引流管及配件置于治疗台合适处备用。

(2) 在X线透视下将导丝置于结石或狭窄部位上方,退出切开刀或导管,将鼻胆引流管头端从导丝尾部穿入,术者在透视下将鼻胆引流管向前送,护士轻拉导丝,控制力度,保持导丝位置不变,直至鼻胆引流管到达预想位置,抽出导丝至内镜内,让鼻胆引流管有一定支撑,待术中完全松开所有卡锁,护士和术者调换位置,在X线透视下,术者继续向内镜中送鼻胆引流管,护士右手靠近患者口腔握住十二指肠镜前端向外缓缓拉出镜身,速度与术者送鼻胆引流管的速度保持一致,直至内镜完全退出口腔外,护士左手立刻捏紧鼻胆引流管,防止引流管随内镜退出胆管。待鼻胆引流管和内镜分离后,用一根引导管轻轻插入患者无异常的鼻腔内,同时利用导丝弯曲,送入患者口腔贴紧鼻咽部,勾出引导管后,将鼻胆引流管的末端插入引导管轻拉出鼻腔外,检查口腔内的鼻胆引流管无折叠,确认胆汁引流通畅后,妥善固定于鼻翼两侧及面颊处,并交待患者及家属注意事项。

五、鼻胆管引流术常见故障原因分析

(1) 鼻胆管选择不当。要根据胆管直径,需要置入至肝内胆管时,评估一下目标位置到乳头外的距离,不至于太长造成鼻胆管进入肝实质引起出血;选择胆总管型鼻胆管时,鼻胆管头端圆圈最好稍小于胆总管直径。

(2) 鼻咽部死结。一般是由鼻胆管进行口-鼻交换时没有顺直所致。为此,在鼻胆管出鼻腔后,用注射器抽吸胆汁是否通畅来验证。通畅后才可以妥善固定鼻胆管。

(3) 胆汁引流不畅。原因:① 接头内密封圈丢失、破损;② 鼻胆管自身折痕、扭曲;③ 带管时间过长,胆管内胆泥堵塞鼻胆管;④ 鼻胆管脱出肠腔,多为医护动作不协调或患者多次手术后消化道结构有所改变导致,即使正常的鼻胆管也会出现置入失败。

六、术后护理

(1) 观察生命体征正常后再拆除心电监护、负极板,并协助患者转移至自己床位,并交与辅检人员送回病房;门诊患者需留观24 h。

(2) 准确及时做好术中护理记录(三方核查单、风险评估单、高值耗材单),正确收取费用。

(3) 向患者及家属解释术后咽喉部不适是因为操作影响，一般不需特殊处理，可慢慢恢复。

(4) 术后如无下一步治疗措施，常规禁食水 6 h 后，可进食清淡半流质，逐步过渡到正常饮食。

七、用物处理

及时按预处理流程处理内镜，按规范要求处理附件及其他物品。

内镜下鼻胆管引流护理配合流程示于图 4.23。

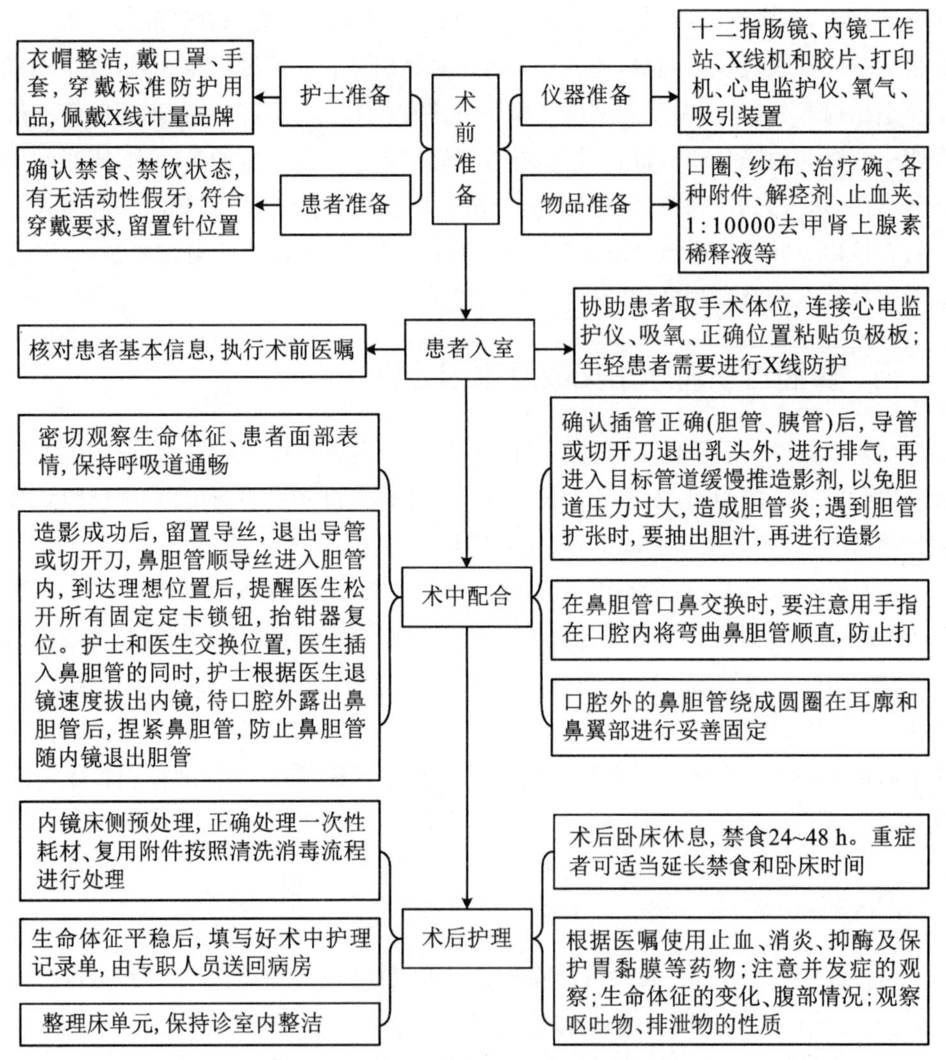

图 4.23 内镜下鼻胆管引流术护理配合流程

第二十八节　内镜下十二指肠乳头括约肌切开术护理配合

一、配合护士着装要求

根据规范要求穿戴标准防护用品，着工作服，戴口罩、帽子、手套，穿防护铅衣，戴铅帽、甲状腺罩、X光防护眼镜，佩戴计量牌。

二、物品准备

（一）一般物品

床旁预处理物品（专用清洗按钮、避污纸、含清洗剂纱布或一次性含清洗剂湿巾、含清洗剂容器或一次性清洗剂等）、口圈、换药碗、注射器（5 mL、10 mL、20 mL、50 mL）、口鼻交换导管（导尿管）。

（二）药品准备

灭菌水、生理盐水、造影剂、654-2、盐酸哌替啶、地西泮、重酒石酸去甲肾上腺素、盐酸达克罗宁胶浆、75%酒精。

（三）仪器准备

(1) 电子十二指肠镜，检查内镜性能，并将内镜与主机连接做好白平衡，查看角度卡锁是否在自由位，先端帽安装是否严密，连接注水瓶、吸引管，检查注气、注水、吸引，保持功能完好。

(2) 检查一般仪器，确保内镜图像采集系统、X光机运转系统、内镜及胶片打印机、电脑、病理条码打印机等连接正确，功能正常。

(3) 电刀、吸氧装置与心电监护，检查性能，保持功能完好。

（四）手术附件

ERCP切开刀、导丝、造影导管、鼻胆引流导管、针刀等。

三、患者准备

(1) 检查前应签署手术同意书，向患者说明检查或手术的必要性及术后可能发生的并发症，取得患者术中配合。

(2) 检查前禁食 6 h 以上，禁服除降压药之外的药物。

(3) 口服祛泡剂。

(4) 血尿淀粉酶、血生化、心肺、肝肾功能、MRCP 或 CT 检查；做好碘过敏试验，非离子造影剂不需做碘试验；携带病历、X 线片、CT 片、MRI、心电图等，询问有无安装起搏器。

(5) 患者穿着应适于摄片要求，不穿太厚及带有纽扣的衣服，松开衣领和腰带，取下活动假牙及眼镜，去除金属物品交给家属保管。

(6) 体位：一般取俯卧位，头偏向一侧；患者头部放置一次性卫生垫，防止消化液污染床单位及衣物；右侧胸部垫一个三角软枕，抬高胸廓，有利于保持呼吸通畅；脚踝处垫一小枕，增加患者的舒适度；妥善安置各引流管，防止挤压、滑脱。需要进行器官防护者，在骨盆及甲状腺处加盖铅衣及甲状腺罩。

(7) 氧气 3～5 L/min 吸入、心电监护。

(8) 建立静脉通道，按医嘱术前 15 min 给予地西泮、盐酸哌替啶、山莨胆碱等肌肉注射，有青光眼、前列腺增生患者忌用山莨胆碱。

四、术中护理配合

（一）术者进镜时

嘱患者头部稍后仰，使十二指肠镜顺利通过咽喉，但勿躲避进镜。

（二）操作时

注意观察患者的神志、面色，如有异常立即停止操作并对症处理，观察咬口有无松动或脱出。

（三）造影成功后

需要进行乳头切开或困难插管需要进行乳头预切开时，用无菌纱布包裹电刀连接线，确认切开刀的安全切割标志，根据乳头大小、形态，轻拉刀弓，使刀弓和乳头接触上，术中禁止随便加大刀弓张力，造成肠蠕动时误伤肠黏膜，并及时用 75% 酒精纱布清理刀上焦痂，保证切割效果；乳头切开刀合适大小后，根据需要留置导丝，退出切开刀，进行下一步造影或治疗。行乳头切开时，如出现少量出血，可暂不进行干预，待所有诊疗结束时再观察是否再出血，一般情况下，凝血功能正常的患者，出血会自行停止；如出现活动性出血时，要警惕有无切到小血管，应及时处理，否则视野不清晰时，影响后续治疗。

(1) 用1∶10 000的重酒石酸去甲肾上腺素稀释液黏膜下注射。

(2) 切开刀、针状刀刀尖电凝止血。

(3) 乳头扩张球囊进入胆管内,充盈液体后往外牵拉,对胆管壁进行施压,适合乳头深处出血,加压持续10 min左右甚至更长时间,抽出液体再进行观察,必要时再进行加压。

(4) 止血夹止血:选用双向可旋转止血夹,这种止血夹的优点在于手柄转动和先端部夹子旋转角度同步,适合于十二指肠镜下使用;一般情况下,上述止血措施实施后,就能止血,术后再加强观察。有极少数出血患者需要行介入下止血治疗。

五、术后护理

(1) 操作结束后,帮助患者取下咬口,擦净面部黏液,有引领导管的,妥善固定好,观察生命体征正常,再拆除心电监护、负极板,并协助患者转移至自己的床位,将患者交给辅检人员送回病房。

(2) 准确及时做好术中护理记录(三方核查单、风险评估单、高值耗材单),正确收取费用。

(3) 向患者及家属解释术后咽喉部不适是因为操作影响,一般不需特殊处理,可慢慢恢复。术后体位无特殊要求,卧床休息1天,后期根据患者病情恢复情况下床活动。

(4) 根据医嘱输液,使用止血剂、抗生素、抑酶等药物。

(5) 术后常规禁食、禁饮;禁食期间做好口腔护理,保持口唇湿润,使患者舒适;术后根据患者的血尿淀粉酶及有无腹痛、发热、黄疸等情况调整饮食;如无并发症发生,24 h后可进食流质食物,逐步过渡:低脂流质食物→低脂半流质食物→清淡饮食,少量多餐,逐步过渡到正常饮食。

(6) 观察有无并发症发生,如出血、胰腺炎、穿孔等。

六、用物处理

及时按预处理流程处理内镜,按规范要求处理附件及其他物品。

内镜下十二指肠乳头括约肌切开术护理配合流程示于图4.24。

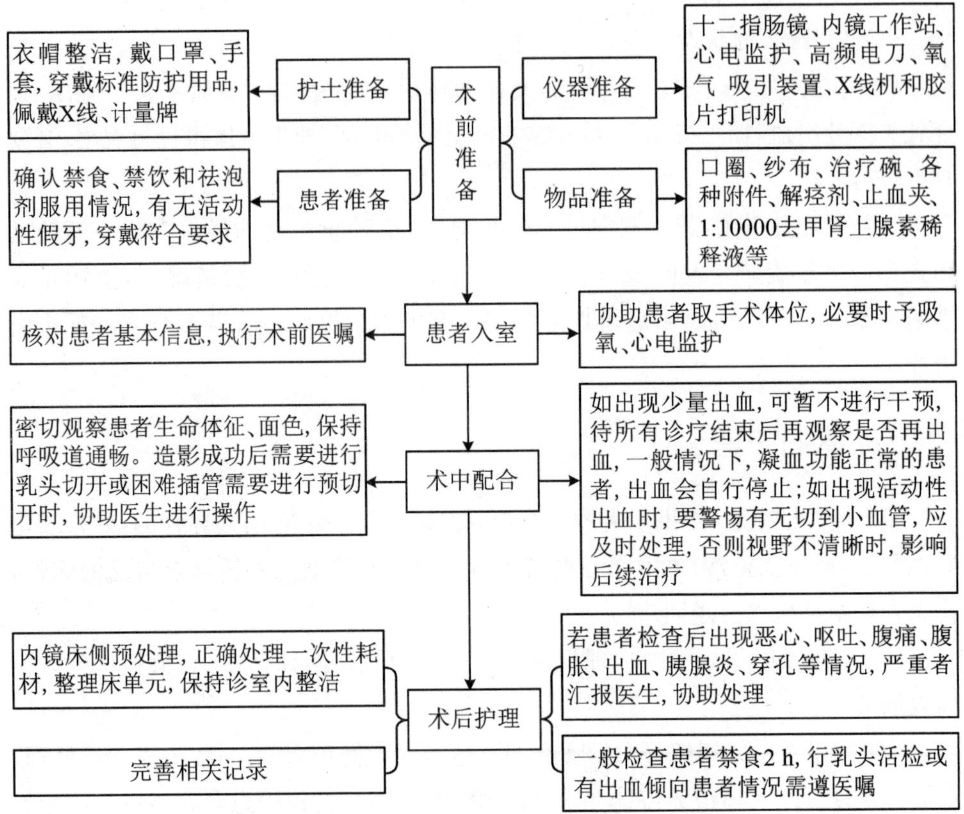

图 4.24　内镜下十二指肠乳头括约肌切开术护理配合流程

第二十九节　内镜下胆管碎石取石术护理配合

一、配合护士着装要求

根据规范要求穿戴标准防护用品，着工作服，戴口罩、帽子、手套，穿防护铅衣，戴铅帽、甲状腺罩、X 光防护眼镜，佩戴计量牌。

二、物品准备

（一）一般物品

床旁预处理物品（专用清洗按钮、避污纸、含清洗剂纱布或一次性含清洗剂湿巾、含清洗剂容器或一次性清洗剂等）、口圈、换药碗、活检钳、注射器（5 mL、10 mL、20 mL、50 mL）、口鼻交换导管（或导尿管）。

（二）药品准备

灭菌水、生理盐水、造影剂、654-2、盐酸哌替啶、地西泮、重酒石酸去甲肾上腺素、盐酸达克罗宁胶浆、75%酒精。

（三）仪器准备

（1）电子十二指肠镜，如 OLYMPUS JF－240、JF260、TJF260；检查内镜性能，并将内镜与主机连接做好白平衡，查看角度卡锁是否在自由位，先端帽安装是否严密，连接注水瓶、吸引管，检查注气、注水、吸引，保持功能完好。

（2）检查一般仪器，确保内镜图像采集系统、X 光机运转系统、内镜及胶片打印机、电脑、病理条码打印机等连接正确，功能正常。

（3）高频电刀、吸氧装置与心电监护，检查性能，保持功能完好。

（四）手术附件

ERCP 切开刀、导丝、造影导管、鼻胆引流导管、针刀、取石网篮、取石气囊等。

三、患者准备

（1）检查前应签署手术同意书，向患者说明检查或手术的必要性及术后可能发生的并发症，取得患者术中配合。

（2）检查前禁食 6 h 以上，禁服除降压药之外的药物。

（3）口服祛泡剂。

（4）血尿淀粉酶、血生化、心肺肝肾功能、MRCP 或 CT 检查；做好碘过敏试验（非离子造影剂不需做碘试验），携带病历、X 线片、CT 片、MRI 片、心电图等。

（5）患者穿着应适于摄片要求，不穿太厚及带有纽扣的衣服，松开衣领、腰带，取下活动假牙及眼镜，去除金属物品交给家属保管。

（6）体位：一般取俯卧位，头偏向一侧；患者头部放置一次性卫生垫，防止消化液污染床单位及衣物；右侧胸部垫一个三角软枕，抬高胸廓，有利于保持呼吸通畅；脚踝处垫一小枕，增加患者的舒适度；妥善安置各引流管，防止挤压、滑脱。需要进行器官防护者，在骨盆及甲状腺处加盖铅衣及甲状腺罩。

(7) 氧气 3～5 L/min 吸入、心电监护。

(8) 建立静脉通路，按医嘱术前 15 min 给予地西泮、盐酸哌替啶、山莨胆碱等肌肉注射，有青光眼、前列腺增生患者忌用山莨胆碱。

四、术中护理配合

(一) 术者进镜时

嘱患者头部稍后仰，使十二指肠镜顺利通过咽喉，但勿躲避进镜。

(二) 操作时

注意观察患者的神志、面色，如有异常，立即停止操作并对症处理，观察咬口有无松动或脱出。

(三) 乳头插管造影成功后

根据 X 线下显影的结石负性阴影的大小，选择大小合适的网篮。

(四) 取石

准确递交术者检查好的取石网篮，在取石网篮跨越过结石上端时，再张开网篮，见结石进入网篮中，轻收网篮，直至结石取出乳头外。具体如下：

(1) 先检查取石网篮是否收放自如，网篮性状有无变形，网篮钢丝有无断裂、变形，变形和钢丝断裂的网篮会降低取石效率，损伤胆管。向网篮腔内注射生理盐水或造影剂，确认网篮塑料外套管无裂缝，收回网篮至塑料套管内递交给术者。

(2) 待术者将取石网篮插入胆管内，在 X 线透视下见网篮越过结石后，护士张开网篮，术者自上而下轻轻抖动网篮，结石进入网篮后，再轻轻抖动网篮，待网篮均匀、纵向包裹结石后，护士慢慢收紧网篮，若遇到阻力，固定手柄，防止结石自网篮内滑脱，当网篮连同结石一起被拉出乳头外，张开网篮，轻轻抖动，丢弃结石在肠腔内。

(3) 扩张的胆管内捕捉小结石的配合：取石网篮置于结石上方，适当注入造影剂，使小结石漂浮移动，网篮下移时，注射器同步回抽，利用负压使小结石落网，轻轻收网或更换成与扩张胆管直径相应大小的取石气囊导管进行取石。

(4) 胆管内套取大结石的配合：结石过大，取石网篮不能越过结石或网篮伸张不开，除了选用大号网篮，还可低压缓慢注射低浓度造影剂，使胆管扩张，在胆管壁与结石之间有缝隙时，再将网篮小心越过结石，不要快速，尤其是碎石网篮，以免角度不对时又将结石顶入肝内胆管，增加取石难度。

(5) 如何放弃已套取的结石：乳头括约肌切口过小或乳头球囊扩张不够，套取的结石不能顺利拉出乳头外，此时需要放弃网篮内结石。具体方法：护士协助术者将网篮送回胆管，甚至肝门部，网篮顶住某一处胆管壁形成阻力后，护士向前送网篮手柄，使网篮全部张开并慢慢收闭网篮，结石就有可能滑出网篮，收回网篮，将网篮从内镜中取出，再行乳头切开、扩张或选择碎石术。

(五) 取石气囊取石时的配合

(1) 根据胆管扩张度调整气囊大小，使用前，先确认气囊大小，检查气囊导管是否漏气，管道是否通畅。

(2) 气囊导管顺预留在胆管内的导丝至乳头外时，造影剂连接上取石气囊排气，气囊部分进入胆管内，在X线下确认气囊导管上标记气囊上下端的标记，当标记越过结石后，按气囊大小及胆管扩张程度，X线透视下注入合适容量的空气(取石气囊不可注入任何液体)，锁定气囊导管末端的三通接头，术者轻拉取石气囊，护士根据胆管直径，缩小或加大气囊，退出时缓缓推注造影剂，同时注意导丝的位置，待气囊要出乳头时，仔细观察有无结石排出。

(六) 胆道蛔虫取出术的配合

蛔虫死亡后的取出方法与上述取石方法相同。活体蛔虫取出时需注意的一点是，适当收网，取出体外。不能大力收网，否则会造成虫体夹断，再次捕捉残体会加大困难程度。

(七) 胰管结石取石的配合

在主胰管头部或体部有单个结石，结石直径 $\varphi<1$ cm，并且未发生嵌顿、胰管无明显狭窄时或者在行体外碎石后，会进行网篮取石及气囊清扫碎石的方法，需要注意的是，因为胰管直径不同于胆管直径，甚至胰管扭曲，操作空间较小，选用的网篮头端较细，网篮丝偏软，动作上应轻柔，忌用暴力，造影剂注入时压力更要减小，防止出现术后一过性高淀粉酶血症和胰腺炎。

(八) 机械碎石时的配合

结石直径 $\varphi>2$ cm 时，普通取石方法较困难；或胆管下段流出道狭窄时，需借助碎石网篮先碎石后再分次取石。目前常见的碎石网篮有以下 2 种：

1. 绞盘式碎石篮

先将手柄处的滑杆向外拉,使网篮收回塑料导管内,再将拉杆处的固定螺丝拧松,向后滑行到底,待金属管鞘回收露出塑料导管,术者插入内镜活检孔道,进入胆管内,在X线透视下,当网篮越过结石,护士将网篮张开,术者轻轻抖动金属管鞘,网篮捕捉到结石后,护士回拉手柄处的滑杆,收紧结石后,护士将固定螺丝拧松向前滑行到有阻力时,固定螺丝向右进入卡口处,再拧紧螺丝,一般是滑到最前面的卡口,这样碎石时不会因为暴露的塑料导管与结石挤压,导致塑料导管损伤变形。在X线下确认结石与金属管鞘及胆管呈一条线,没有形成夹角,并且术者已松开抬钳器,护士身体后移,拉直碎石器,一边向顺时针方向转动碎石器手柄上的绞盘,一边观察结石与金属管鞘的挤压情况,分析碎石效果,必要时,再次碎石。碎石结束后,收回网篮,拉出内镜,改用普通网篮继续取石。使用过程中注意事项如下:

(1) 碎石手柄滑动性能良好,进内镜钳道前及时收回网篮。

(2) 碎石时松开抬钳器,完整套取结石,结石、网篮、金属管鞘与胆管不能形成夹角,避开胆管乳头附近。

(3) 碎石网篮注射造影剂阻力较大,可半张开网篮,稍用力。

(4) 注意碎石网篮有无异常,塑料导管容易与金属杆脱节分离,透视下会发现塑料导管不移动,网篮不能张开。

(5) 及时将网篮整形,以便再次碎石需要。

(6) Olympus3Q碎石网篮适合内镜管道直径 φ 是 4.2 mm,4Q碎石网篮适合内镜管道直径 $\varphi \geqslant 3.2$ mm。

2. 一体式取碎石网篮

这种碎石网篮操作简单,使用方便,可通导丝,属于一次性附件。拆开外包装,检查网篮的张开与闭合情况,网篮形态、有无断裂钢丝,注射是否通畅。检查结束,收回网篮部分于金属鞘管内,递交给术者,待网篮越过结石,张开网篮,术者一边下拉网篮,见结石进入网篮内,术者轻轻抖动网篮,使网篮完全包裹结石,护士操作网篮手柄部分,慢慢收紧网篮后,取出枪式碎石手柄,按照网篮手柄部分的距离,向前向后移动手柄上的蓝色卡锁,调节枪式碎石手柄,使网篮向注射器部分卡进碎石手柄,在X线下确认结石与金属管鞘及胆管呈一条线,没有形成夹角,并且术者已松开抬钳器,护士身体后移,拉直碎石器,反复扣动手柄上的扳机,直至结石被挤压,可重复碎石。

（九）应急碎石术的配合

可用Soehendra机械碎石器碎石。这是一种14Fr可弯曲的金属护管。剪去网篮手柄，固定好网篮丝，拔出内镜后，抽去网篮外的塑料护套，将网篮断头钢丝循金属护管前端插入，穿过摇柄中间的小孔，把网篮钢丝缠绕在摇柄的中央钢柱上，顺时针缓慢旋转摇柄，在X线透视下经金属外套管逐渐通过食管、胃腔，到达十二指肠，进入乳头时，继续顺时针旋转摇把，见网篮完全进入金属套管中，小心拉出金属套管，操作结束。操作注意事项如下：

(1) 金属套管与套取结石的网篮不能成角，以免挤压力量不均，导致网篮钢丝断裂，可适当改变患者体位，减少夹角形成。

(2) 旋转手柄速度要缓慢匀速，使钢丝有足够时间嵌入结石。快速收紧钢丝可能会使钢丝断裂。

(3) 若发生网篮断裂情况，钢丝断裂端还在口腔外，及时抓住网篮钢丝，使其不滑入口腔，需急诊转开腹手术的，用血管钳夹住并固定好；若钢丝断端在体内，将断裂钢丝拉进金属护管内，以免损伤消化道黏膜。

(4) 注意碎石网篮有无异常。

(5) 及时将网篮整形，以便再次碎石需要。

(6) Boston一体式碎石网篮适合内镜管道$\varphi \geqslant 3.2$ mm，COOK一体式碎石网篮适合内镜管道$\varphi \geqslant 4.2$ mm。

(7) 对于乳头角度不好，无法再调整内镜，或憩室旁及憩室内无支撑力度的乳头，网篮进入胆管困难，可先留置导丝在胆管内，然后将导丝末端顺网篮前端小孔内穿入，让网篮顺导丝进入胆管，减少网篮强行进入，有可能会导致穿孔的发生。

（十）胆管残余结石的判断

跟踪追击，根据取出结石整合判断。胆管内结石基本取净后，应再插管造影进行确认，此时因乳头括约肌已破坏，操作时间长，胆管内容易进入气体干扰，用取石网篮及导管造影已经达不到理想效果，这时可选用取石气囊导管进行造影。在气囊进入胆管之前，注射器抽取造影剂注入气囊导管先行排空导管内的气体，气囊送入胆管上行至肝门部甚至是肝内胆管，护士用注射器将气囊充盈，在术者下拉气囊时，护士继续向胆管内低压注入造影剂，速度应与术者下拉气囊速度保持一致，使胆管完全显影，一直到胆管末端，抵住乳头开口，摄片观察判断有无残余结石。

（十一）取石注意事项

（1）取石网篮一般用于取出中等大小的结石，取石气囊多用于较小结石及结石碎片的清除。

（2）取石时应遵循“先下后上”“先小后大”的原则，逐一取出结石，避免一次套取过多结石而引起嵌顿。

（3）套取结石后，网篮不能收得过紧，因为有些结石硬度不强，无形碎石的结果影响取石成功率，延长了手术时间。

五、术后护理

（1）操作结束时，帮助患者取下咬口，擦净面部黏液，有引导管的，妥善固定好，观察生命体征，待正常后，再拆除心电监护、负极板，协助患者转移至自己的床位，并交给辅检人员或床位医生送回病房。

（2）准确及时做好术中护理记录（三方核查单、风险评估单、高值耗材单），正确收取费用。

（3）向患者及家属解释术后咽喉部不适是因为操作影响，一般不需特殊处理，可慢慢恢复。术后体位无特殊要求，卧床休息1天，之后可根据患者病情恢复情况下床活动。

（4）根据医嘱输液，使用止血剂、抗生素、抑酶等药物。

（5）术后常规禁食、禁饮。禁食期间做好口腔护理，保持口唇湿润，使患者舒适；术后根据患者的血尿淀粉酶及有无腹痛、发热、黄疸等情况进行饮食调整；如无并发症发生，24 h后可进食流质食物，逐步过渡：从低脂流质食物开始，至低脂半流质食物，到清淡饮食，少量多餐，逐步过渡到正常饮食。

（6）观察有无并发症的发生，如出血、胰腺炎、穿孔等。

六、用物处理

及时按预处理流程处理内镜，按规范要求处理附件及其他物品。

内镜下胆管碎石取石术护理配合流程示于图4.25。

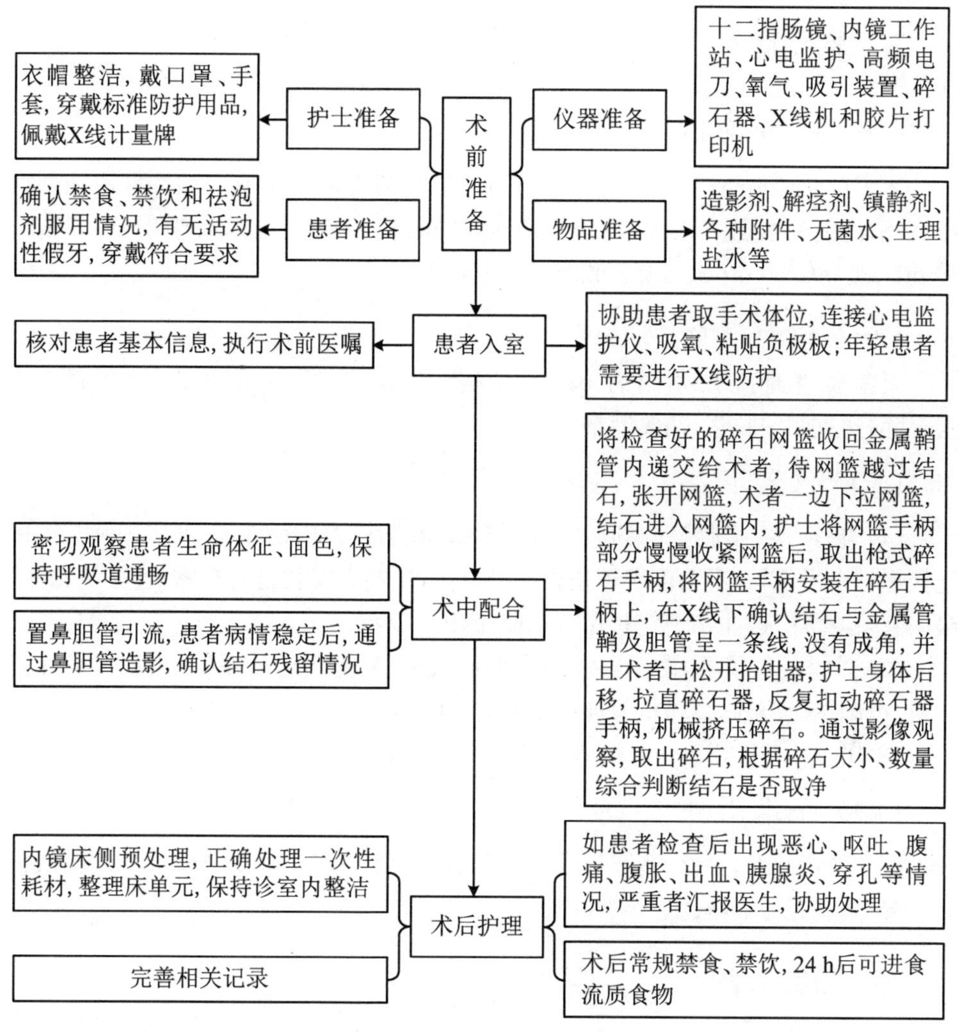

图 4.25　内镜下胆管碎石取石术护理配合流程

第三十节　内镜下十二指肠乳头球囊扩张术护理配合

一、配合护士着装要求

根据规范要求穿戴标准防护用品，着工作服，戴口罩、帽子、手套，穿防护铅衣，戴铅帽、甲状腺罩、X 光防护眼镜，佩戴计量牌。

二、物品准备

（一）一般物品

床旁预处理物品（专用清洗按钮、避污纸、含清洗剂纱布或一次性含清洗剂湿巾、含清洗剂容器或一次性清洗剂等）、口圈、换药碗、活检钳、注射器（5 mL、10 mL、20 mL、50 mL）、口鼻交换导管（或导尿管）。

（二）药品准备

灭菌水、生理盐水、造影剂、654-2、盐酸哌替啶、地西泮、重酒石酸去甲肾上腺素、盐酸达克罗宁胶浆、75%酒精。

（三）仪器准备

(1) 电子十二指肠镜（钳道 φ3.2～4.2 mm），检查内镜性能，并将内镜与主机连接做好白平衡，查看角度卡锁是否在自由位，先端帽安装是否严密，连接注水瓶、吸引管，检查注气、注水、吸引，保持功能完好。

(2) 检查一般仪器，确保内镜图像采集系统、X 光机运转系统、内镜及胶片打印机、电脑、病理条码打印机等连接正确，功能正常。

(3) 电刀、吸氧装置与心电监护，检查性能，保持功能完好。

（四）手术附件

ERCP 切开刀、导丝、造影导管、鼻胆引流导管、针刀、取石网篮、取石气囊、扩张球囊、球囊充盈器等。

三、患者准备

(1) 检查前应签署手术同意书，向患者说明检查或手术的必要性及术后可能发生的并发症，取得患者术中配合。

(2) 检查前禁食 6 h 以上，禁服除降压药之外的药物。

(3) 口服祛泡剂。

(4) 血尿淀粉酶、血生化、心肺肝肾功能、MRCP 或 CT 检查；做好碘过敏试验（非离子造影剂不需做碘试验）；携带病历、X 线片、CT 片、MRI 片、心电图等。

(5) 患者穿着应适于摄片要求，不穿太厚、带有纽扣的衣服，松开衣领和腰带，取下活动假牙及眼镜，去除金属物品，交给家属保管。

(6) 体位：一般取俯卧位，头偏向一侧；患者头部放置一次性卫生垫，防止消化液污染床单位及衣物；右侧胸部垫一个三角软枕，抬高胸廓，有利于保持呼吸道通畅；脚踝处垫一软枕，增加患者的舒适度；妥善安置各引流管，防止挤压、滑脱。需要进行器官防护者，在骨盆及甲状腺处加盖铅衣及甲状腺罩。

(7) 氧气 3～5 L/min 吸入、心电监护。

(8) 建立静脉通路，按医嘱术前 15 min 给予地西泮、盐酸哌替啶、山莨胆碱等肌肉注射，有青光眼、前列腺增生患者忌用山莨胆碱。

四、术中护理配合

(一) 术者进镜时

嘱患者头部稍后仰，使十二指肠镜顺利通过咽喉，但勿躲避进镜。

(二) 操作时

注意观察患者的神志、面色，如有异常，立即停止检查，并对症处理，观察咬口有无松动或脱出。

(三) 技术操作

乳头插管造影成功后，根据 X 线下显影的结石负性阴影的大小、胆管形态，选择大小合适的扩张球囊，操作如下：

(1) 检查球囊导管外观有无损坏，通导丝管腔内注入生理盐水予以润滑。

(2) 顺导丝将球囊导管置入乳头，最好是乳头括约肌位于球囊中间，用注射器注入少量的造影剂，使球囊稍稍充盈，将位于胆总管下端的结石向胆管内推远，调整球囊位置后，连接上球囊扩张压力泵，缓缓加压，一边观察球囊加压大小，一边观察乳头括约肌扩张的程度，同时还要关注监护仪上的血压、脉搏、氧饱和度和患者的表情，患者呈痛苦面容时，停止操作。必要时行第二次扩张，待球囊直径扩张到比结石稍大时，慢慢回抽球囊内的造影剂，当扩张的球囊和乳头之间有缝隙时，才加快速度，抽尽球囊内的造影剂，术者将导丝和球囊同时退出乳头，此时动作要慢，防止小结石随着球囊滚出乳头外未被发现，影响后期治疗。

(3) 注意事项：一定要使用球囊充盈器(压力泵)，缓慢匀速加压，不可徒手用注射器。球囊加压至预定压力，而球囊原先成“腰”的部分仍然不能消失，提示括约肌收紧，此时不能强行扩张，以免造成乳头括约肌撕裂。

五、术后护理

(1) 操作结束时，帮助患者取下咬口，擦净面部黏液，有引领导管的，妥善固定好，观察生命体征正常，再拆除心电监护、负极板，并协助患者转移至自己的床位，交给辅检人员送回病房。

(2) 准确及时做好术中护理记录(三方核查单、风险评估单、高值耗材单)，正确收取费用。

(3) 向患者及家属解释术后咽喉部不适是因为操作影响,一般不需特殊处理,可慢慢恢复。术后体位无特殊要求,卧床休息1天,后期根据患者病情恢复情况下床活动。

(4) 根据医嘱输液,使用止血剂、抗生素、抑酶等药物。

(5) 术后常规禁食、禁饮。禁食期间做好口腔护理,保持口唇湿润,增加患者的舒适度;术后根据患者的血尿淀粉酶及有无腹痛、发热、黄疸等情况进行饮食调整;如无并发症发生,24 h 后可进食流质食物,逐步过渡:由低脂流质食物开始,至低脂半流质食物,到清淡饮食,少量多餐,逐步过渡到正常饮食。

(6) 观察有无并发症的发生,如出血、胰腺炎、穿孔等。

六、用物处理

及时按预处理流程处理内镜,按规范要求处理附件及其他物品。

内镜下十二指肠乳头球囊扩张术护理配合流程示于图4.26。

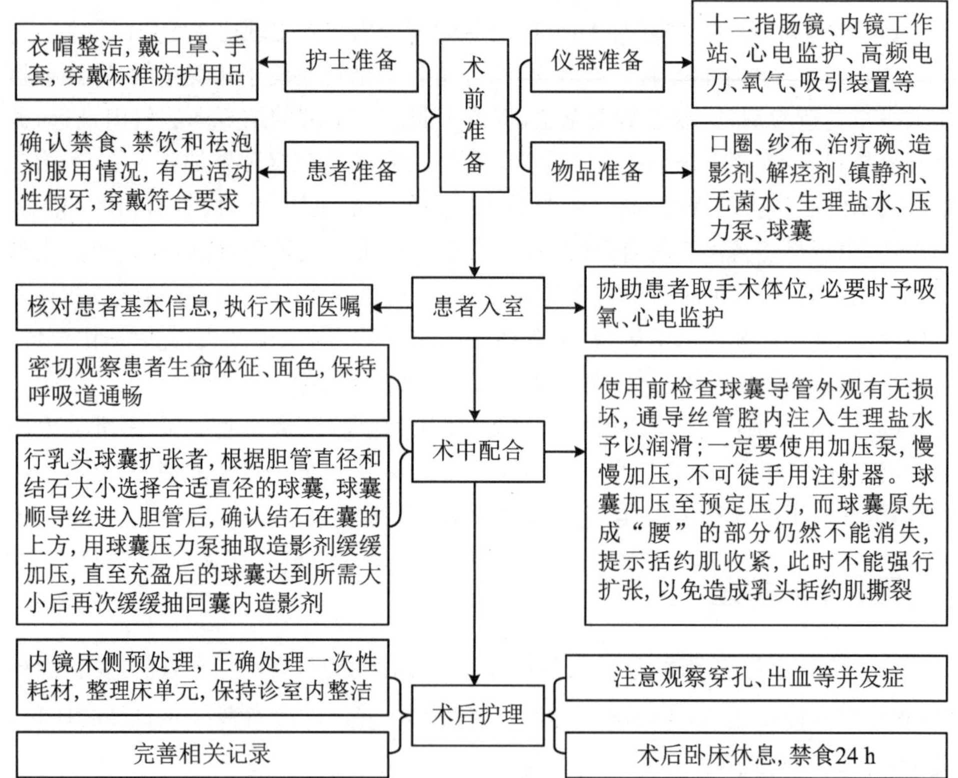

图4.26 内镜下十二指肠乳头球囊扩张术护理配合流程

第三十一节 内镜下逆行胆胰管支架引流术护理配合

一、配合护士着装要求

根据规范要求穿戴标准防护用品，着工作服，戴口罩、帽子、手套，穿防护铅衣，戴铅帽、甲状腺罩、X光防护眼镜，佩戴计量牌。

二、物品准备

（一）一般物品

床旁预处理物品（专用清洗按钮、避污纸、含清洗剂纱布或一次性含清洗剂湿巾、含清洗剂容器或一次性清洗剂等）、口圈、换药碗、活检钳、注射器（5 mL、10 mL、20 mL、50 mL）、口鼻交换导管（或导尿管）。

（二）药品准备

灭菌水、生理盐水、造影剂、654-2、盐酸哌替啶、地西泮、重酒石酸去甲肾上腺素、盐酸达克罗宁胶浆、75%酒精。

（三）仪器准备

(1) 电子十二指肠镜：钳道 $\varphi 3.2\sim 4.2$ mm；检查内镜性能，并将内镜与主机连接做好白平衡，查看角度卡锁是否在自由位，先端帽安装是否严密，连接注水瓶、吸引管，检查注气、注水、吸引，保持功能完好。

(2) 检查一般仪器：确保内镜图像采集系统、X光机运转系统、内镜及胶片打印机、电脑、病理条码打印机等连接正确，功能正常。

(3) 高频电刀、吸氧装置与心电监护，检查性能，保持功能完好。

（四）手术附件

ERCP切开刀、导丝、造影导管、鼻胆引流导管、针刀、各种型号的塑料支架等。

三、患者准备

(1) 检查前应签署手术同意书，向患者说明检查或手术的必要性及术后可能发生的并发症，取得患者术中配合。

（2）检查前禁食 6 h 以上，禁服除降压药之外的药物。

（3）口服祛泡剂。

（4）血尿淀粉酶、血生化、心肺肝肾功能、MRCP 或 CT 检查；做好碘过敏试验（非离子造影剂不需做碘试验）；携带病历、X 线片、CT 片、MRI 片、心电图等。

（5）患者穿着应适于摄片要求，不穿太厚、带有纽扣的衣服，松开衣领和腰带，取下活动假牙及眼镜，去除金属物品，交给家属保管。

（6）体位：一般取俯卧位，头偏向一侧；患者头部放置一次性卫生垫，防止消化液污染床单位及衣物；右侧胸部垫一个三角软枕，抬高胸廓，有利于保持呼吸道通畅；脚踝处垫一小枕，增加患者的舒适度；妥善安置各引流管，防止挤压、滑脱。需要进行器官防护者，在骨盆及甲状腺处加盖铅衣及甲状腺罩。

（7）氧气 3～5 L/min 吸入、心电监护。

（8）建立静脉通路，按医嘱术前 15 min 给予地西泮、盐酸哌替啶、山莨胆碱等肌肉注射，有青光眼、前列腺增生患者忌用山莨胆碱。

四、术中护理配合

（一）术者进镜时

嘱患者头部稍后仰，使十二指肠镜顺利通过咽喉，但勿躲避进镜。

（二）操作时

注意观察患者的神志、面色，如有异常，立即停止检查，并对症处理，观察咬口有无松动或脱出。

（三）胆胰管插管造影

插管成功后注入 30%的泛影葡胺或欧乃派克造影检查。明确胆管梗阻的部位及范围。

（四）狭窄胆胰管扩张

常见的扩张管有 7～10 Fr 支架和直径 6～8 mm 的胆道扩张球囊。根据狭窄部位、范围选择合适的扩张附件，必要时逐级、反复扩张，然后再用球囊扩张，对于肝移植术后吻合口狭窄行扩张术时，需在 X 线透视下评估狭窄程度，压力不能过度。对坚硬过度情况，可试用 Soehendra 支架取出器，顺导丝进入，旋转手持部，前端慢慢钻入狭窄部位。具体操作如下：

沿导丝超选至扩张最显著、引流范围最广泛的胆管，先插入扩张管并停留 2～

3 min，测量、选择合适长度的胆道支架（以超过狭窄端 1.5 cm 为宜），顺导丝将所选支架送入胆管抵达合适部位，予以释放。释放结束后观察支架位置是否合适，引流是否通畅，有无胆汁从支架内流出，如果支架位置或留置长度不合适，可进行调整。

（五）单根塑料支架置入术的护理配合

1. 7 Fr 支架的配合

内镜钳道不限。放置 7 Fr 的支架时，只需要单层支架置入器，右手把握导丝，左手轻推置入器，右手轻拉导丝，协助术者推送支架，使支架顺沿导丝方向，将支架送至预定位置。

2. 大于或等于 8.5 Fr 支架的配合

8.5 Fr 的支架需选择十二指肠镜钳道 φ3.2 mm 即可，10 Fr 的支架置入需选择钳道 φ4.2 mm 的十二指肠镜。大于或等于 8.5 Fr 的支架在放置时，需要三层支架置入器（支架保护管、外套管、内芯管），协助术者将支架送入活检管道后，在 X 线透视下保持导丝不移动，待置入器内芯上 2～3 个玛克标记进入狭窄端以上，即可开始分离置入器外管和内芯，术者在插送外管时，助手将导丝稍微退回到内芯中，右手拉内芯的速度和术者推送置入器的速度保持一致，使二者之间形成一定张力，助术者送入支架，且使导丝和置入器内芯管不致进入肝内太深，以免支架到位后，内芯不易退出，左手持置入器外管协助术者向前推送，直至支架妥善放置。以上动作一气呵成，不能分解。

3. 双猪尾支架的配合

前期释放步骤相同，关键在于待支架到达狭窄段上方时，及时将内芯和导丝同时退到支架内，术者继续向胆管内推送，使“猪尾”成型，末梢黑色标记到达乳头部时，即可将导丝和内芯管退到推送器外管内，术者利用外管将末端“猪尾”推出内镜，在乳头外周形成猪尾状。

（六）多根塑料支架置入术的护理配合

需选择钳道 φ4.2 mm 的十二指肠镜。确定需要置入多根支架时，在第一根导丝超选到满意胆管分支后，对乳头进行合适的切开后，将导丝盘曲成圈，直接交给术者或用生理盐水潮纱布缠绕固定在一无菌地方。另选一根导丝进行第二分支目标胆管超选，继续第三分支或第四分支胆管超选，注意各分支所在的导丝，做好标记，因为各分支胆管的所需支架的长度不同，各分支胆管超选成功后，先用胆道扩张管进行狭窄胆管（逐级）扩张，本着“先左后右”“先难后易”“先大后小”等原则，逐个放置支架，前一支架在乳头外需多预留 1 cm 左右的长度，以免后来的支架将其顶入乳头内。

（七）胰管支架置入术的护理配合

胰管支架置入方法如同胆管单根支架置入，需要注意的是，支架肠腔端有一玛克标记，在其到达乳头时，在透视下将填充显影部分做连接支撑，让支架和推送器继续形成一个整体，术者继续向前送入推送器，直至推送器将支架尾端全部推出到肠腔时，退出导丝和推送器，结束操作。

（八）支架置入失败的原因分析

（1）支架释放时机不对。

（2）内衬管和导丝不能及时回拉。

（3）肝内支架置入时弯度较大，力度不够。

（4）推送器内衬管不能退出。

（5）多支架置入时，将前支架挤入乳头内。

（6）所选支架不适合，过长、过短、与胆管形态不吻合。

（7）未预先行胆道扩张探条扩张，遇到支架前端是平口时，首先不能很好进入乳头内，狭窄段未扩张，同样会导致支架不能顺利推送。

五、术后护理

（1）观察生命体征正常后再拆除心电监护、负极板，并协助患者转移至自己的床位，交给辅检人员送回病房，门诊患者需留观 24 h。

（2）准确及时做好术中护理记录（三方核查单、风险评估单、高值耗材单），正确收取费用。

（3）向患者及家属解释术后咽喉部不适是因为操作影响，一般不需特殊处理，可以慢慢恢复。

（4）术后如无下一步治疗措施，常规禁食、禁饮 6 h 后，可进食清淡半流质食物，逐步过渡到正常饮食。需再行支架或鼻胆管置入术的，饮食要求按照 ERCP 治疗后实施。

（5）观察有无消化道出血的发生：支架取出过程中由于支架和镜身的夹角过大，在退出上消化道时，极易摩擦幽门口、贲门、食管黏膜而致出血。

六、用物处理

及时按预处理流程处理内镜，按规范要求处理附件及其他物品。

内镜下逆行胆胰管支架引流术护理配合流程示于图4.27。

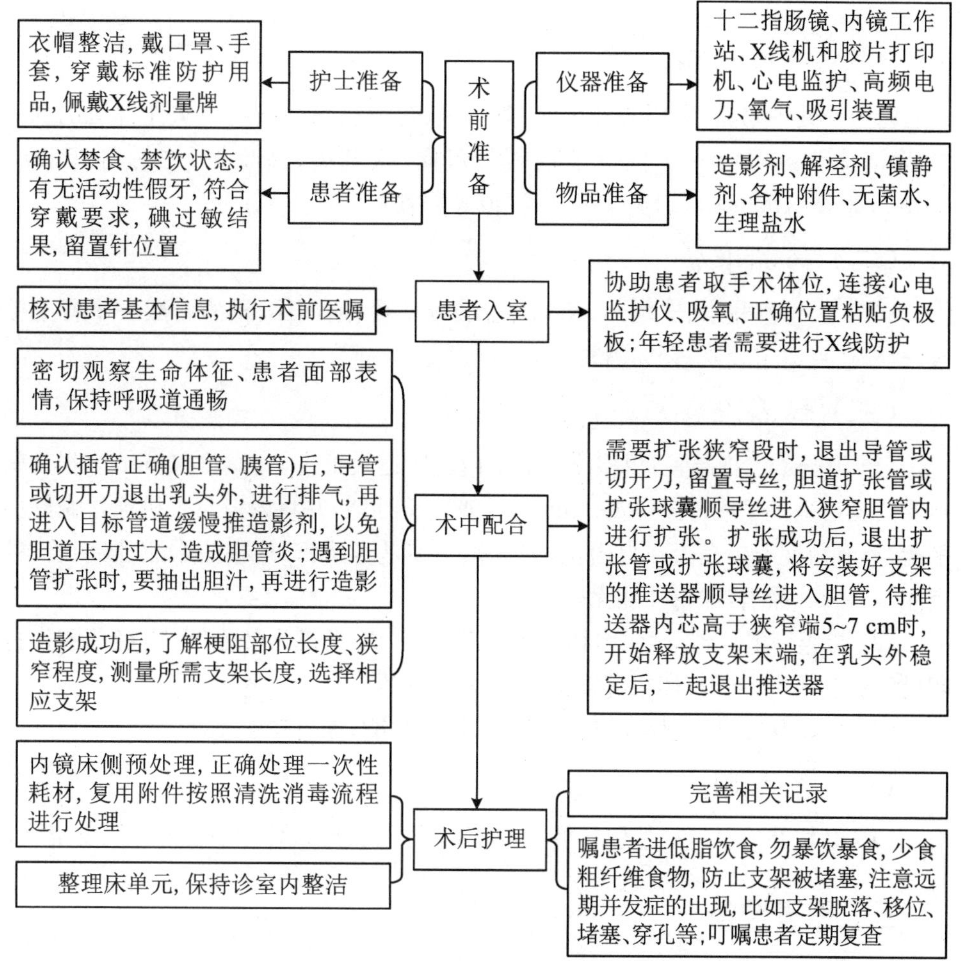

图4.27 内镜下逆行胆胰管支架引流术护理配合流程

第三十二节 内镜下胆管金属支架置入术护理配合

一、配合护士着装要求

根据规范要求穿戴标准防护用品，着工作服，戴口罩、帽子、手套，穿防护铅衣，戴铅帽、甲状腺罩、X光防护眼镜，佩戴计量牌。

二、物品准备

（一）一般物品

床旁预处理物品（专用清洗按钮、避污纸、含清洗剂纱布或一次性含清洗剂湿巾、含清洗剂容器或一次性清洗剂等）、口圈、换药碗、活检钳、注射器（5 mL、10 mL、20 mL、50 mL）、口鼻交换导管（或导尿管）。

（二）药品准备

灭菌水、生理盐水、造影剂、654-2、盐酸哌替啶、地西泮、重酒石酸去甲肾上腺素、盐酸达克罗宁胶浆、75%酒精。

（三）仪器准备

（1）电子十二指肠镜：单根支架需要内镜钳道大于或等于 $\varphi 3.2$ mm；多根支架需要内镜钳道大于或等于 $\varphi 4.2$ mm。检查内镜性能，并将内镜与主机连接做好白平衡，查看角度卡锁是否在自由位，先端帽安装是否严密，连接注水瓶、吸引管，检查注气、注水、吸引，保持功能完好。

（2）检查一般仪器，确保内镜图像采集系统、X 光机运转系统、内镜及胶片打印机、电脑、病理条码打印机等连接正确，功能正常。

（3）高频电刀、吸氧装置与心电监护，检查性能，保持功能完好。

（四）手术附件

ERCP 切开刀、导丝、造影导管、鼻胆引流导管、针刀、各种型号的金属支架等。

三、患者准备

（1）检查前应签署手术同意书，向患者说明检查或手术的必要性及术后可能发生的并发症，取得患者术中配合。

（2）检查前禁食 6 h 以上，禁服除降压药之外的药物。

（3）口服祛泡剂。

（4）血尿淀粉酶、血生化、心肺肝肾功能、MRCP 或 CT 检查；做好碘过敏试验（非离子造影剂不需做碘试验）；携带病历、X 线片、CT 片、MRI 片、心电图等。

（5）患者穿着应适于摄片要求，不穿太厚、带有纽扣的衣服，松开衣领和腰带，取下活动假牙及眼镜，去除金属物品，交给家属保管。

（6）体位：一般取俯卧位，头偏向一侧；患者头部放置一次性卫生垫，防止消化液污染床单位及衣物；右侧胸部垫一个三角软枕，抬高胸廓，有利于保持呼吸道通畅；脚踝处垫一小枕，增加患者的舒适度；妥善安置各引流管，防止挤压、滑脱。需要进行器官防护者，在骨盆及甲状腺处加盖铅衣及甲状腺罩。

(7) 氧气 3～5 L/min 吸入、心电监护。

(8) 建立静脉通路，按医嘱术前 15 min 给予地西泮、盐酸哌替啶、山莨胆碱等肌肉注射，有青光眼、前列腺增生患者忌用山莨胆碱。

四、术中护理配合

(一) 术者进镜时

嘱患者头部稍后仰，使十二指肠镜顺利通过咽喉，但勿躲避进镜。

(二) 操作时

注意观察患者的神志、面色，如有异常，立即停止检查并对症处理，注意咬口不会脱出。

(三) 推送式金属支架的置入

在确定释放位置后，助手松开安全锁，右手保持置入器的后手柄不动，左手向后手柄方向回撤置入器的前手柄。术者根据狭窄位置在透视和内镜图像下调整支架位置。若使用的是近端定位的 8 Fr 置入器，则在支架全部释放结束前，剩余支架的长度不应小于 10 mm，所以开始释放速度要缓慢，如果需要重新调整支架位置时，保持置入器的后手柄不动，向前推送置入器的前手柄，待支架全部回缩至外套管，再重新放置。

(四) 捆绑式金属支架的置入

在确定释放位置后，轻拽牵引线，动作、步骤同前，待支架全部释放结束后，回收支架推送器。

(五) 枪式金属支架的置入

在术者调整最佳位置的同时，护士缓慢扣动手柄处的环扣和术者动作一致，及时调整支架的位置，直至支架全部释放。

(六) 金属双支架的置入

需选择钳道 $\varphi 4.2$ mm 的十二指肠镜。支架外径一般为 6 mm，左右肝内胆管都需要进行狭窄段的扩张，准备好两根所需支架，在第一根支架置入成功后，在支架完全扩张开前，快速送入第二根支架。导丝和乳头开口的处理同多根塑料支架放置术。

(七) 金属支架置入术的配合要点

单根支架的置入内镜钳道需求不受限制。了解各金属支架的性能特点，使用前用生理盐水冲洗管道，充分浸润，推送器先端部进行弯曲塑形。可在体外预释放，检查推送系统是否完好，但如果是Z形整体雕刻式支架，不能提前预释放，否则支架不能再次回收到鞘管内。金属支架置入器的内管由于管径小、壁薄，反复推拉或操作过猛，可能会发生断裂。因此重新放置支架的次数不应超过2次。捆绑式支架在其置入器进入体内时，不能拉动捆绑线，只有到达狭窄端上方2～3 cm后，才开始拉动。金属支架在释放1/2前仍有机会进行调整，所以医护动作一定要协调，保证支架放置完美。遇见刻度不清晰时，调暗灯光，增加支架刻度的识别度，及时调整支架位置，整个释放过程要缓，尤其是到了最后2 cm左右的长度时，突然结束会有支架发射至乳头内的可能。支架完全脱离推送器后，将推送器外套管前推，使外套管与内芯合拢，再和导丝一起退出内镜。

五、术后护理

(1) 操作结束时，帮助患者取下咬口，擦净面部黏液，有引领导管的，观察生命体征正常后，再拆除心电监护、负极板，协助患者转移至自己的床位，交给辅检人员送回病房。

(2) 准确及时做好术中护理记录(三方核查单、风险评估单、高值耗材单)，正确收取费用。

(3) 向患者及家属解释术后咽喉部不适是因为操作影响，一般不需特殊处理，可以慢慢恢复。术后体位无特殊要求，卧床休息1天，之后根据患者病情恢复情况下床活动。金属支架因为弹性特点，患者可有腹胀感觉，因支架在持续扩张中，一般持续1～2天好转，应向患者做好解释工作。

(4) 根据医嘱输液，使用止血剂、抗生素、抑酶等药物。

(5) 术后常规禁食、禁饮；禁食期间做好口腔护理，保持口唇湿润，使患者舒适；术后根据患者的血尿淀粉酶及有无腹痛、发热、黄疸等情况进行饮食调整；如果无并发症发生，24 h后可进食流质食物，逐步过渡：由低脂流质食物开始至低脂半流质食物，到清淡饮食，少量多餐，逐步过渡到正常饮食。

(6) 观察有无并发症发生，如出血、胰腺炎、穿孔等。

六、用物处理

及时按预处理流程处理内镜，按规范要求处理附件及其他物品。

内镜下胆管金属支架置入术护理配合流程示于图4.28。

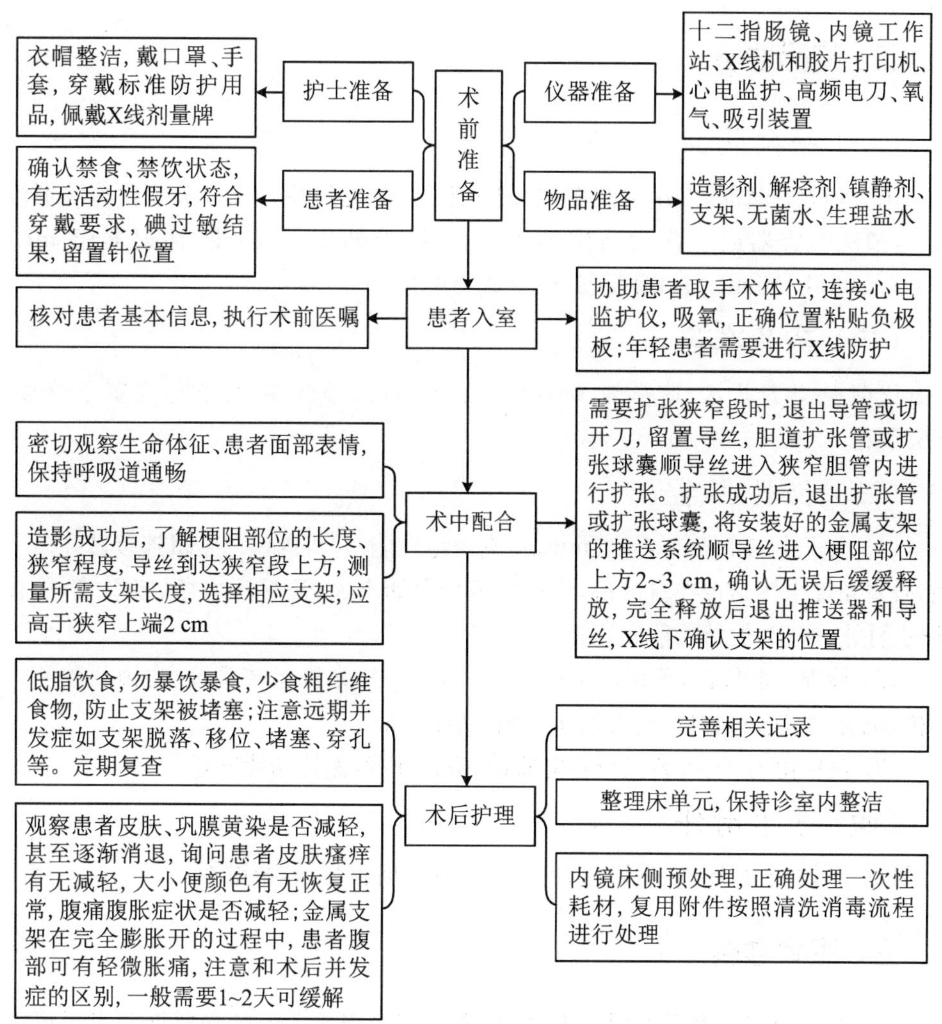

图 4.28 内镜下胆管金属支架置入术护理配合流程

第三十三节 内镜下十二指肠金属支架置入术护理配合

一、配合护士着装要求

根据规范要求穿戴标准防护用品，着工作服，戴口罩、帽子、手套，穿防护铅衣，戴铅帽、甲状腺罩、X 光防护眼镜，佩戴计量牌。

二、物品准备

（一）一般物品

床旁预处理物品（专用清洗按钮、避污纸、含清洗剂纱布或一次性含清洗剂湿巾、含清洗剂容器或一次性清洗剂等）、口圈、换药碗、活检钳、注射器（5 mL、10 mL、20 mL、50 mL）、口鼻交换导管（或导尿管）。

（二）药品准备

灭菌水、生理盐水、造影剂、654-2、盐酸哌替啶、地西泮、盐酸达克罗宁胶浆、75%酒精。

（三）仪器准备

（1）电子十二指肠镜 $\varphi 4.2$ mm，检查内镜性能，并将内镜与主机连接做好白平衡，查看角度卡锁是否在自由位，先端帽安装是否严密，连接注水瓶、吸引管，检查注气、注水、吸引，保持功能完好。

（2）检查一般仪器，确保内镜图像采集系统、X 光机运转系统、内镜及胶片打印机、电脑、病理条码打印机等连接正确，功能正常。

（3）高频电刀、吸氧装置与心电监护，检查性能，保持功能完好。

（四）手术附件

ERCP 切开刀、导丝、造影导管、十二指肠支架套装、异物钳等。

三、患者准备

（1）检查前应签署手术同意书，向患者说明检查或手术的必要性及术后可能发生的并发症，取得患者术中配合。

（2）检查前禁食 6 h 以上，必要时术前胃肠减压减少胃内容物潴留；禁服除降压药之外的药物。

（3）口服祛泡剂。

（4）血尿淀粉酶、血生化、心肺肝肾功能、MRCP 或 CT 检查；做好碘过敏试验（非离子造影剂不需做碘试验）；携带病历、X 线片、CT 片、MRI 片、心电图等。

（5）患者穿着应适于摄片要求，不穿太厚且带有纽扣的衣服，松开衣领和腰带，取下活动假牙及眼镜，去除金属物品，交给家属保管。

（6）体位：一般取俯卧位，头偏向一侧；患者头部放置一次性卫生垫，防止消化液污染床单位及衣物；右侧胸部垫一个三角软枕，抬高胸廓，有利于保持呼吸道通畅；脚踝处垫一软枕，增加患者的舒适度；妥善安置各引流管，防止挤压、滑脱。需要进行器官防护者，在骨盆及甲状腺处加盖铅衣及甲状腺罩。

(7) 给予氧气 3～5 L/min 吸入、心电监护。

(8) 建立静脉通路，按医嘱术前 15 min 给予地西泮、盐酸哌替啶、山莨胆碱等肌肉注射，有青光眼、前列腺增生患者忌用山莨胆碱。

四、术中护理配合

(1) 术者进镜时，嘱患者头部稍后仰，使十二指肠镜顺利通过咽喉，但勿躲避进镜。

(2) 操作时，及时清理呕吐物，防止误吸，注意观察患者的神志、面色，如有异常，立即停止检查并对症处理，观察咬口有无松动或脱出。

(3) 十二指肠镜到达幽门口时，护士将造影导管递交给术者，导丝通过造影导管，经幽门口试进入十二指肠肠腔，X 线透视下确认导丝位置在水平部以下，根据术前影像学提示的梗阻段，退出造影导管，换成三腔切开刀导管，顺导丝进入梗阻段以下后，再次造影确认狭窄长度。

(4) 选择金属支架比狭窄段上下缘都长至少 2 cm，生理盐水冲洗支架置入管腔，充分润滑支架，根据支架性能，可先体外释放支架少许，检查支架释放性能完好，支架置入器顺导丝进入钳道，X 线透视下确认支架到达位置，术者放松抬钳器，十二指肠金属支架释放方法与胆道金属支架方法相同。因为十二指肠支架置入器偏硬，力度不好控制，需要更加注意。待支架完全张开后，将置入器连同导丝一起退出，X 线透视下观察支架位置，及时给予调整。

五、术后护理

(1) 操作结束时，帮助患者取下咬口，擦净面部黏液，有引领导管的，妥善固定好，观察生命体征正常后再拆除心电监护、负极板，协助患者转移至自己的床位，交给辅检人员送回病房。

(2) 准确及时做好术中护理记录(三方核查单、风险评估单、高值耗材单)，正确收取费用。

(3) 向患者及家属解释术后咽喉部不适是因为操作影响，一般不需特殊处理，可慢慢恢复。术后体位无特殊要求。

(4) 饮食指导：术后禁食、禁饮 1～2 天，开始进食温热流质食物至半流质食物，适度的温度使支架尽快扩张，待支架完全扩张与消化道贴合后，可进食少渣食物，避免蔬菜、瘦肉等粗纤维食物，减少支架堵塞概率。

六、用物处理

及时按预处理流程处理内镜，按规范要求处理附件及其他物品。

内镜下十二指肠金属支架置入术护理配合流程示于图4.29。

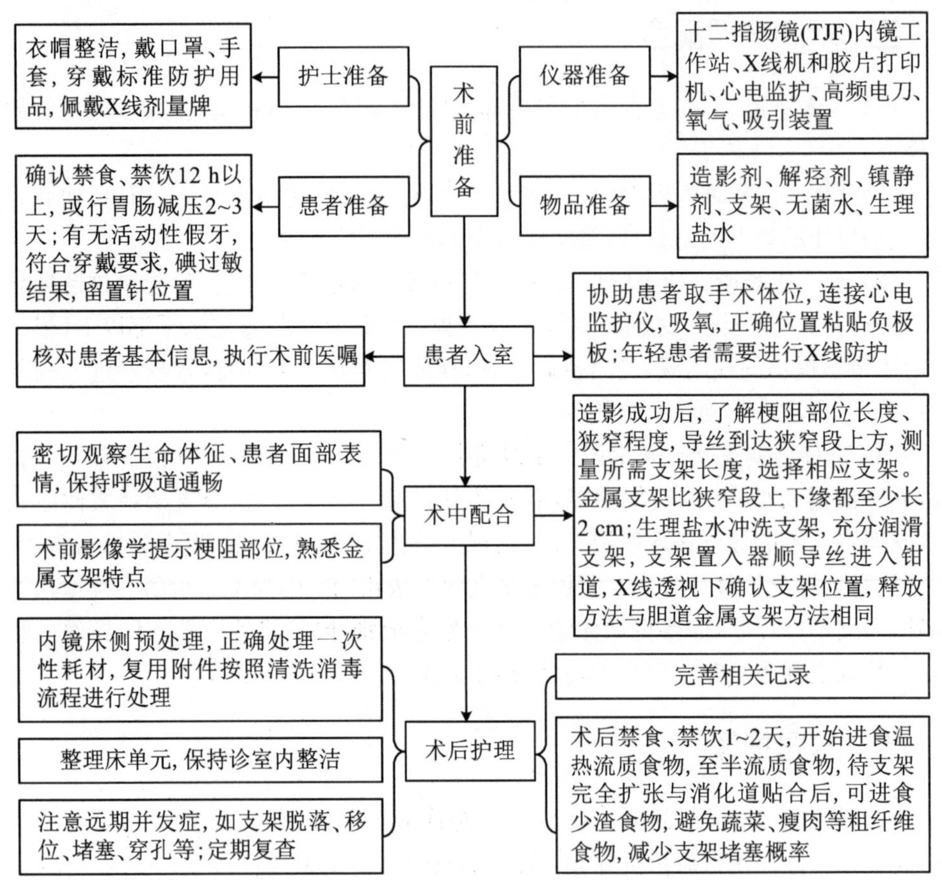

图4.29 内镜下十二指肠金属支架置入术护理配合流程

第三十四节 内镜下胆胰管支架取出术护理配合

一、配合护士着装要求

根据规范要求穿戴标准防护用品，着工作服，戴口罩、帽子、手套，穿防护铅衣，戴铅帽、甲状腺罩、X 光防护眼镜，佩戴计量牌。

二、物品准备

（一）一般物品

床旁预处理物品（专用清洗按钮、避污纸、含清洗剂纱布或一次性含清洗剂湿巾、含清洗剂容器或一次性清洗剂等）、口圈、换药碗、活检钳、注射器（5 mL、10 mL、20 mL、50 mL）、圈套器、取石网篮、异物钳、支架取出器、取石球囊。

（二）药品准备

灭菌水、654-2、重酒石酸去甲肾上腺素、盐酸达克罗宁胶浆、生理盐水。

（三）仪器准备

（1）电子十二指肠镜钳道 φ3.2 mm、φ4.2 mm，检查内镜性能，并将内镜与主机连接做好白平衡，查看角度卡锁是否在自由位，先端帽安装是否严密，连接注水瓶、吸引管，检查注气、注水、吸引，保持功能完好。

（2）检查一般仪器，确保内镜图像采集系统、打印机、电脑、病理条码打印机等连接正确，功能正常。

（3）必要时准备吸氧装置与心电监护，检查性能，保持功能完好。

三、患者准备

（1）核对患者信息，询问患者病史，掌握患者就诊基本原因，签署知情同意书。

（2）交待检查的目的、大致过程、注意事项，减轻患者的焦虑心理。

（3）检查前禁食 6～8 h，禁饮 2 h。

（4）询问患者药物过敏史，检查前 10 min 让患者口服祛泡剂，根据医嘱肌注 654-2。

（5）一般取俯卧位，头偏向一侧；患者头部放置一次性卫生垫，防止消化液污染床单位；松解衣物领口、腰带，取下活动假牙及眼镜，交给家属保管。

（6）必要时准备心电监护、吸氧装置。

四、术中护理配合

（一）术者进镜时

（1）嘱患者头部稍后仰，使十二指肠镜顺利通过咽喉，但勿躲避进镜。

(2) 注意咬口脱出，以免咬坏镜身。

(3) 嘱咐患者用鼻孔吸气、嘴巴呼气，口腔分泌物顺嘴角自然流出。

(4) 检查过程中注意观察患者的神志、面色，如有异常，立即停止检查并对症处理。

(二) 各种状态下的支架取出配合

(1) 对露出乳头外的支架，直接将圈套器或取石网篮交给术者，待附件伸出内镜，在肠腔内可见时，张开圈套器或者网篮，配合术者将圈套器或网篮套在支架末端侧翼内，收紧圈套器或网篮，术者将支架末端拉至抬钳器附近，让支架侧翼外的部分和内镜形成的夹角最小，然后术者左手固定圈套器或者取石网篮，在幽门口、贲门口和食道少量注气，和十二指肠镜一起退出。

(2) 支架脱出乳头外过长，甚至抵达对侧肠壁时，先用长臂异物钳夹住肠壁侧支架，配合术者在内镜靠近乳头时放开，反复几次，待支架和肠壁中间有操作空间时，再采取上述方法取出支架。

(3) 多支架需要更换时，一根一根地取出；对 7 Fr 以下的支架可多根套取，但要确认支架末端和内镜的夹角，以免损伤消化道黏膜。

(4) 支架进入乳头内时，取出来是比较困难的，往往耗时较久。用取石球囊取支架时，将气囊置入并置于支架前端或支架上部，必要时行乳头小切口，减少壶腹部的阻挡，露出支架后再用圈套器或取石网篮拉出；圈套器或取石网篮顺导丝进入胆管，在 X 线透视下，术者调整内镜角度，直到圈套住支架，拉出乳头外；刚置入的金属支架位置欠佳时，尽快用活检钳夹住支架末端轻拉做调整。

(5) 用专用支架取出器时，需要先行插管，将导丝从支架中间插入，退出切开刀后，只留置导丝，支架取出器顺导丝伸出内镜后，术者调整镜身，使支架取出器和支架形成一条直线，护士转动取出器手持端，取出器会慢慢钻入支架里，有一定深度后，一起拉出内镜。

(6) 全覆膜金属支架取出时，用异物钳抓取留置在支架末端的标志钢丝拉出。如有支架嵌入乳头内，APC 对乳头组织烧灼，稍敞开乳头，顺导丝进入取石气囊，在支架中上段，气囊注气后将支架向肝内方向推送，在支架末端和乳头游离后，再用异物钳取出。

五、术后护理

(1) 检查结束时，帮助患者取下咬口，擦净面部黏液，协助患者起床。

(2) 与术者仔细核对，确认无误后由术者填写申请单并签字，打印病理条码。

(3) 再次核对患者报告、病理信息，确认无误后交给床位医生，门诊患者由术者填写申请单并签字，打印病理条码，无误后交给患者，做好交接登记，收取相关费用。

(4) 一般检查患者禁食 2 h，有出血倾向患者情况需遵医嘱。

(5) 观察有无并发症的发生，如：出血、穿孔等。

六、用物处理

及时按预处理流程处理内镜，按规范要求处理附件及其他物品。

内镜下胆胰管支架取出术护理配合流程示于图 4.30。

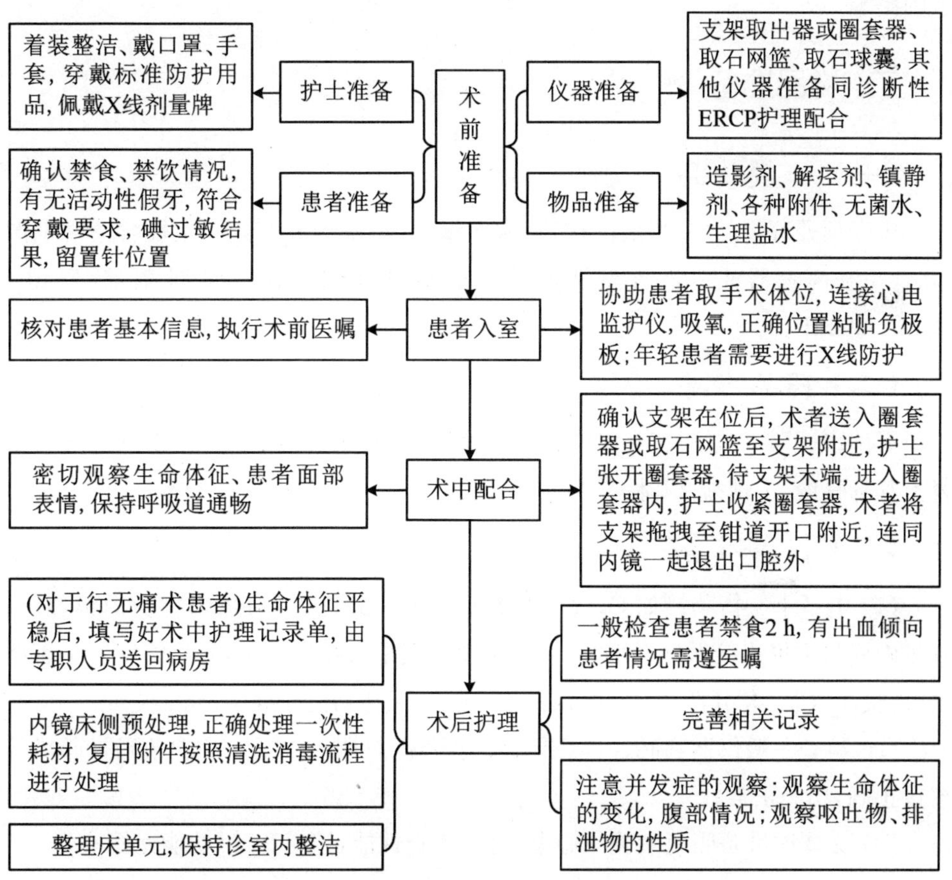

图 4.30　内镜下胆胰管支架取出术护理配合流程

第三十五节　ERCP术后出血内镜下诊疗护理配合

一、配合护士着装要求

根据规范要求穿戴标准防护用品，着工作服，戴口罩、帽子、手套、护目镜，穿防水围裙等。

二、物品准备

（一）一般物品

床旁预处理物品（专用清洗按钮、避污纸、含清洗剂纱布或一次性含清洗剂湿巾、含清洗剂容器或一次性清洗剂等）、口圈、换药碗、活检钳、注射器（5 mL、10 mL、20 mL、50 mL）。

（二）药品准备

灭菌水、654-2、盐酸达克罗宁胶浆、（冰）生理盐水、1∶10000的重酒石酸去甲肾上腺稀释液、生理盐水（冰）。

（三）仪器准备

（1）电子十二指肠镜如OLYMPUS JF－240、JF260、TJF260；检查内镜性能，并将内镜与主机连接做好白平衡，查看角度卡锁是否在自由位，先端帽安装是否严密，连接注水瓶、吸引管，检查注气、注水、吸引，保持功能完好。

（2）检查一般仪器：确保内镜图像采集系统、打印机、电脑、病理条码打印机等连接正确，功能正常。

（3）必要时准备吸氧装置与心电监护，检查性能，连接正确，功能完好。

（四）手术器械

导丝、造影导管等以备胆道内出血再插管需要，高频电刀（备有氩气）、止血夹及装置、针状切开刀、弓状切开刀、热活检钳、电凝棒、注射针、不同型号的乳头扩张球囊。

此外,还有急救药械等。

三、患者准备

(1) 核对患者信息,询问患者病史,掌握患者就诊基本原因,签署知情同意书。

(2) 检查前禁食 6~8 h,禁饮 2 h。

(3) 询问患者药物过敏史,检查前 10 min 让患者口服祛泡剂,根据医嘱肌注 654-2。

(4) 一般取俯卧位,头偏向一侧;患者头部放置一次性卫生垫,防止消化液污染床单位及衣物;松解衣领口、腰带,取下活动假牙及眼镜,交给家属保管。

(5) 必要时心电监护、吸氧。

四、术中护理配合

(一) 心理护理

虽然内镜下诊疗是 ERCP 术后出血的首选治疗方案,但患者因前期内镜长时间诊疗的不适,在不同程度上加深了恐惧、抵抗心理,因此需要耐心地与患者及家属沟通,讲述内镜诊疗的重要性及和外科手术相比较的微创性。

(二) 诊室环境

由于出血量大时,患者自觉畏寒,及时调节诊室温度,备保暖用品。患者体质虚弱时,对患者体位进行正确、舒适的摆放,提高患者的依从性。臀部位置放置卫生床垫,防止术中便血。

(三) 建立静脉通道

出血量大者需建立两路静脉通道,保证输液通畅,并且做好输血准备。

(四) 术者进镜时

嘱患者头部稍后仰,使十二指肠镜顺利通过咽喉,但勿躲避进镜。注意观察咬口不会脱出,嘱咐患者用鼻孔吸气、嘴巴呼气,口腔血液等呕吐物顺嘴角自然流出。

(五) 严密病情观察

密切观察生命体征,注意血压、心率的变化,及时清理患者的呕吐物,观察呕吐物的颜色、量,及时记录。

(六) 几种出血情况的内镜处理

(1) 局部渗血:ERCP 术中常有因行乳头切开、乳头球囊扩张或抬钳器刮伤而出现少量出血，如不影响内镜视野，凝血功能正常，一般会自限性止血。诊疗结束一定要再观察无渗血方能退镜。

(2) 出血明显：一般予以去甲肾上腺素稀释溶液局部喷洒，如有小动脉搏动性出血，可选用针刀或弓状切开刀电凝止血，或选用金属止血夹进行止血，如出血不止，需停止后期的 ERCP 诊疗操作。

(3) 对于术后呕血、便血等失血量大，出现失血性休克患者，应紧急内镜下明确原因，找出出血点。应立即行止血夹夹闭，胆管壁内出现者，选用比胆管稍大乳头扩张球囊，囊内注入生理盐水压迫 5～10 min 后再观察出血情况，可再次球囊压迫。

(4) 内镜下止血无效者可 DSA 介入治疗或外科剖腹探查。

(5) 对于术中操作或术后呕吐所致的贲门撕裂伤，止血途径同上，不同的是需要换成带有附送水的胃镜来操作。

（七）注意事项

(1) 注射针使用前应先检查其伸缩灵活性及是否通畅。注射针内充满去甲肾上腺素稀释液后收回针头，递交术者，内镜下见注射针后伸出针头 3 mm，排出多余气体，待术者将注射针头送入出血点边缘黏膜后，缓缓推入药液，见局部黏膜隆起，收回针头，观察有无再出血。

(2) 乳头扩张球囊胆管内压迫止血，X 线下评估胆管直径，选择一相比胆管直径稍大的球囊，先行乳头插管，留置导丝于胆管内，再将乳头扩张球囊顺导丝送入乳头，确认出血部位，充盈球囊，直至能压迫胆管壁，观察初始压迫时间，5 min 后抽尽囊内液体，观察出血情况，如仍有少量出血，可再次行球囊压迫，并适当延长压迫时间，直至有效止血。

五、术后护理

(1) 检查结束后帮助患者取下咬口，擦净面部黏液，妥善固定好各引流管，协助患者起床。

(2) 术后要予以 48 h 卧床休息，不能过早活动。

(3) 如患者检查后出现恶心、呕吐、腹痛、腹胀等情况，汇报医生，协助处理。

(4) 继续生命体征观察，如发现呕血、黑便时正确判断是否残留血液；有胃肠减压者，观察引流液的颜色、量及形状，遵医嘱输液；做好口腔护理及生活护理；开始进食流质食物时忌辛辣刺激性食物，从温凉流质食物开始至半流质食物，逐步过渡到正常饮食。

六、用物处理

及时按预处理流程处理内镜，按规范要求处理附件及其他物品。

ERCP 术后出血内镜下诊疗护理配合流程示于图 4.31。

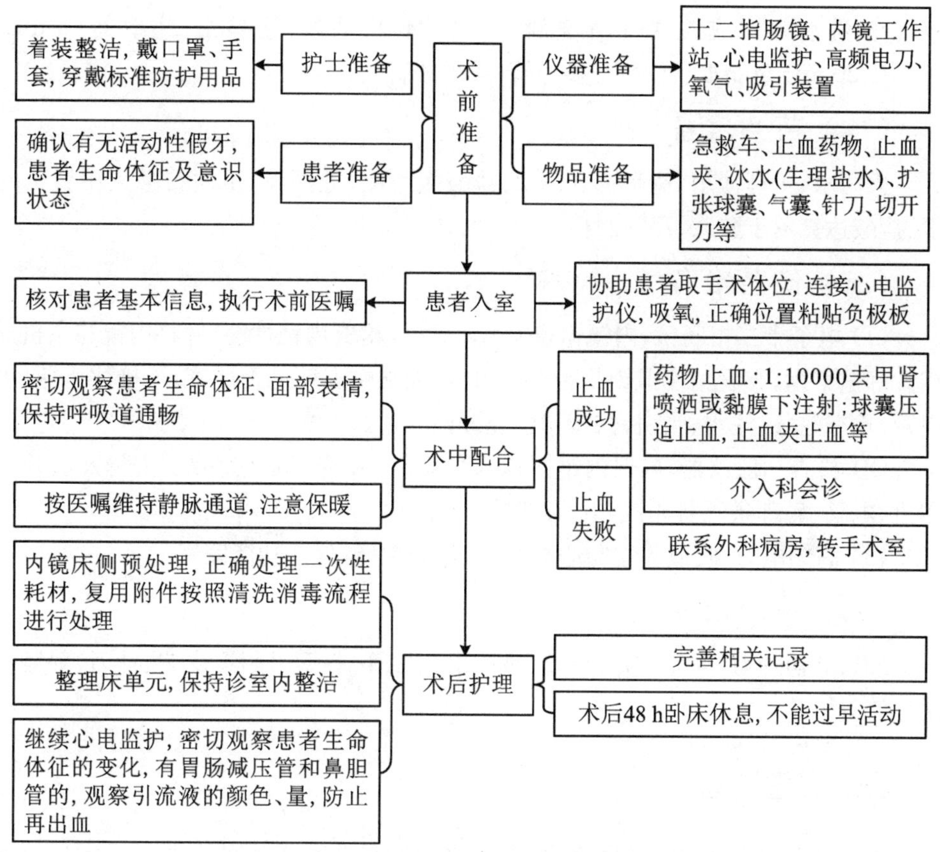

图 4.31　ERCP 术后出血内镜下诊疗护理配合流程

第三十六节　胆管癌射频消融治疗护理配合

一、配合护士着装要求

根据规范要求穿戴标准防护用品，着工作服，戴口罩、帽子、手套，穿防护铅衣，戴铅帽、甲状腺罩、X 光防护眼镜，佩戴计量牌。

二、物品准备

（一）一般物品

床旁预处理物品（专用清洗按钮、避污纸、含清洗剂纱布或一次性含清洗剂湿巾、含清洗剂容器或一次性清洗剂等）、口圈、换药碗、活检钳、注射器（5 mL、10 mL、20 mL、50 mL）、口鼻交换导管（或导尿管）。

（二）药品准备

灭菌水、生理盐水、造影剂、654-2、盐酸哌替啶、地西泮、重酒石酸去甲肾上腺素、盐酸达克罗宁胶浆、75%酒精。

（三）仪器准备

(1) 电子十二指肠镜，内镜钳道 $\varphi 4.2$ mm。检查内镜性能，并将内镜与主机连接做好白平衡，查看角度卡锁是否在自由位，先端帽安装是否严密，连接注水瓶、吸引管，检查注气、注水、吸引，保持功能完好。

(2) 检查一般仪器，确保内镜图像采集系统、X 光机运转系统、内镜及胶片打印机、电脑、病理条码打印机等连接正确，功能正常。

(3) 高频电刀、吸氧装置与心电监护，检查性能，保持功能完好。

（四）手术附件

ERCP 切开刀、导丝、造影导管、鼻胆引流导管、各型号胆道支架、针刀、射频消融导管等。

三、患者准备

(1) 检查前应签署手术同意书，向患者说明检查或手术的必要性及术后可能发生的并发症，取得患者术中配合。

(2) 检查前禁食 6 h 以上，禁服除降压药之外的药物。

(3) 口服祛泡剂。

(4) 血尿淀粉酶、血生化、心肺肝肾功能、MRCP 或 CT 检查；做好碘过敏试验（非离子造影剂不需做碘试验）；携带病历、X 线片、CT 片、MRI 片、心电图等。

(5) 患者穿着应适于摄片要求，不穿太厚、带有纽扣的衣服，松开衣领和腰带，取下活动假牙及眼镜，去除金属物品，交给家属保管。

(6) 体位：一般取俯卧位，头偏向一侧；患者头部放置一次性卫生垫，防止消化液污染床单位及衣物；右侧胸部垫一个三角软枕，抬高胸廓，有利于保持呼吸通畅；脚踝处垫一软枕，增加患者的舒适度；妥善安置各引流管，防止挤压、滑脱。需要进行器官防护者，在骨盆及甲状腺处加盖铅衣及甲状腺罩。

(7) 氧气 3～5 L/min 吸入、心电监护。

(8) 建立静脉通路，按医嘱术前 15 min 给予地西泮、盐酸哌替啶、山莨胆碱等肌肉注射，有青光眼、前列腺增生患者忌用山莨胆碱。

四、术中护理配合

(一) 术者进镜时

嘱患者头部稍后仰，使十二指肠镜顺利通过咽喉，但勿躲避进镜。

(二) 操作时

注意观察患者的神志、面色，如有异常立即停止检查，对症处理，并注意咬口不会脱出。

(三) 在 ERCP 操作成功后

尽量抽尽狭窄上段扩张胆管内淤积胆汁，既能使显影更清晰，又能减轻胆管内的压力。确认肿瘤所在胆管位置、长度，导丝超选至肿瘤狭窄段上方，必要时行乳头小切开或中切开，方便头端较钝的射频消融导管进入乳头。

(四) 预先设置好电刀

确定射频消融所需能量模式(仅电凝状态)，常见电凝(COAG)指数：Effect4；max. Watts10。

(五) 留置导丝

退出插管用切开刀，狭窄胆管不足 8.5 Fr 时，可先行 8.5 Fr 胆道扩张管进行扩张后，再在 X 线透视下顺导丝将射频消融导管置于肿瘤狭窄处，再次确认射频消融导管前端能量发生器位置(透视下显影明显)，在踩电刀脚踏的同时记住消融时间，到预定设置时间后，再次向肝内方向调整位置进行射频消融，直至全部狭窄段疏通。退出消融导管，顺导丝进入取石气囊清理坏死组织，根据胆管情况放置塑料支架或鼻胆引流管。

(六) 配合要点与注意事项

(1) 射频消融术中因热量产生，患者痛感明显，建议在无痛下行射频消融。

(2) 射频功率、时间设定：射频消融功率一般设置为 8 W，每一局部消融时间为 90 s，可酌情加减。到达预定时间射频消融自动停止，消融温度为 60 ℃。

(3) 射频消融导管置入过程中，护士应持续拉直绷紧导丝，并且避免导丝移位，方便消融导管进入。

(4) 狭窄段较长时，应分段进行消融，每段可允许重叠，以免遗漏。

(5) 每一部位单次消融时间为 90 s,可适当加减。若梗阻部位侵及左右肝管,则需分别进行消融。

(6) 完成射频消融后,需用取石气囊进行胆管内坏死物清理,防止置入的胆管支架短时间内阻塞。

(7) 若肿瘤为胆管末端,射频时会影响胆管胰腺端,可预先在胰管内置入胰管支架,预防射频消融后胰管开口水肿导致胰腺炎发生。

五、术后护理

(一) 操作结束时

帮助患者取下咬口,擦净面部黏液,妥善放置外引流管,交待患者及家属注意事项。观察生命体征正常,拆除心电监护、负极板后协助患者转移至自己的床位,并交给辅检人员送回病房。

(二) 准确及时做好术中护理记录

准确及时做好三方核查单、风险评估单、高值耗材单的记录,正确收取费用。

(三) 做好术后宣教

向患者及家属解释术后咽喉部不适是因为操作影响,一般不需特殊处理,可慢慢恢复。术后体位无特殊要求,卧床休息 1 天,后期根据患者病情恢复情况下床活动。

(四) 术后常规禁食禁饮

禁食期间做好口腔护理,保持口唇湿润,使患者舒适;术后根据患者的血尿淀粉酶及有无腹痛、发热、黄疸等情况进行饮食调整;如无并发症发生,24 h 后可进食流质食物,逐步过渡:低脂流质食物到低脂半流质食物,再到清淡饮食,少量多餐,逐步过渡到正常饮食。

(五) 观察有无胆管炎、胰腺炎、穿孔等并发症的发生

(1) 胆管炎:术后主诉腹痛时,有可能是因射频热疗引起,需和胰腺炎、穿孔鉴别。生命体征的观察,注意有无寒战、高热等胆管炎症状,除因操作时间过长、附件反复进出致逆行感染外,射频消融后未清理干净坏死组织,导致引流管不畅,也是原因之一。术后观察黄疸有无减退,记录引流液的颜色、性状及量。及时向床位医生报告。

(2) 胰腺炎:当肿瘤位于下端近乳头位置时,因射频消融的热量引起瘤体周围黏膜水肿,影响胰液排出不畅,致胰腺炎的发生。根据医嘱输液,使用抗生素、抑酶等药物。术后常规护理,观察患者有无腹痛、恶心、呕吐症状,结合术后血尿淀粉酶数值,报告医生是否进行腹部 CT 检查。

(3) 穿孔:瘤体某一点射频消融时间过长、热量调节不当,极容易引起穿孔现象。患者主诉腹部剧痛,腹肌紧张,汇报医生及时行 X 线透视,看有无膈下游离气体,遵医嘱行胃肠减压、消炎等对症处理,如仍无缓解,需紧急外科手术干预。

六、用物处理

及时按预处理流程处理内镜,按规范要求处理附件及其他物品。

胆管癌射频消融治疗护理配合流程示于图 4.32。

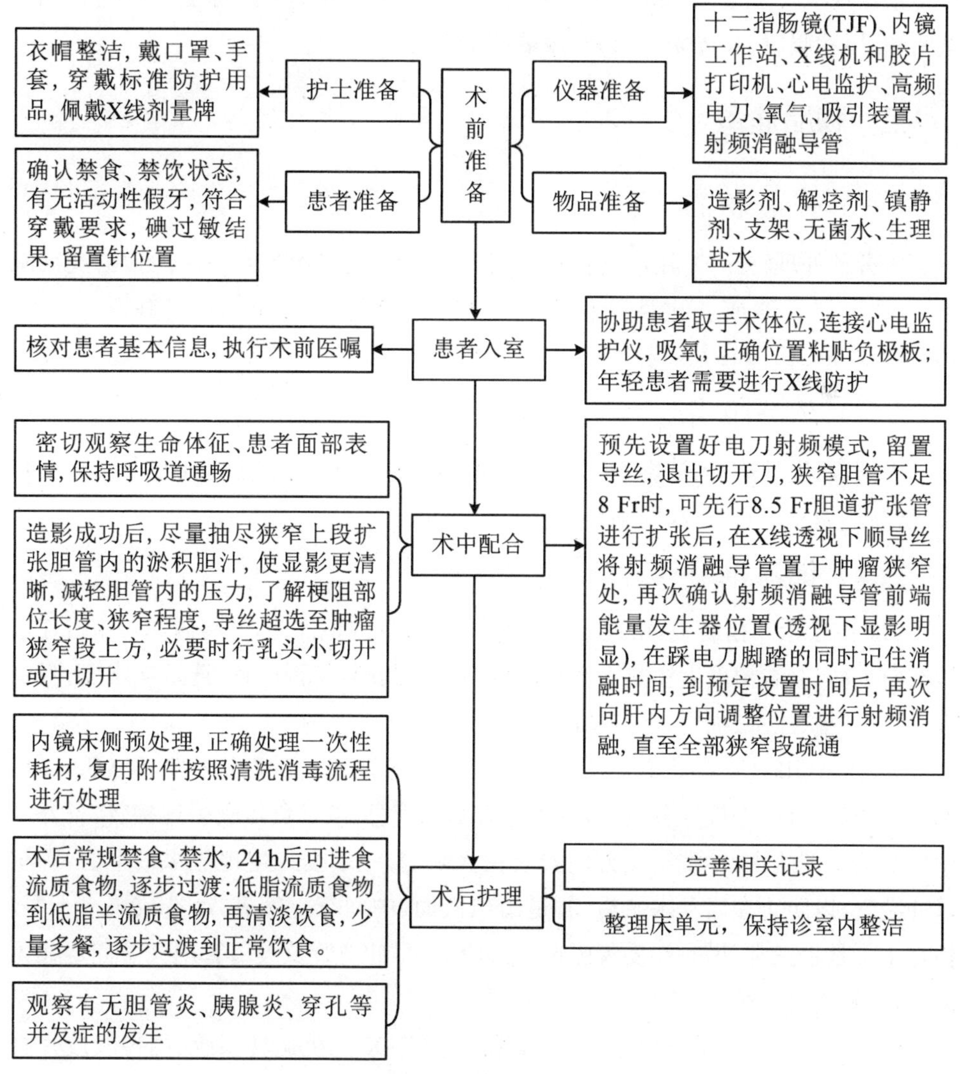

图 4.32　胆管癌射频消融治疗护理配合流程

第三十七节 SpyGlass 诊断性操作护理配合

一、配合护士着装要求

根据规范要求穿戴标准防护用品，着工作服，戴口罩、帽子、手套，穿防护铅衣，戴铅帽、甲状腺罩、X 光防护眼镜，佩戴计量牌。

二、物品准备

（一）一般物品

床旁预处理物品（专用清洗按钮、避污纸、含清洗剂纱布或一次性含清洗剂湿巾、含清洗剂容器或一次性清洗剂等）、口圈、换药碗、活检钳、注射器（5 mL、10 mL、20 mL、50 mL）、口鼻交换导管（或导尿管）。

（二）药品准备

灭菌水、生理盐水、造影剂、654-2、盐酸哌替啶、地西泮、重酒石酸去甲肾上腺素、盐酸达克罗宁胶浆、75%酒精。

（三）仪器准备

（1）电子十二指肠镜，钳道 $\varphi \geqslant 4.2$ mm。检查内镜性能，并将内镜与主机连接做好白平衡，查看角度卡锁是否在自由位，先端帽安装是否严密，连接注水瓶、吸引管，检查注气、注水、吸引，保持功能完好。

（2）SpyGlass 直视胆道镜系统/SpyGlass DS 系统一次性活检钳 SpyBite 等。术前检查好主机，连接好各电源，输入患者基本信息，准备负压吸引连接管，备好术中冲洗的生理盐水，冲洗管按方向安装在水泵上，一端插入生理盐水最下层，固定好冲洗管，以防止在启动水泵后，管道滑出液面，中间有空气进入，造成泵水不畅，检查水泵是否正常；另一端妥善固定在无菌巾内，冲洗管及吸引管用夹子固定在无菌处，减轻重量负荷。

（3）检查一般仪器，确保内镜图像采集系统、X 光机运转系统、内镜及胶片打印机、电脑、病理条码打印机等连接正确，功能正常。

（4）高频电刀、吸氧装置与心电监护，检查性能，保持功能完好。

（四）手术附件

ERCP 切开刀、导丝、造影导管、鼻胆引流导管、针刀、取石网篮、取石气囊、扩张球囊等。

三、患者准备

（1）检查前应签署手术同意书，向患者说明检查或手术的必要性及术后可能发生的并发症，取得患者术中配合。

（2）检查前禁食 6 h 以上，禁服除降压药之外的药物。

（3）口服祛泡剂。

（4）血尿淀粉酶、血生化、心肺肝肾功能、MRCP 或 CT 检查；做好碘过敏试验（非离子造影剂不需做碘试验）；携带病历、X 线片、CT 片、MRI 片、心电图等。

（5）患者穿着应适于摄片要求，不穿太厚、带有纽扣的衣服，松开衣领和腰带，取下活动假牙及眼镜，去除金属物品，交给家属保管。

（6）体位：一般取俯卧位，头偏向一侧；患者头部放置一次性卫生垫，防止消化液污染床单位及衣物；右侧胸部垫一个三角软枕，抬高胸廓，有利于保持呼吸通畅；脚踝处垫一软枕，增加患者的舒适度；妥善安置各引流管，防止挤压、滑脱。需要进行器官防护者，在骨盆及甲状腺处加盖铅衣及甲状腺罩。

（7）氧气 3～5 L/min 吸入、心电监护。

（8）建立静脉通路，按医嘱术前 15 min 给予地西泮、盐酸哌替啶、山莨胆碱等肌肉注射，有青光眼、前列腺增生患者忌用山莨胆碱。

四、术中护理配合

（1）术者进镜时，嘱患者头部稍后仰，使十二指肠镜顺利通过咽喉，但勿躲避进镜。

（2）操作时，注意观察患者的神志、面色，如有异常立即停止检查，对症处理，并注意咬口不会脱出。

（3）协助内镜医生固定 SpyGlass 子镜传送附件。

（4）ERCP 选择性插管成功后，进行目标胆胰管造影，进成像导管前，先行乳头小切开或用大于或等于 10 Fr 胆道扩张管扩张后，留置导丝，顺导丝送入成像导管，再固定成像导管操作部于十二指肠镜操作部，连接成像导管和主机，启动光源，连接吸引器连接管和注水管，调节合适吸引负压和注水流量，术中保持注水吸引通畅，及时有效地交换冲洗液，一是避免注入的生理盐水使胆（胰）管压力过高，增加胆管炎（胰腺炎）的风险，二是使视野清晰。结合 X 透视，确定病变位置。需要进行病理活检者，在活检钳到达成像导管先端部有阻力时，在术者放松十二指肠镜各角度钮，调整内镜及成像导管成钝角时，将 SpyGlass 专用活检钳伸出。因术中附件、器械多，更需及时整理，注意无菌操作。

(5) SpyGlass 诊疗结束后，关闭光源，和活检术相同，关闭松开所有角度钮，调整成像管和内镜角度后，松开固定锁，缓缓拉出成像导管，断开负压吸引管和冲洗管。

五、术后护理

(1) 操作结束时，帮助患者取下咬口，擦净面部黏液，有引领导管的，妥善固定好，观察生命体征，在拆除心电监护、负极板后协助患者转移至自己的床位，并交给辅检人员送回病房。

(2) 准确及时做好术中护理记录（三方核查单、风险评估单、高值耗材单），正确收取费用。

(3) 向患者及家属解释术后咽喉部不适是因为操作影响，一般不需要特殊处理，可慢慢恢复。术后体位无特殊要求，卧床休息 1 天，后期根据患者病情恢复情况下床活动。

(4) 根据医嘱输液，使用止血剂、抗生素、抑酶等药物。

(5) 术后常规禁食、禁饮；禁食期间做好口腔护理，保持口唇湿润，使患者舒适；术后根据患者的血尿淀粉酶及有无腹痛、发热、黄疸等情况进行饮食调整；如无并发症发生，24 h 后可进食流质食物，逐步过渡：低脂流质食物到低脂半流质食物，再清淡饮食，少量多餐，逐步过渡到正常饮食。

(6) 观察有无并发症的发生，如出血、胰腺炎、穿孔等。

六、用物处理

及时按预处理流程处理内镜，按规范要求处理附件及其他物品。

SpyGlass 诊断性操作护理配合流程示于图 4.33。

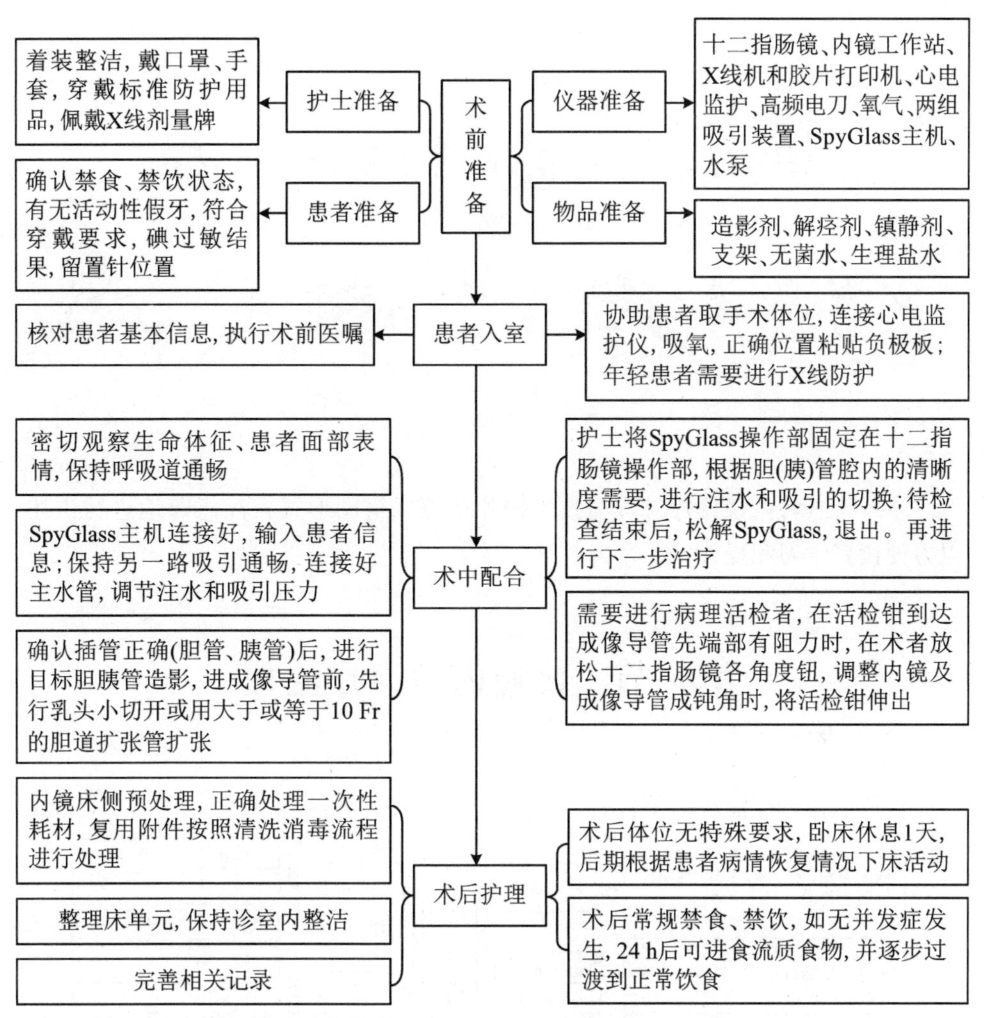

图 4.33　SpyGlass 诊断性操作护理配合流程

第五章　内镜诊疗流程

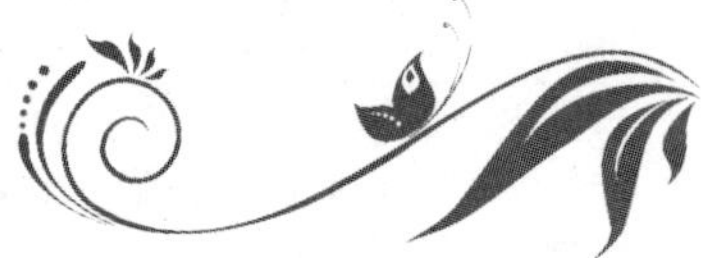

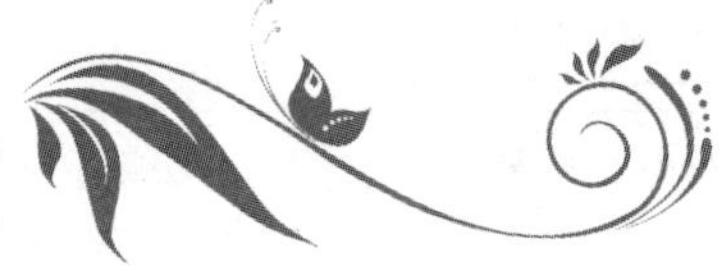

本章将各种内镜诊疗过程与技术操作步骤以框图形式言简意赅地进行讲述，以方便读者学习和操作。

第一节　普通内镜诊疗流程

普通内镜诊疗流程如下：

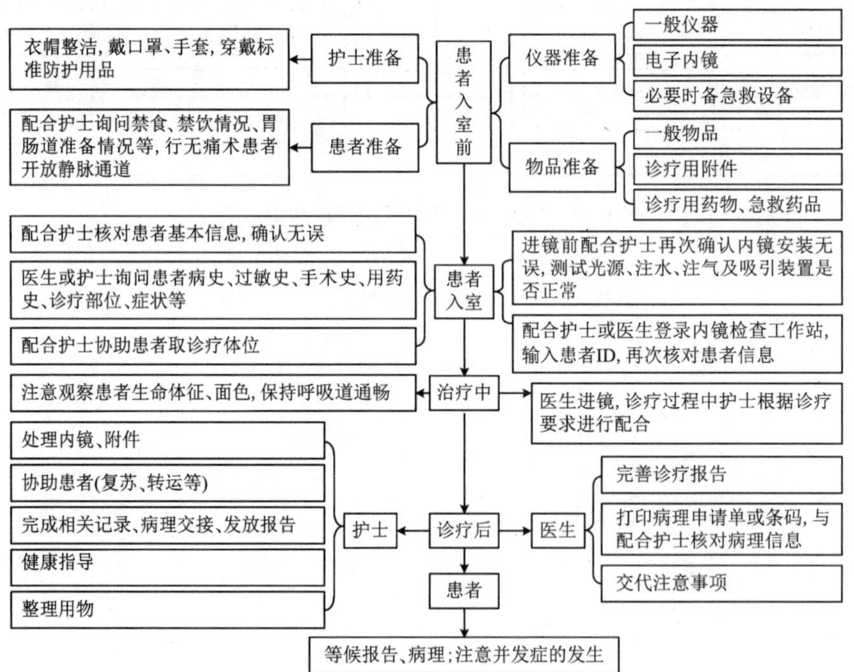

第二节　急诊内镜诊疗流程

急诊内镜诊疗流程如下：

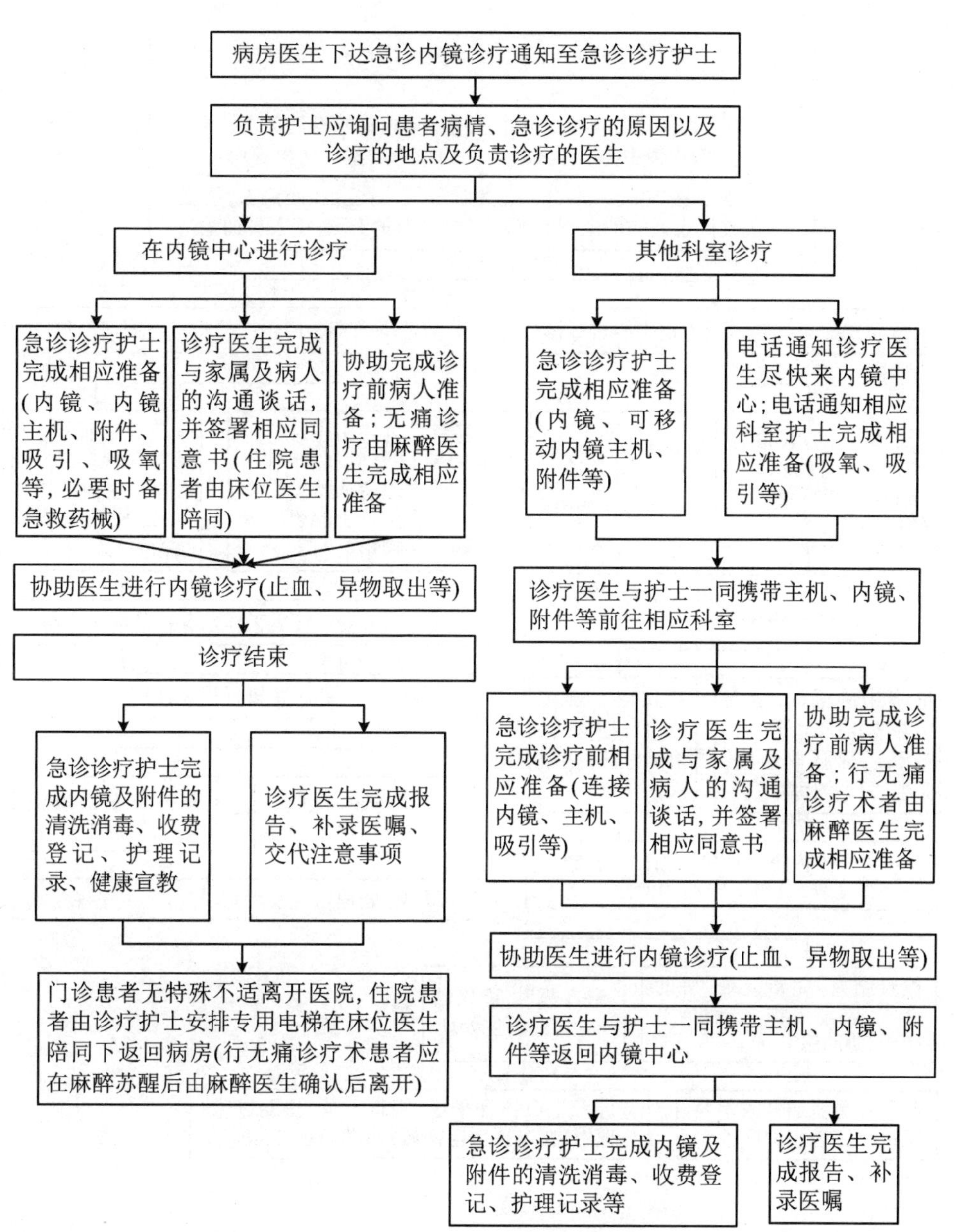

第三节 危重症患者内镜诊疗流程

危重症患者内镜诊疗流程如下：

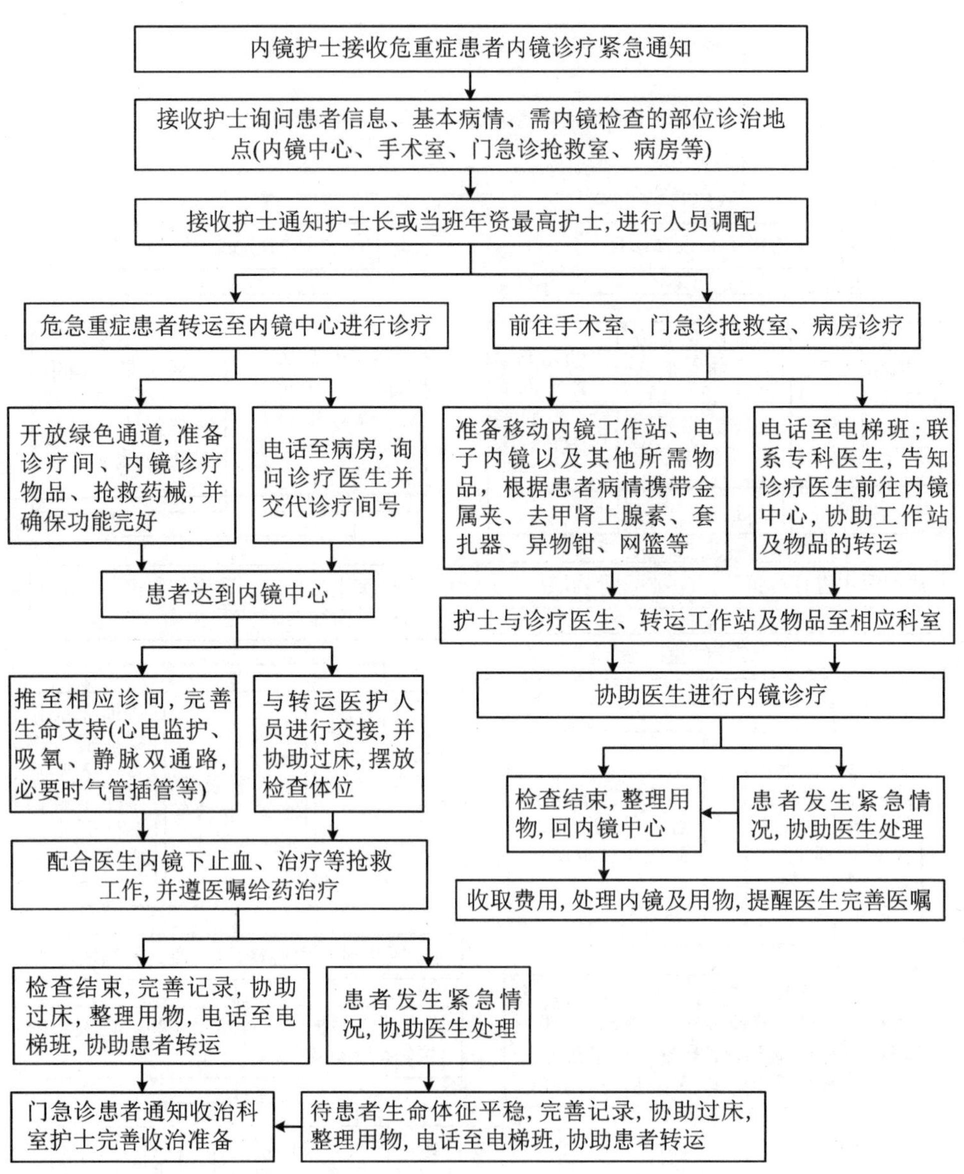

第四节　内镜麻醉工作流程

内镜室麻醉工作流程如下：

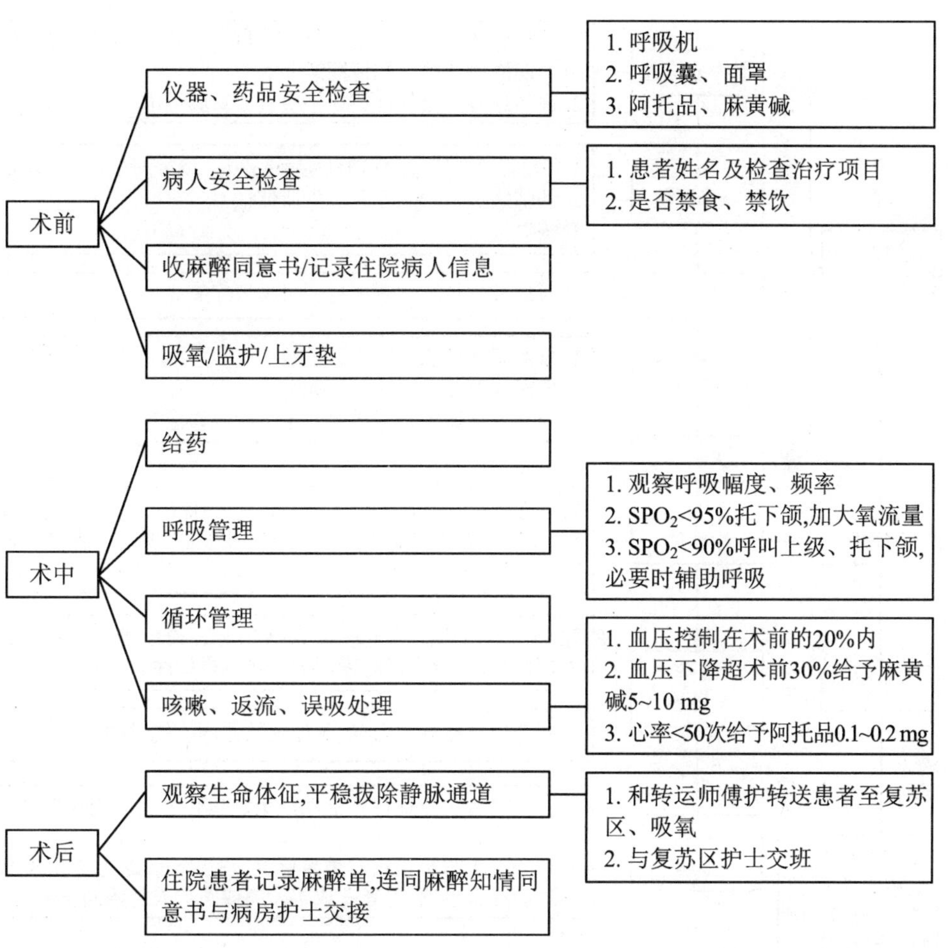

第五节 内镜诊疗患者安全核查流程

内镜诊疗患者安全核查流程如下：

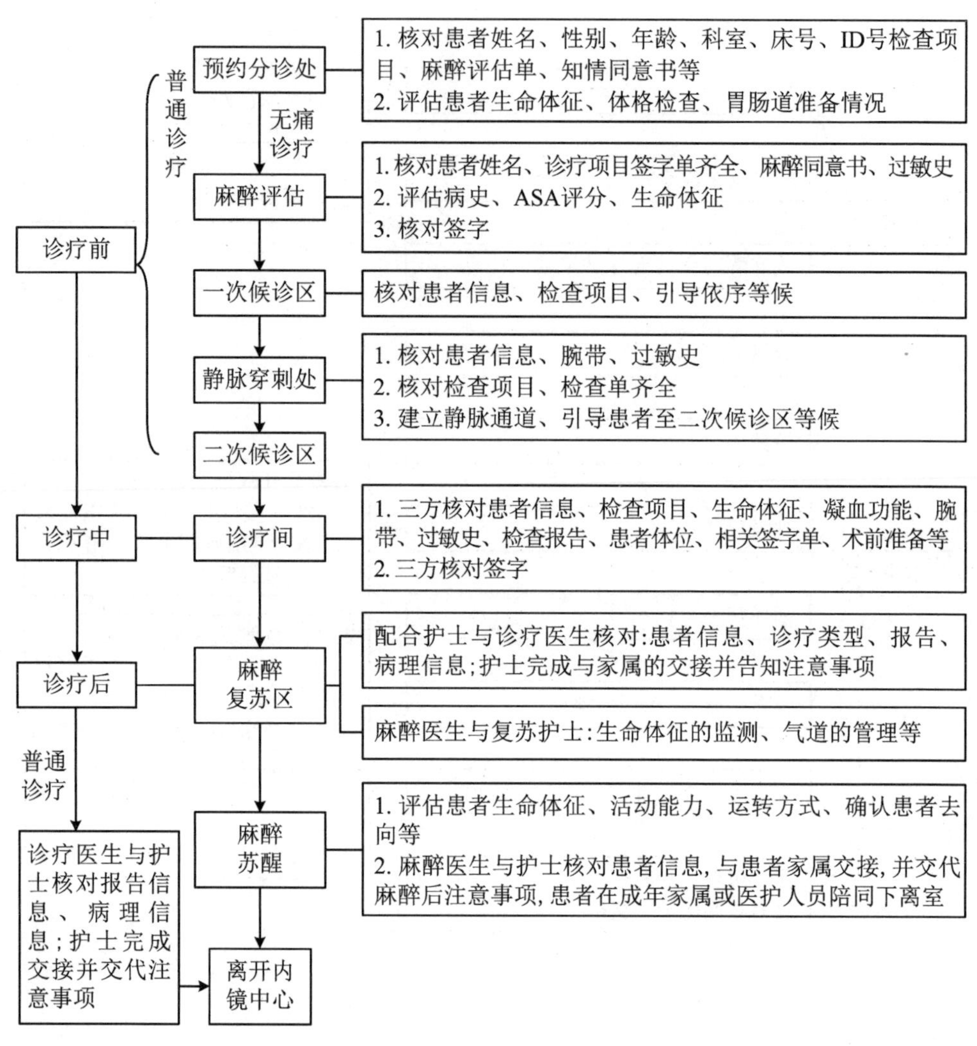

第六节 内镜麻醉安全管理流程

内镜麻醉安全管理流程如下：

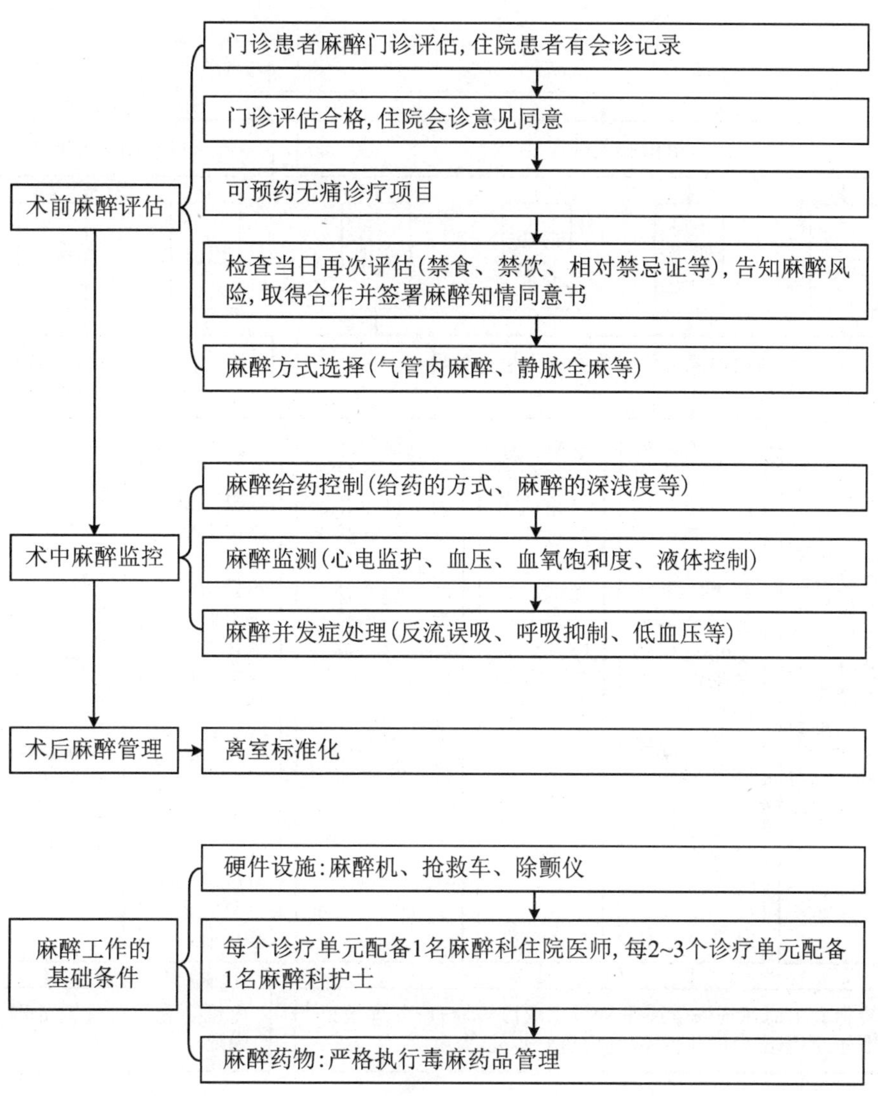

第七节　内镜诊疗常见并发症的原因及处理流程

内镜诊疗常见并发症的原因及处理流程如下：

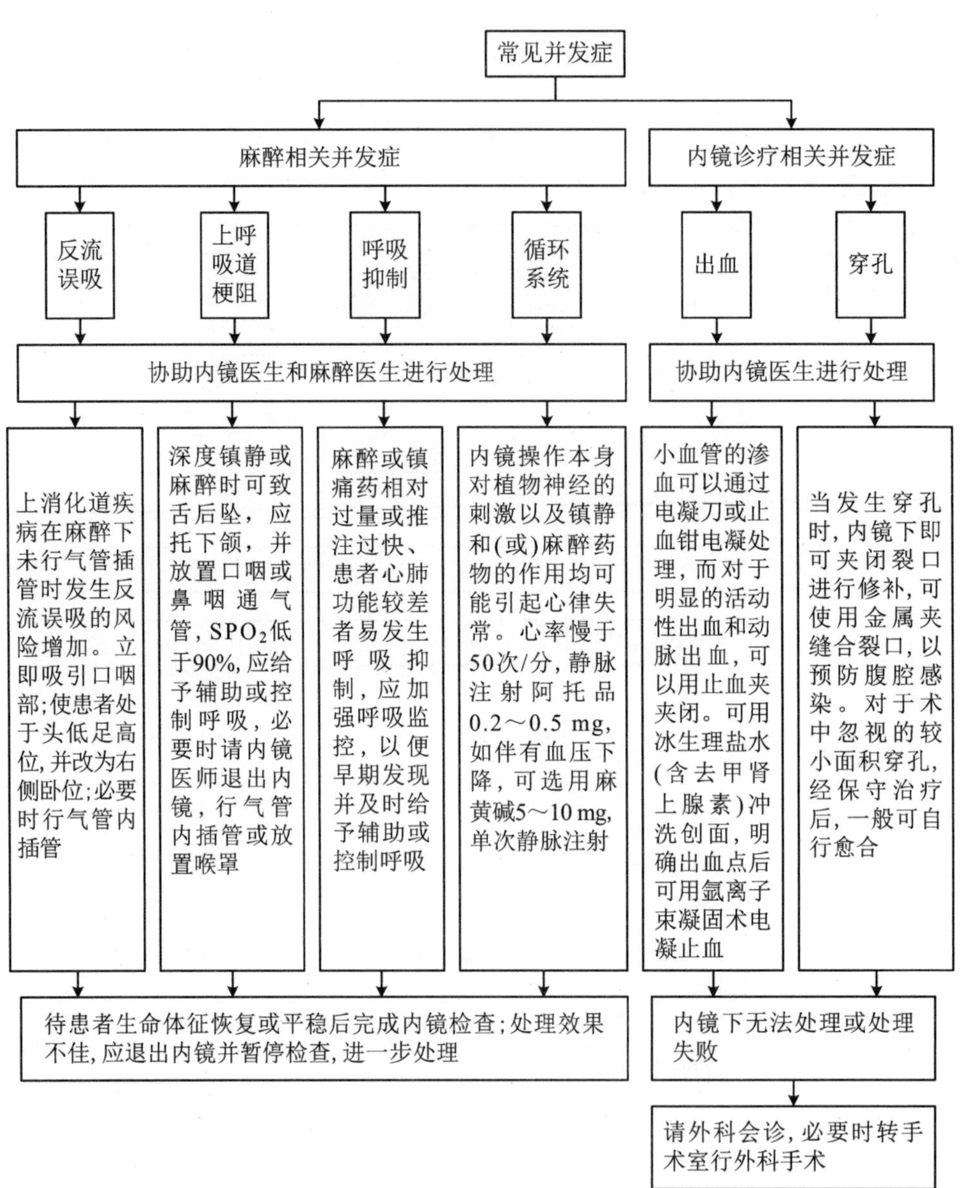

第八节　电外科工作站操作流程

本节内容以ERBE VIO200S＋APC2为例介绍电外科工作站操作流程如下：

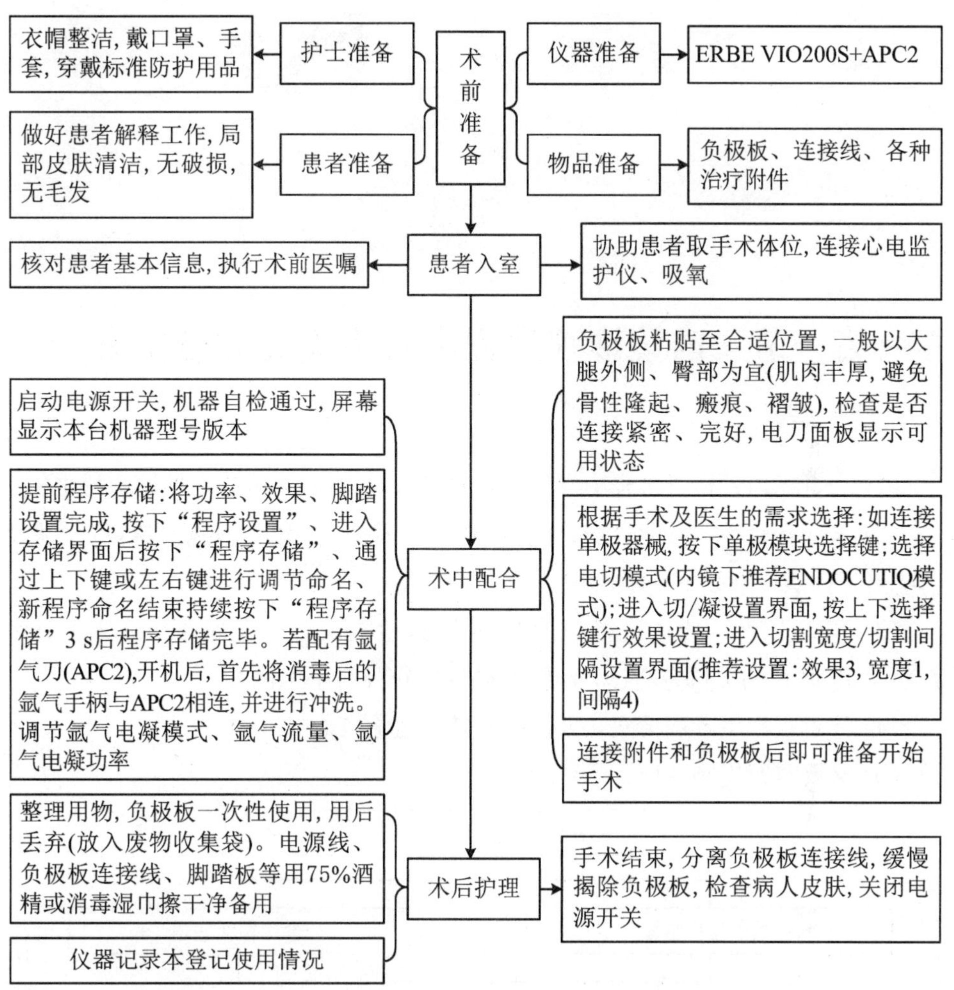

第六章　内镜中心应急预案

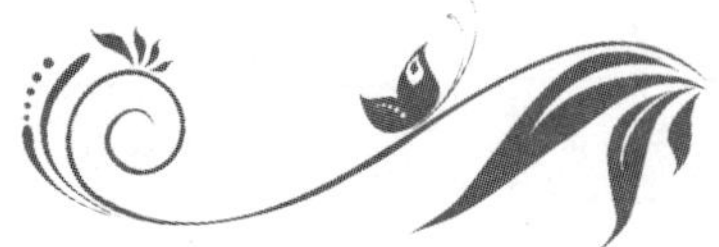
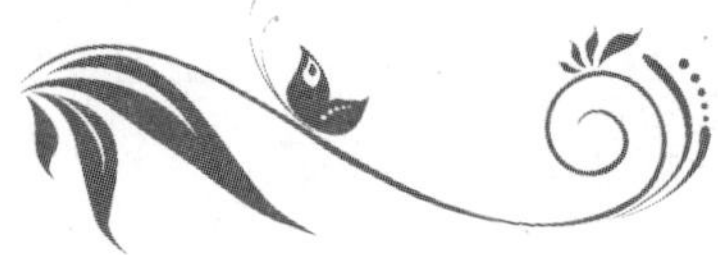

第一节　内镜诊疗过程中发生穿孔应急预案

(1) 患者在内镜检查过程中发生穿孔并发症时，检查人员应立即通知科主任。

(2) 若穿孔较小，立即行内镜下穿孔创面修补术，并建立静脉通道，待病情稳定，患者返回病房继续下一步治疗。

(3) 若穿孔较大，无法进行内镜下修补时，检查人员应立即通知临床主管医生、手术室，联系相关科室会诊，完善术前准备，行外科手术修补。

(4) 注意观察患者病情变化并保持静脉通道输液通畅。

(5) 必要时行胃肠减压。

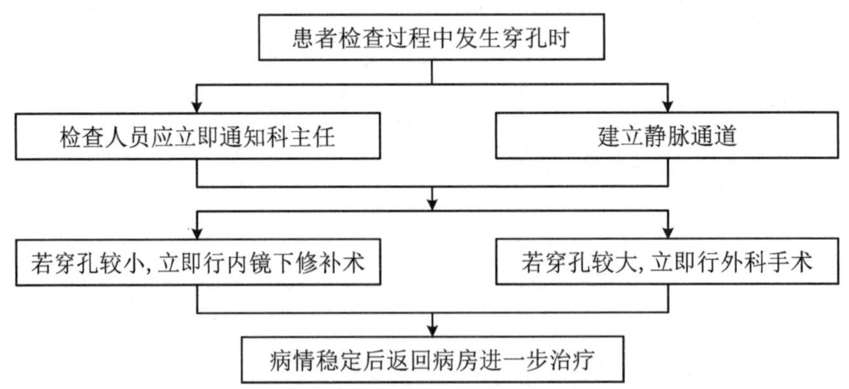

图 6.1　内镜诊疗过程中发生穿孔处理流程

(6) 同时做好转运准备。

内镜诊疗过程中发生穿孔的处理流程示于图 6.1。

第二节　内镜诊疗过程中紧急转运应急预案

(1) 内镜手术中如发生穿孔、出血,无法内镜下治疗时,诊疗医师确认患者需要急诊手术。

(2) 诊疗医师电话联系外科医生急会诊,联系手术室,送手术通知单。

(3) 诊疗医师确认患者情况后,与患者家属沟通,做好手术准备。

(4) 护士根据医嘱准备好急救物品:监护仪、氧气袋、急救药品等。

(5) 护士通知病房,告知患者当前情况,便于病房做好术后准备。

(6) 完成各项准备工作后,护士与麻醉医师、诊疗医师一同确认患者情况后,共同送患者至手术室,并与手术室护士完成交接。

(7) 护士回诊间(室)后整理用物,洗手记录。

内镜诊疗过程中紧急转运的处理流程示于图 6.2。

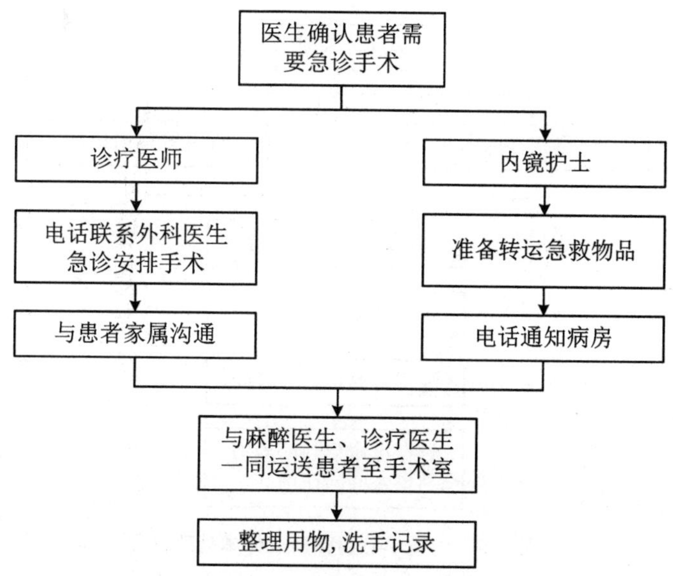

图 6.2　内镜诊疗过程中紧急转运处理流程

第三节　内镜中心标本采集紧急状态时应急预案

一、内镜中心封存反应标本应急预案

(1) 疑似由于输血、输液、注射、药物等引起的不良后果需要封存时，科室应向药剂科/输血科等相关科室汇报，同时上报医务处、护理部。

(2) 科室负责人、患者本人或其授权代理人，需共同在场的情况下，对实物进行现场封存，并冷藏保管。注明使用日期、时间、药物名称、给药途径。

(3) 封存标本需在封口处加盖科室章，同时注明封存日期和时间，封存时医护双方签名。

(4) 需要进行检验的标本，应当到由医患双方共同指定的、依法具有检验资格的检验机构进行检验。

(5) 对封存标本进行启封时，应有双方当事人共同在场。

内镜中心封存反应标本的处理流程示于图 6.3。

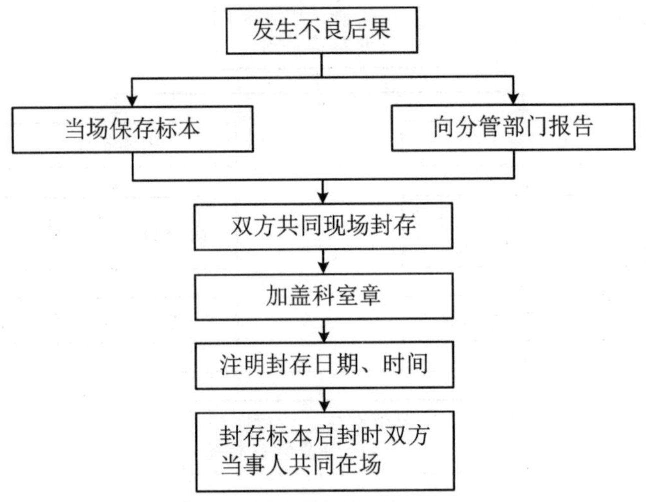

图 6.3　内镜中心封存反应标本处理流程

二、内镜中心标本撒漏、容器破损应急预案

(1) 发现标本撒漏、容器破损要立即报告护士长，护士长详细了解事件发生经过，分析原因。

(2) 及时通知内镜医生协商解决。

(3) 根据协商情况，必要时向患者及家属说明清楚，重新打印条码，重新留取。

(4) 填写《不良事件上报表》上报护理部，分析原因，提出整改措施，防止类似情况发生。

内镜中心标本撒漏、容器破损的处理流程示于图6.4。

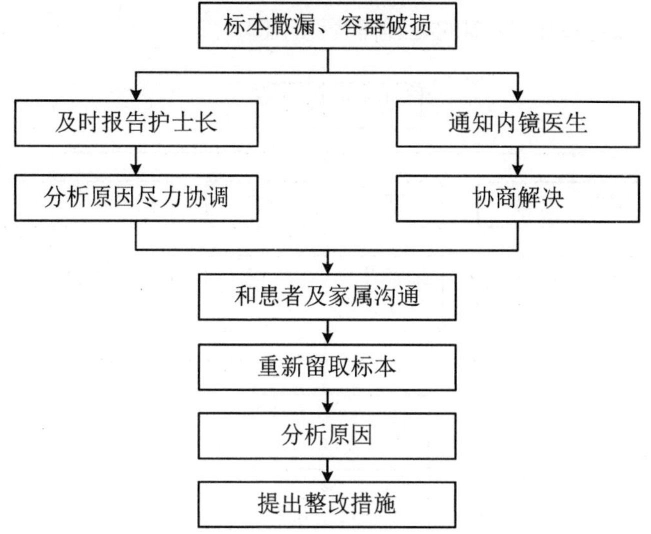

图6.4　内镜中心标本撒漏、容器破损处理流程

第四节　内镜中心患者坠床/跌倒应急预案

(1) 关注并评估目标人群：儿童、年老体弱者、住院患者及无痛检查患者。

(2) 加强环境管理，保持地面清洁、干燥、无障碍物，地面潮湿时应放置防滑警示牌。

(3) 诊疗过程中更换体位，上、下诊疗床时应协助患者，必要时拉起床栏。

(4) 患者不慎坠床/跌倒，立即奔赴现场并通知医生。

(5) 初步判断患者的情况，测量血压、脉搏，判断患者意识，查看有无外伤。

(6) 医生到场后，协助医生进行检查，遵医嘱进行正确处理。

(7) 病情允许时将患者移至检查床上，进行下一步处理，清醒患者并做好心理护理。

(8) 检查患者全身情况，判断其头部及身体有无跌伤，四肢有无骨折，遵医嘱进行相应紧急处理。

(9) 根据情况迅速建立静脉通道，病情较重者，协助患者进行下一步诊疗。

(10) 详细记录患者坠床/跌倒的经过、受伤情况与处理措施。

(11) 立即报告护士长和科主任，科室集体讨论原因及防范改进措施，并上报护理部。

内镜中心患者坠床/跌倒的处理流程示于图 6.5。

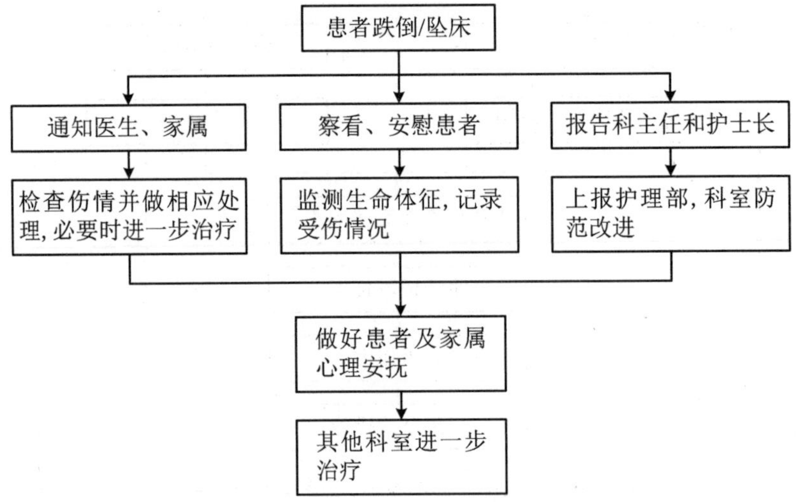

图 6.5　内镜中心患者坠床/跌倒处理流程

第五节　内镜中心患者低血糖应急预案

(1) 当患者出现饥饿感、心慌、心悸、头晕、冷汗及四肢无力或颤抖，应立即置患者平卧位，给予吸氧、心电监护。

(2) 立即通知医生，指测血糖（无法指测血糖时按低血糖处理）。

(3) 口服 50%葡萄糖溶液 20 mL 或其他含糖饮料、糖果等；病情重或神志不清者静脉注射 50%葡萄糖溶液，并给予持续补液。

(4) 密切观察患者生命体征、神志、面色变化、皮肤湿冷有无好转。

(5) 患者病情好转后，做好健康宣教，对患者进行饮食指导。

内镜中心患者发生低血糖的处理流程示于图 6.6。

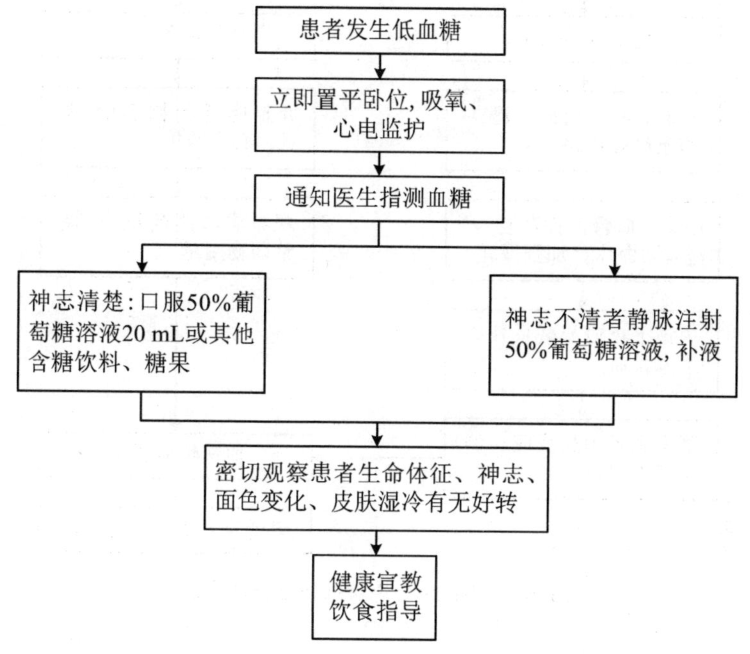

图 6.6　内镜中心患者低血糖处理流程

第六节　内镜中心患者低血压应急预案

(1) 内镜操作中发现患者低血压，确认测量无误后，立即通知医生判断原因(麻醉过深/出血)。

(2) 如为麻醉过深，应严密观察生命体征，麻醉医生调整药物剂量。

(3) 如为出血所致，则平卧、吸氧、心电监护、建立两条静脉通路。

(4) 遵医嘱补液并使用血管活性药物，加强保暖，严密观察患者血压动态变化。

(5) 进行内镜下止血，如内镜下无法止血，联系外科进行手术止血。

(6) 观察患者用药反应，遵医嘱调整药物用量。

(7) 做好患者及家属的心理护理。

内镜中心患者发生低血压的处理流程示于图 6.7。

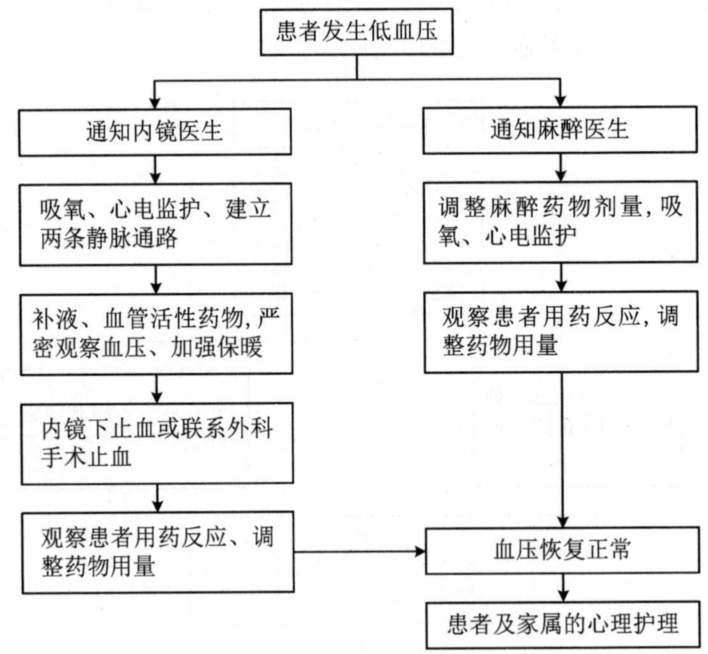

图 6.7　内镜中心患者低血压处理流程

第七节　内镜中心患者误吸应急预案

(1) 内镜检查过程中，发现患者误吸时，护士应立即通知医生，并停止操作。

(2) 根据患者具体情况进行紧急处理：患者神志清醒时，护士可一手压住患者上腹部，另一手叩拍背部；当患者处于麻醉状态时，可使患者处于仰卧位，头偏向一侧，医护人员按压腹部，同时进行负压吸引；也可让患者处于俯卧位，叩拍背部，注意观察患者面色、呼吸、神志等情况。

(3) 立即进行负压吸引，快速吸出口鼻及呼吸道内的异物。

(4) 迅速建立静脉通道，备好抢救仪器及物品。

(5) 给予心电监护，检测生命体征和血氧饱和度变化，如患者出现严重发绀、意识障碍及血氧饱和度、呼吸频率和深度异常，立即采用简易呼吸囊维持呼吸，同时请麻醉科气管插管。

(6) 患者出现神志不清、呼吸心跳停止时，立即进行胸外心脏按压、气管插管、机械通气等抢救措施，遵医嘱给予抢救用药。

(7) 严密观察患者生命体征、血氧饱和度、神志及呼吸频率与节律的变化，及时报告医生采取对症处理。

(8) 患者病情好转、神志清楚、生命体征逐渐平稳后，及时清洁患者口腔，安慰患者及家属，做好心理护理。

(9) 做好记录，待患者病情完全平稳后，了解发生误吸的原因，制定有效的预防措施，尽可能防止以后发生类似情况。

内镜中心患者发生误吸的处理流程示于图 6.8。

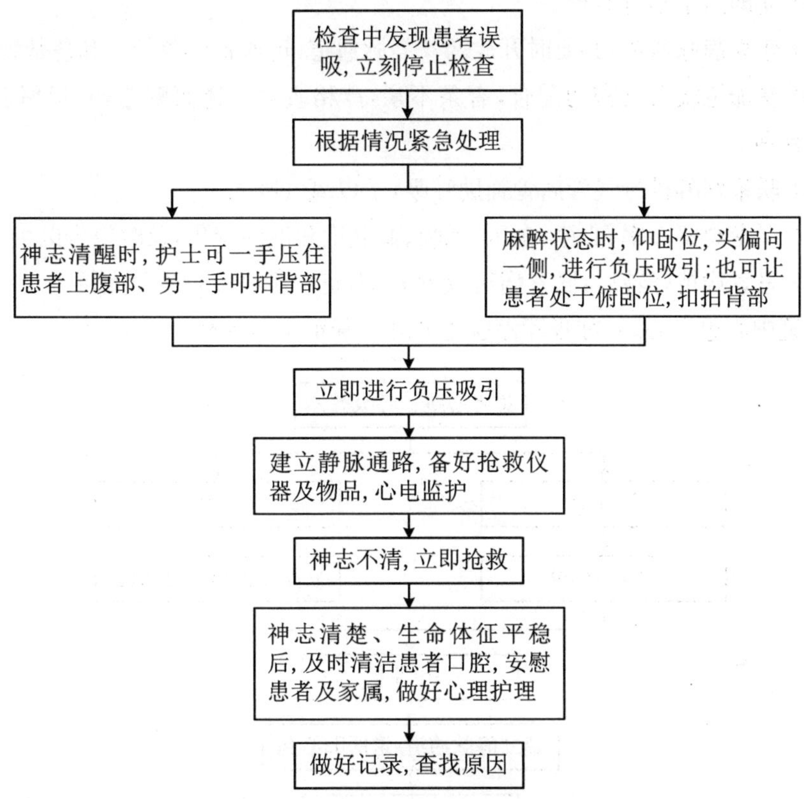

图 6.8　内镜中心患者误吸处理流程

第八节　内镜中心患者心跳、呼吸骤停应急预案

(1) 患者进入内镜中心，在诊疗开始前发生心跳、呼吸骤停，应立即进行 CPR，并通知医师。

(2) 患者在诊疗过程中出现心跳、呼吸骤停，立即停止操作，配合医师进行 CPR。

(3) 立即给予心电监护。

(4) 建立静脉通道，必要时开放两条静脉通道，迅速备好急救车和急救物品。

(5) 参加抢救人员密切配合，有条不紊，严格查对。遵医嘱给药，保留药物空安瓿及药瓶。

(6) 联系麻醉科行气管插管辅助呼吸，予以氧气吸入。

(7) 严密观察心率、心律、血压、呼吸、血氧饱和度的变化，及时报告医生。

(8) 患者病情好转后，联系病房或者 ICU，进一步高级别生命支持。

内镜中心患者心跳、呼吸骤停应急处理流程示于图 6.9。

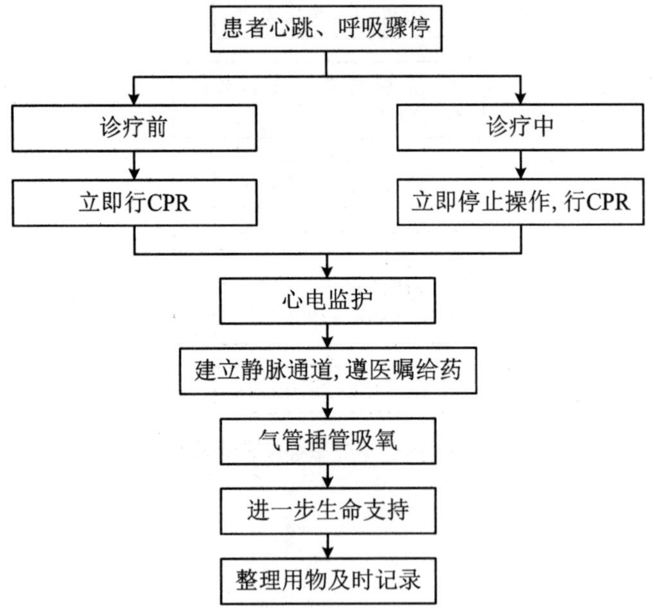

图 6.9　内镜中心患者心跳、呼吸骤停应急处理流程

(9) 护士应做好患者及家属的心理护理。

(10) 整理用物,终末消毒,及时准确记录抢救过程。

内镜中心患者心跳、呼吸骤停的处理流程示于图 6.9。

第九节　内镜中心患者消化道大出血应急预案

(1) 患者发生消化道大出血时,应绝对卧床,头部稍高并偏向一侧,保持呼吸道通畅。

(2) 通知医生、护士准备好抢救车、内镜下止血药品及用物,如去甲肾上腺素、凝血酶、止血夹、治疗内镜、水泵、冰盐水、电刀、热活检钳等,特殊患者准备组织胶、注射针,并准备双吸引通道。

(3) 迅速建立有效的静脉通路,遵医嘱实施输液、输血及各种止血治疗。

(4) 及时清除血迹、污物,必要时用负压吸引器清除呼吸道内分泌物。

(5) 给予氧气吸入。

(6) 做好心理护理,关心、安慰患者,注意保暖。

(7) 给予心电监护,严密检测患者的生命体征和神志变化,并注意保暖。

(8) 遵医嘱用冰盐水反复冲洗干净,医师评估病情后,根据病情进行内镜下止血,及时清除口鼻腔分泌物,保持呼吸道通畅。

(9) 止血成功,生命体征平稳后,向患者及家属交待注意事项,由医师陪同送回病房,保障患者安全。

(10) 对于无法内镜下止血,需要急诊手术的患者,执行内镜诊疗过程中紧急转运应急预案。

(11) 认真做好护理记录。

内镜中心患者消化道大出血的处理流程示于图 6.10。

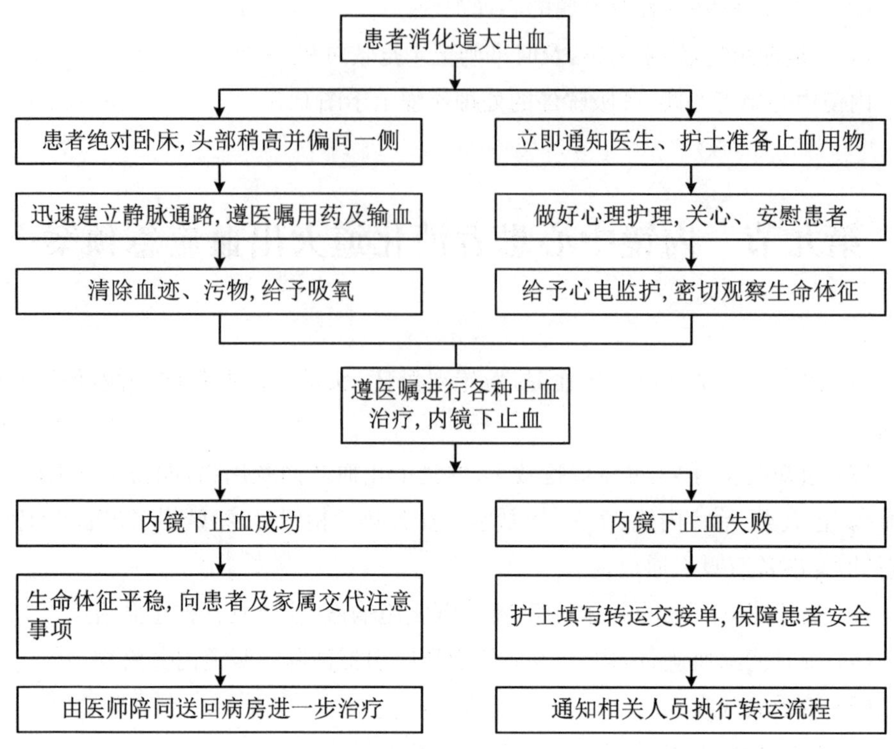

图 6.10 内镜中心患者消化道大出血处理流程

第十节 内镜中心锐器伤应急预案

(1) 操作时不慎被患者血液、体液、组织液污染的锐器损伤时，立即用流动的水冲洗伤口，由近心端向远心端挤压，尽量多挤出血液。

(2) 再用流动水和肥皂液进行冲洗，禁止伤口旁的局部按压。

(3) 伤口冲洗后，使用 75%乙醇或者 0.5%碘伏进行消毒。

(4) 消毒后用创口贴包扎，伤口较大时用纱布包扎，每日定期更换。

(5) 血液、体液或医疗废物污染液溅入眼内，马上反复使用生理盐水冲洗，之后立即到专科进一步处理。

(6) 报告护士长并同时电话联系医院感染办公室、预防保健部门，登记填写锐器伤职业暴露登记表。

(7) 进行医疗咨询，根据暴露源和暴露者的具体情况，决定是否进行疫苗或者球蛋白注射，采纳医疗处理措施。

(8) 跟踪随访，定期复查、检测血液相关检验结果，阳性者应进行进一步治疗，必要时给予心理干预。

内镜中心医务人员锐器伤的处理流程示于图6.11。

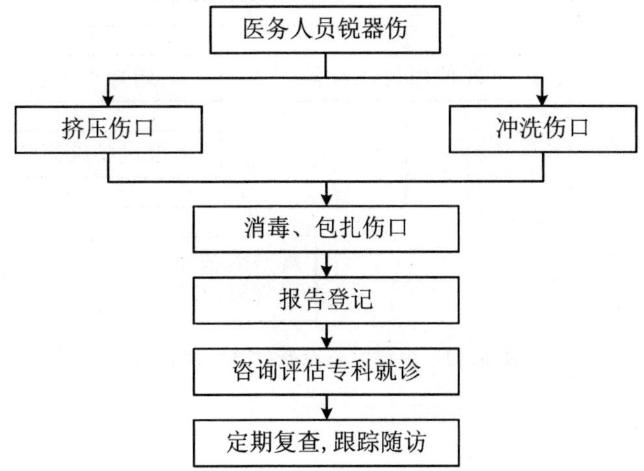

图6.11　内镜中心医务人员锐器伤处理流程

第十一节　内镜中心设备故障应急预案

(1) 使用中设备出现故障，简易故障及时排除，恢复正常工作。

(2) 故障短时间无法解除时，立即使用替代设备，如简易呼吸囊替代呼吸机，电动吸引器替代中心负压吸引，同时通知护士长。

(3) 立即将故障设备情况上报医院设备维修科，进行下一步处理。

(4) 发现内镜工作异常时，应立即查找故障原因，不能解决时应立即停止检查，缓缓将内镜取出，并向患者及家属做好解释工作。

(5) 密切观察患者病情，确保患者安全，做好解释安慰工作。

内镜中心设备故障的处理流程示于图6.12。

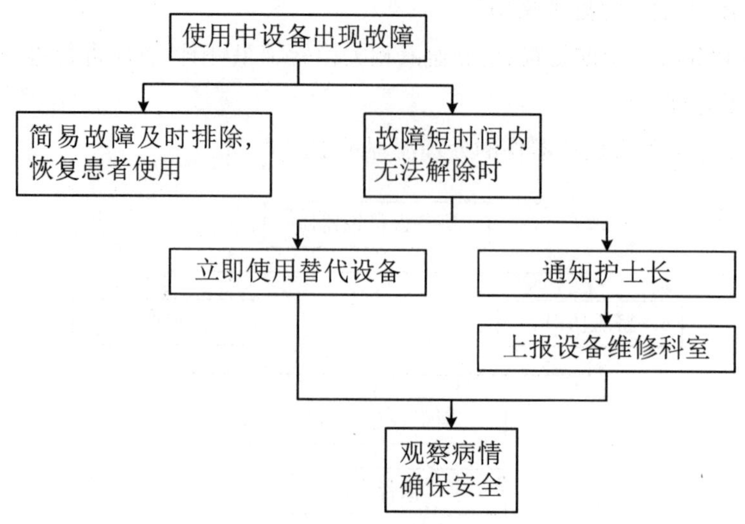

图 6.12 内镜中心设备故障处理流程

第十二节 内镜中心火灾应急预案

(1) 将患者撤离疏散到安全地带，撤离时用湿毛巾、湿口罩或湿纱布罩住口鼻，尽可能以最低的姿势快速前进，稳定患者情绪，保证患者生命安全。

(2) 根据火势判断火情，火情较小时，呼救并寻求支援，同时用现有的灭火器材、组织人员积极扑救，同时报告医院主管部门(消防监控室和保卫处等)以及上级领导部门。

(3) 发现火情无法扑救，马上拨打"119"报警，并告知准确方位。

(4) 关好邻近房间门窗，以减慢火势扩散速度。

(5) 在生命不受威胁、火势可以控制的情况下，尽可能切断电源、撤除易燃易爆物品，抢救贵重仪器设备及重要科技资料。

(6) 组织患者撤离时，不要乘坐电梯，可走安全通道。

(7) 清点患者及员工数并报告。

(8) 清点物品、器械设备，及时上报损毁物品。

(9) 评估引起火灾的原因、范围和人员伤势，防范火灾再次发生。

内镜中心发生火灾的处理流程示于图 6.13。

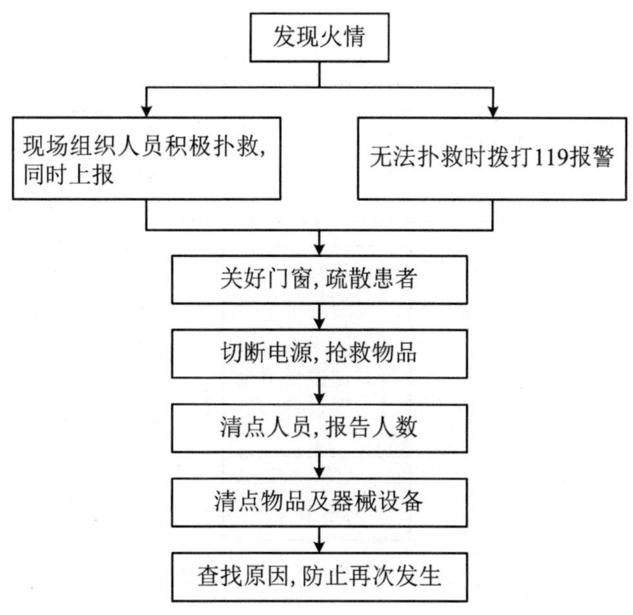

图 6.13　内镜中心火灾处理流程

第十三节　内镜中心泛水应急预案

(1) 立即查找泛水原因，关闭水源总阀门。

(2) 安抚患者，必要时疏散患者及家属。

(3) 如不能自行解决，立即电话联系医院维修部门，并通知其他人员，积极采取措施阻止继续泛水。

(4) 及时搬离泛水区域的贵重仪器设备。

(5) 协助维修人员工作，与保洁人员一起及时清扫泛水。

(6) 设置提示牌，告诫患者及家属切不可涉足泛水区域或潮湿处，防止跌倒，保证患者安全。

内镜中心泛水的处理流程示于图 6.14。

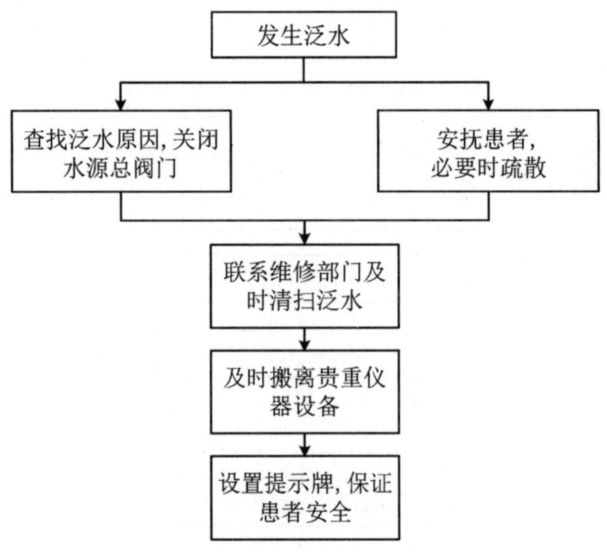

图 6.14 内镜中心泛水处理流程

第十四节 内镜中心停电应急预案

(1) 接到停电通知后,立即做好停电准备,备好应急灯、手电筒等照明设施,停电期间需暂停一切内镜诊疗。

(2) 突然停电后,立即停止内镜诊疗,维持抢救工作,并开启应急灯照明等。

(3) 电话联系医院动力设备科或电工班专业人员,立即查找停电原因,针对相对应问题进行解决。

(4) 停电期间密切观察患者的生命体征,尤其是麻醉患者,以便随时处理紧急情况。

(5) 关闭常规仪器设备的电源,以免突然来电时造成损害。

(6) 安抚患者,稳定患者情绪,与家属做好沟通。

(7) 来电后,检查所有仪器设备是否能正常运行。

内镜中心停电的处理流程示于图 6.15。

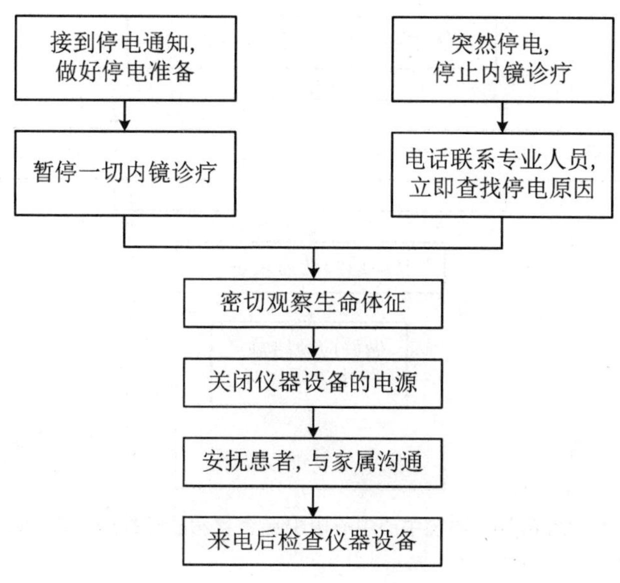

图 6.15　内镜中心停电处理流程

第十五节　内镜中心中心吸引装置突然故障应急预案

(1) 仔细检查各连接处是否脱落,有无堵塞,压力表是否正常,如有异常,及时处理上述情况。

(2) 启动备用电动吸引器。

(3) 立即通知医院动力设备科,查找原因。

(4) 如对内镜诊疗有影响时,应暂停诊疗,待吸引恢复再进行。

(5) 患者处于麻醉状态的,应配合麻醉医师做好应急措施,防止误吸。

(6) 待吸引恢复,调整好压力值再进行内镜操作。

内镜中心中心吸引装置突然停止的处理流程示于图 6.16。

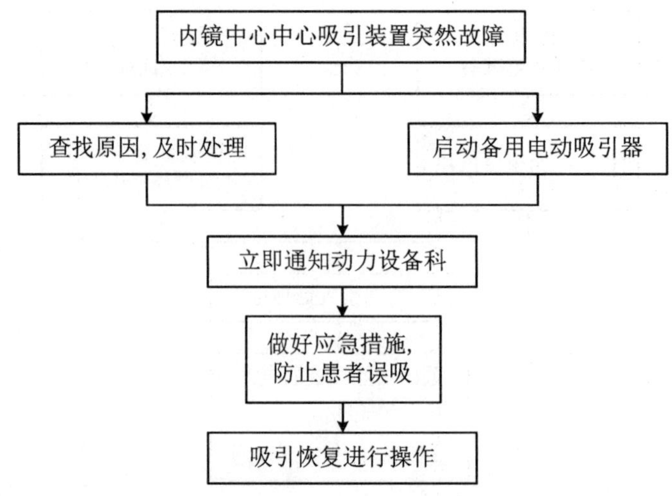

图 6.16　内镜中心中心吸引装置突然故障处理流程

第十六节　内镜中心中心供氧突然停止应急预案

(1) 内镜中心必须配备备用氧气筒、氧气枕和呼吸囊，并时刻保持完好备用状态。

(2) 工作人员应熟知备用氧气筒、氧气枕和呼吸囊的位置。

(3) 突然停氧，麻醉患者立即改备用氧气筒或者氧气枕给氧。

(4) 立即电话通知医院供氧中心查找原因，及时恢复供氧。

(5) 密切观察患者生命体征，保证患者安全。

内镜中心中心供氧突然停止的处理流程示于图 6.17。

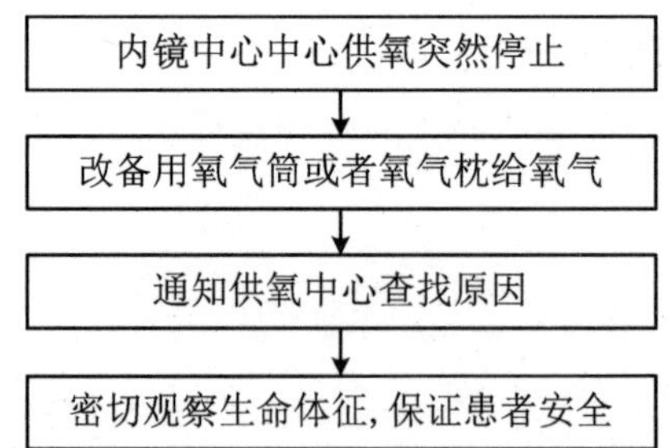

图 6.17　内镜中心中心供氧突然停止处理流程

第十七节　内镜中心人员遭遇暴力应急预案

(1) 语言攻击时，护理人员保持冷静，安抚患者及家属，了解患者及家属发怒的原因，由现场高年资护士协调解决，同时报告护士长。

(2) 恶语攻击，有不理智行为倾向时，先保护自身安全，与患者及家属保持一定距离，同时报告护士长和医院保卫处。

(3) 肢体攻击时，进行正当防卫，寻求在场人员帮助，同时报告护士长，报告保卫处。

(4) 利器攻击时，把顺手能用到的物品作为工具抵挡利器，寻找出口，迅速离开现场，寻找安全场所并寻求人员帮助，报告保卫处。

(5) 施暴者逃走后，注意其走向，保护现场，留下证据，主动协助保卫处人员调查。

(6) 疏散围观人群，维持秩序，尽快恢复诊室的正常医疗工作，保证患者的医疗安全。

内镜中心人员遭遇暴力的处理流程示于图 6.18。

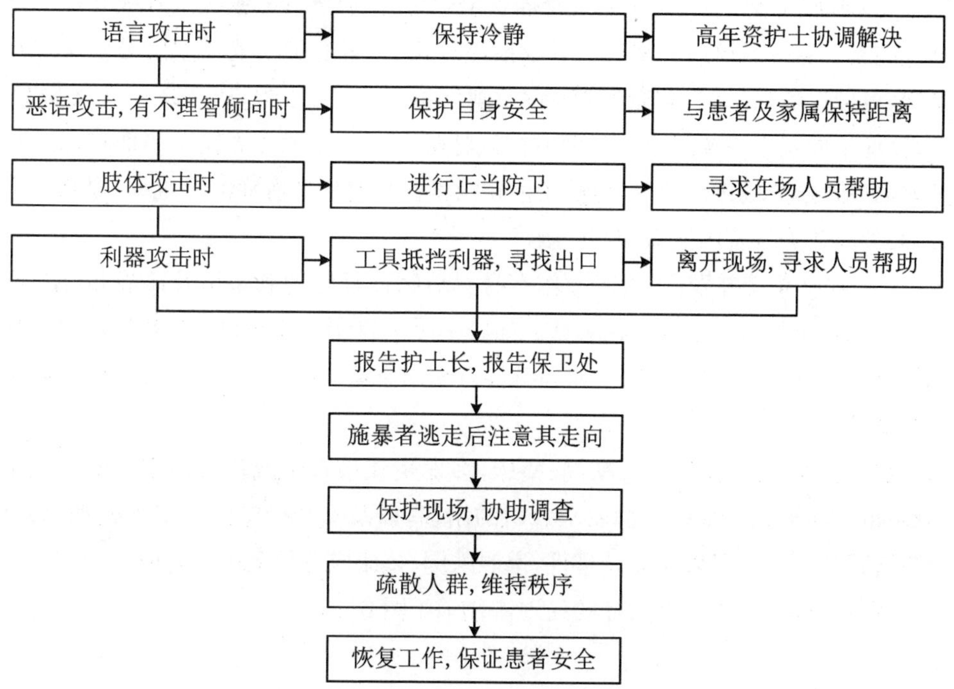

图 6.18　内镜中心人员遭遇暴力处理流程

第十八节　无痛内镜诊疗常见并发症应急预案

(1) 反流与误吸：上消化道疾病在麻醉下未行气管插管时发生反流误吸的风险增加。一旦发生反流，应立即吸引口咽部分泌物；使患者处于头低足高位，并改为右侧卧位，因受累的多为右侧肺叶，此体位可保持左侧肺有效的通气和引流；必要时行气管内插管，在支气管镜明视下吸尽气管内误吸液体及异物，行机械通气，纠正低氧血症。全麻术后患者出现恶心呕吐也会增加患者误吸的风险，必须严密看护，让患者侧卧位，必要时立即吸引分泌物。

(2) 上呼吸道梗阻：深度镇静或麻醉时可致舌后坠引起气道梗阻，应行托下颌手法，并可放置口咽或鼻咽通气管；麻醉较浅加之胃镜或分泌物刺激喉部易导致喉痉挛，应注意预防和及时处理。如果患者 SPO_2 低于 90%，则应给予辅助或控制呼吸，采用胃镜专用面罩或鼻罩正压通气，必要时请内镜医师退出内镜，行气管内插管或放置喉罩。

(3) 呼吸抑制：多发生于非气管插管全麻患者，肥胖、高龄、睡眠呼吸暂停等是高危因素。麻醉或镇痛药相对过量或推注过快、患者心肺功能较差者易发生呼吸抑制，应加强呼吸检测，包括呼吸频率、潮气量、气道内压力、$PETCO_2$ 以及 SPO_2 等，以便早期发现并及时给予辅助或控制呼吸。可采用消化内镜专用面罩、鼻罩、鼻咽通气道给氧或正压通气，可减少消化内镜诊疗时低氧血症的发生率，提高安全性，必要时改为气管内插管控制呼吸。

(4) 循环系统并发症：内镜操作本身对植物性神经的刺激以及镇静和(或)麻醉药物的作用均可能引起心律失常。如心率慢于 50 次/min，可酌情静脉注射阿托品 0.2～0.5 mg，可重复给药。如同时伴有血压下降，可选用麻黄碱 5～10 mg，单次静脉注射。

(5) 意外事件：常见的有跌倒、坠床，多发生在检查中或检查结束麻醉未完全清醒期间，主要通过加强医护安全意识的培训，以及安全措施的落实来处理，如及时升起床栏等。一旦发生意外事件，遵照跌倒、坠床应急预案进行处理。

无痛内镜诊疗常见并发症的处理流程示于图 6.19。

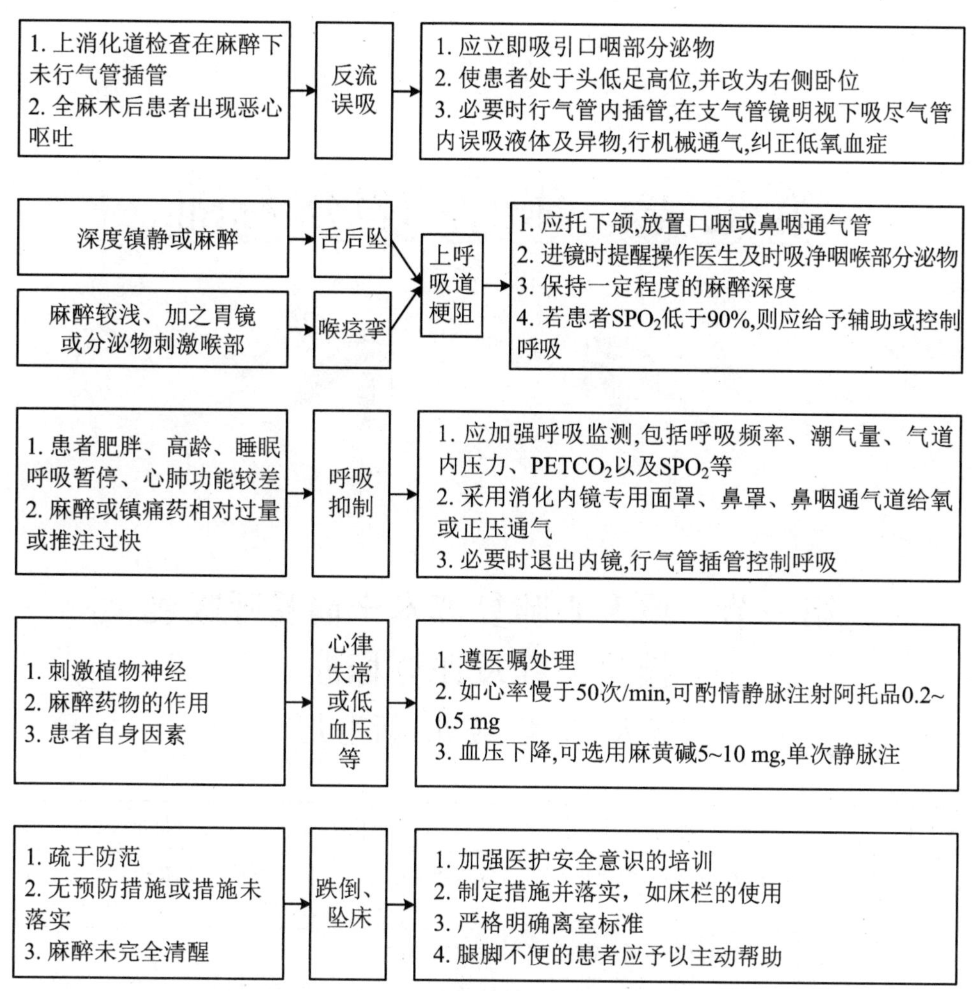

图 6.19 无痛内镜诊疗常见并发症处理流程

第七章　操作评分标准

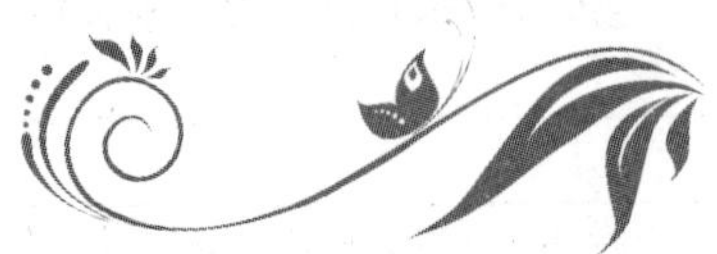
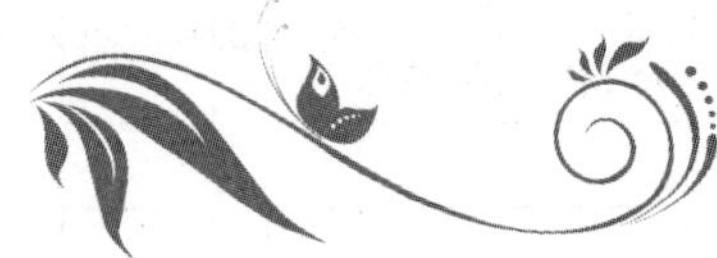

第一节　单人心肺复苏术＋简易呼吸囊操作流程及评分标准

（成人、儿童、婴儿、新生儿）

项目	评分细则	分值	扣分标准
操作前准备 15分	1. 护士准备：着装整齐，剪指甲、洗手，戴口罩，动作敏捷	2	一项不符合要求扣0.5分，扣完为止
	2. 物品准备：简易呼吸囊、面罩、氧气连接管、（中心）供氧装置一套、棉签、外用生理盐水、一次性治疗碗，硬板床或硬板、纱布两块，弯盘，踏脚凳（必要时）	10	缺一项扣1分，一处不规范扣0.5分，扣完为止
	3. 环境准备：（用氧）环境安全，清除无关人员，使用隔帘（口述）	3	缺一项扣1分，扣完为止
操作方法及程序 70分	1. 判断意识：轻拍患者双肩，同时俯身分别对左、右耳高声呼叫患者。口述“意识丧失”。（婴儿、新生儿：拍打或弹足底）	2	未判断扣2分，一处不当扣0.5分，扣完为止
	2. 呼救、看时间：通知同事或医师，取除颤仪；口述“正确时间”。（儿童、婴儿：非第一目击者，先2 min CPR再呼救）	2	未呼救扣1分，未看时间扣1分，一处不当扣0.5分，扣完为止
	3. 判断大动脉搏动、呼吸：触摸颈动脉，同时观察胸廓起伏，判断时间5～10 s，口述“大动脉搏动消失，呼吸停止”。（儿童：颈动脉或股动脉；婴儿：肱动脉；新生儿：听诊心率）	4	未判断大动脉搏动或判断部位错误扣2分，未观察胸廓起伏扣2分，一处不当扣0.5分，扣完为止

续表

项目	评分细则	分值	扣分标准
操作方法及程序70分	4. 安置体位		
	(1) 移开床头柜(或将病床向床尾方向移动)、去枕、平卧,确认硬板床(或置按压板)	1	未安置体位扣1分,一处不当扣0.5分,扣完为止
	(2) 解开衣领、腰带、暴露胸部	1	未做扣1分,一处不当扣0.5分,扣完为止
	5. 胸外按压		
	(1) 术者体位:位于患者一侧,根据个人身高及患者位置高低选用踏脚凳或跪式等体位	1	术者体位不正确,每个循环扣0.5分,扣完为止
	(2) 定位方法:两乳头连线中点。(婴儿、新生儿:两乳头连线中点正下方)	1	未定位或方法错误,每个循环扣0.5分,扣完为止
	(3) 按压姿势:双手掌根重叠,手指不触及胸壁,双臂肘关节绷直,垂直向下用力。(儿童:单掌或双掌按压;婴儿、新生儿:两指按压)	1	按压姿势不当,每个循环扣0.5分,扣完为止
	(4) 按压幅度:胸骨下陷5~6 cm。(儿童:大约5 cm;婴儿:大约4 cm,新生儿:至少为胸部前后径三分之一)	30	按压部位或深度不规范(红灯或不亮),每次扣0.5分
	(5) 按压频率:100~120次/min。(新生儿每分钟90次,按压30次通气)	1	按压频率不当(次数过多或不足、速度过快或过慢),每个循环扣0.5分
	(6) 每次按压后使胸廓充分回弹,避免在按压间隙倚靠在患者胸上	1	按压后胸廓未完全回弹,每个循环扣0.5分,扣完为止
	6. 开放气道		
	(1) 双手轻转头部(疑有颈椎骨折除外),检查口、鼻腔,清除义齿等任何可见异物	1	未检查口、鼻腔扣1分,一处不当扣0.5分,扣完为止
	(2) 采用仰头抬颌法(疑有颈椎骨折采用托颌法)	1	未开放气道或手法错误扣1分,一处不当扣0.5分,扣完为止
	7. 人工呼吸		
	(1) 接氧气:将简易呼吸囊接上氧气,调节氧流量8~10 L/min,确定给氧管道通畅、有效	2	未接氧气或未设置氧流量扣2分,氧流量设置不当或后补扣1分,其他一处不当扣0.5分,扣完为止
	(2) "EC"手法压住面罩—挤压呼吸囊—抬头看胸廓起伏。每次挤压时间持续约1 s,送气量为潮气量+面罩死腔量:成人600~700 mL/次;儿童250~300 mL/次;婴儿60~80 mL/次;新生儿:6~8 mL/次	13	人工通气无效或过度(胸廓未抬起或胸廓抬起过度)一次扣1分,扣完10分为止 "EC"手法一处不规范(包括压住软腭)每次扣0.5分,挤捏时间不当每次扣0.5分,扣完3分为止

续表

项目	评分细则	分值	扣分标准
操作方法及程序70分	8. 按压与人工呼吸比例30∶2,完成五个循环。(新生儿按压与人工呼吸比例3∶1,每30秒评估一次)	1	按压超过或少于5个循环扣1分
	9. 判断心肺复苏是否有效:触摸颈动脉,同时观察胸廓起伏,判断时间5～10 s,口述"大动脉搏动恢复,自主呼吸恢复",再判断意识等情况,报告:复苏成功,改鼻导管吸氧4～6 L/min(新生儿:吸氧浓度<30%),看抢救成功时间。(儿童:触摸颈动脉或股动脉;婴儿:触摸肱动脉;新生儿:听诊心率)	5	未判断扣2分,判断缺一项扣1分 未予鼻导管吸氧或未设置氧流量扣2分,氧流量设置不当或后补扣1分 未看时间或口述时间错误扣1分 其他一处不当扣0.5分,扣完为止
	10. 安置患者、整理用物、洗手、记录(完整正确记录抢救全过程)	2	缺一项扣1分,一处不当扣0.5分,扣完为止
效果评价15分	1. 有急救意识	5	无急救意识扣5分,急救意识不强扣3分
	2. 操作熟练、正确	5	操作程序一处颠倒或混乱扣1分 操作不熟练、不正确酌情扣3～5分
	3. 关心爱护患者,体现救死扶伤精神	3	未关心爱护患者酌情扣2～3分
	4. 无并发症	2	有并发症扣2分

第二节　心电监护＋电除颤操作流程及评分标准

项目	评分细则	分值	扣分标准
操作前准备15分	1. 护士准备:着装整洁,洗手,戴口罩	3	一处不符合要求扣1分
	2. 患者准备:评估患者病情、体重、意识、心理状态、合作程度、酒精过敏史、胸前皮肤状况、有无安装起搏器、肢体有无测血压禁忌证、指甲有无异常,去除金属饰物,安置于硬板床	4	未评估扣4分;评估少一项或一处错误扣1分,扣完为止

续表

项目	评分细则	分值	扣分标准
操作前准备15分	3. 物品准备:监护仪(日期、时间正确,根据医嘱设置监护通道,部件完好)、除颤仪(日期、时间正确,功能完好,心电图打印纸安装完好)、电极片、弯盘、棉签、75%酒精、导电糊或生理盐水纱布2块、湿纱布2块、干纱布6块、转抄医嘱单	5	缺一项扣1分,一处不规范扣0.5分,扣完为止
	4. 环境准备:光线适宜,无电磁波干扰,使用隔帘,注意保暖,清除无关人员	3	一处不符合要求扣1分
操作方法与程序75分	1. 核对医嘱和患者,解释取得合作,取合适体位	2	一项未做到扣1分
	2. 连接电源,打开监护仪开关	2	一项未做到扣1分
	3. 电极片连接至导联线,75%酒精清洁皮肤,酒精过敏者用盐水清洁皮肤	3	未连接电极片或连接不当扣1分,未清洁皮肤扣2分
	4. 安放电极片(三导联为:RA—右锁骨中线第1肋间,LA—左锁骨中线第1肋间,LL—左锁骨中线平剑突;五导联为:RA—右锁骨中线第1肋间,LA—左锁骨中线第1肋间,LL—左锁骨中线平剑突,RL—右锁骨中线平剑突,V—胸骨左缘第4肋间),观察显示屏上的心电检测结果	6	安放电极位置一处不当扣1分,导联连接一处错误扣2分,未观察显示屏上的心电检测结果扣2分
	5. 连接血压袖带,并测血压	4	袖带放置一处不当扣1分,未测血压扣2分
	6. 将氧饱和度探头正确放置于患者另一侧肢体正常手指、足趾或耳廓处,使其接触良好。观察显示屏上氧饱和度数值	5	氧饱和度探头放置不当扣1分,放置错误扣2分;未观察显示屏上氧饱和度数值扣2分
	7. 选择导联调整振幅,设置相应参数及报警范围,打开报警开关,返回主页面	6	参数、报警设置一处不当或错误扣2分,扣完为止
	8. 告知患者检测结果及注意事项,取舒适体位,整理床单位	4	未告知结果及注意事项扣2分,告知不全扣1分,未取舒适体位及未整理床单位扣1分
	9. 处理用物,洗手,记录	2	一项未做到扣1分
	10. 监护仪报警,护士立即奔赴病房,若发现心电监护显示"室颤",立即判断患者意识,同时检查呼吸并呼救(医生、除颤仪、抢救车),看时间,去枕平卧,CPR	5	一项未做到扣1分

续表

项目	评分细则	分值	扣分标准
操作方法与程序75分	11. 除颤仪到位,连接除颤仪,电极板均匀涂抹导电糊或包裹生理盐水纱布。擦干胸前汗液(必要时)	2	一处错误扣1分(电极板选择不当;未涂导电糊或未包裹生理盐水纱布或涂抹不匀;未擦干胸前汗液),扣完为止
	12. 选择电击能量:单相波360 J,双相波150~200 J	3	能量选择错误扣3分
	13. 选择除颤的方式(非同步)	1	同步/非同步选择不当扣1分
	14. 放置电极板:一电极板放置在心尖部(左腋前线平第五肋间),另一电极板放置在心底部(胸骨右缘第二肋间),两电极板相距10 cm以上	6	放置电极板错误扣6分,放置不当(未避开电极片、导联线)一处扣2分
	15. 按充电按钮充电,操作者两臂伸直固定电极板,电极板需全部与皮肤紧贴,并以一定的力量按压,直到电极板手柄上接触指示灯显示绿灯亮	6	未充电扣6分,姿势不当扣2分
	16. 再次观察心电示波,确定需要除颤,嘱其他人离开床边,自己的身体离开床缘,双手同时按下放电按钮进行除颤	7	未观察心电示波扣2分,未确认安全扣3分,未放电扣2分
	17. 放电后擦拭胸部导电糊并立即CPR,2 min后观察心电示波,除颤成功,看时间,打印心电图	4	未行CPR扣2分,未擦拭胸部导电糊、未观察心电波形、看时间、打印心电图各扣1分
	18. 判断神志、安置患者;评估有无心律失常、肺水肿、低血压、栓塞、心肌损伤及皮肤灼伤等并发症,继续监护	4	未判断神志和安置患者扣2分,未评估并发症扣2分,评估不全扣1分
	19. 处理用物,除颤仪充电床边备用	2	一项未做到或错误扣1分
	20. 洗手,记录	1	一项未做到扣0.5分
效果评价10分	1. 操作熟练、正确,动作敏捷	3	流程不正确扣3分,操作不熟练扣1分
	2. 急救意识强	2	无急救意识扣2分
	3. 沟通有效,体现关爱	3	未做到扣3分
	4. 无操作相关并发症	2	有一项扣2分

第三节　氧气吸入操作流程及评分标准

项目	评分细则	分值	扣分标准
操作前准备 20分	1. 护士准备:衣帽整洁,七步洗手,戴口罩	5	准备不当一项扣2分,扣完为止
	2. 物品准备:治疗盘内:治疗碗(内盛灭菌水)、纱布、弯盘、吸氧管、棉签、氧气瓶(内装灭菌水)、流量表;治疗盘外:手电筒、医嘱单、记录单、笔、垃圾桶	8	缺一项扣1分,一处不规范扣0.5分,扣完为止
	3. 患者准备:评估患者年龄、病情、意识、治疗情况、心理状态及合作程度,检查鼻腔情况,有无鼻部疾病	5	未评估扣5分,评估少一项或一处错误扣1分,扣完为止
	4. 环境准备:检查室安静,温度适宜,亮度合适,远离火源	2	环境未评估扣2分
操作方法与程序 65分	1. 核对:携用物至患者床边,核对患者床号、姓名,核对腕带	5	未核对扣5分,核对少一项扣1分
	2. 手电筒检查患者双侧鼻腔,并用湿润棉签清洁鼻腔	5	未检查扣2分,未清洁扣3分
	3. 检查吸氧管有效期,包装是否完好,连接流量表、氧气瓶及吸氧管,调节氧流量	10	未检查扣5分,未连接或连接错误扣5分
	4. 将吸氧管前端放入治疗碗灭菌水中湿润,并检查吸氧管是否通畅	10	未湿润扣5分,未检查扣5分
	5. 将吸氧管插入患者鼻腔1 cm,妥善固定	5	插入深度不对扣2分,未固定扣3分
	6. 协助患者取舒适体位,整理床单位,交待注意事项:用氧期间做好“四防”	5	未整理床单位扣2分,未交待注意事项扣3分
	7. 洗手,记录氧气卡,观察缺氧症状、氧气装置有无漏气,是否通畅、有无氧疗不良反应	10	未记录氧气卡扣5分,未观察扣5分
	8. 停止用氧:携用物至床边再次核对患者,评估用氧效果。摘下吸氧管,用纱布擦拭患者口鼻,关闭流量开关,取下流量表	10	未整理患者扣5分,未关闭开关扣5分
	9. 协助患者取舒适体位,整理床单位。整理用物,洗手,记录停止时间及效果	5	未整理患者扣2分,未记录时间扣3分

续表

项目	评分细则	分值	扣分标准
效果评价15分	1. 操作正确,动作轻柔,熟练	7	步骤错误扣4分,动作粗鲁扣3分
	2. 关心爱护患者,有沟通,注意保暖,注意事项有无交待清楚	8	无沟通扣3分,未关爱患者扣5分

第四节　手卫生操作流程及评分标准

项目	评分细则	分值	扣分标准
操作前准备15分	1. 护士准备:衣帽整洁,摘除手上饰物,修剪指甲,检查双手表皮有无创伤及裂口	5	准备不当一项扣2分,扣完为止
	2. 物品准备:感应式流动洗手池,洗手液、感应式干手机(清洁干毛巾或纸巾)、手消毒剂	5	缺一项扣1分,一处不规范扣0.5分,扣完为止
	3. 环境准备:环境清洁、宽敞、明亮	5	环境未评估扣5分
操作方法与程序70分	1. 湿润双手:衣袖卷至腕上约20 cm,用流动水充分浸湿双手,取适量皂液,均匀涂抹至整个手掌、手背、手指和指缝	20	未卷起衣袖扣5分,双手未充分浸湿扣5分,皂液过少扣5分,皂液涂抹不均匀扣5分
	2. 七步洗手:第一步:掌心相对,手指并拢,相互揉搓;第二步:手心对手背沿指缝相互揉搓,交换进行;第三步:掌心相对,双手交叉指缝相互揉搓;第四步:弯曲手指使关节在另一手掌心旋转揉搓,交换进行;第五步:一手握住另一手大拇指旋转揉搓,交换进行;第六步:将5个手指尖并拢在另一掌心旋转揉搓,交换进行;第七步:握住手腕回旋摩擦,交换进行。计时≥15 s	30	每少一步或错一步扣5分,不足15 s扣5分
	3. 冲洗:在流动水下,从上至下彻底冲洗双手	10	冲洗方法不正确扣5分,未彻底冲洗皂液扣5分
	4. 干手:感应式干手机吹干双手或清洁干毛巾或纸巾擦干双手	10	未干手扣10分,干手不彻底扣5分
效果评价15分	1. 双手各个部位都已洗净,清洁无污垢	5	未洗净扣5分
	2. 操作熟练,规范,操作方法正确	5	动作不准确扣3分,不熟练扣2分
	3. 防止水溅湿衣物或地面	5	溅水扣5分

第五节　穿脱隔离衣操作流程及评分标准

项目	评分细则	分值	扣分标准
操作前准备 10分	1. 护士准备:着装整洁、修剪指甲、去除首饰	2	一处不符合要求扣1分
	2. 物品准备:一次性医用外科口罩、帽子、隔离衣、衣架、手消毒剂或洗手设备、垃圾桶,根据操作需要准备无菌手套或清洁手套(均检查包装完好并在有效期内)	8	缺一项扣1分,一处不规范扣0.5分,扣完为止
操作方法及程序 80分	1. 洗手,戴圆帽、戴外科口罩	5	一处不符合要求扣2分,扣完为止
	2. 穿隔离衣 (1) 手持衣领取下隔离衣,检查隔离衣有无破损,两手将衣领的两端向外折,使内面向着操作者,并露出袖子内口	7	污染隔离衣扣3分,一处不符合要求扣1分,扣完为止
	(2) 右手持衣领,左臂入袖,举起手臂,换用左手持衣领,同法穿右臂衣袖	5	污染隔离衣或面部扣3分,一处不符合要求扣2分
	(3) 两手持领子中央,沿着领边向后系好领带	5	污染隔离衣扣3分,不规范扣2分
	(4) 扣袖扣	2	漏扣一侧扣1分
	(5) 解开腰带活结	3	未解腰带扣3分
	(6) 将隔离衣的一边(约在腰下5 cm处)渐向前拉,直至触到边缘后用手捏住,同法捏住另一侧,两手在背后将两侧边缘对齐,向一侧折叠,以一手按住,另一手将腰带拉至背后压住折叠处将腰带在背后交叉,再回到前面打一活结	10	污染一处扣2分,隔离衣内面外露扣3分,一处不符合要求扣2分,扣完为止
	3. 戴手套(详见戴无菌手套评分标准),双手置胸前	5	污染一处扣2分,一处不符合要求扣2分,扣完为止
	4. 脱隔离衣 (1) 脱手套、洗手	5	方法不正确扣3分,一处不符合要求扣1分
	(2) 解腰带,在前面打一活结	5	不打结扣5分
	(3) 解开两袖带,在肘部将部分袖子塞入袖套内,充分暴露双手	5	污染一处扣3分,一处不符合要求各扣2分,扣完为止
	(4) 二次洗手	3	方法不正确扣3分
	(5) 解衣领	3	不洗手解衣领或不解衣领扣3分

续表

项目	评分细则	分值	扣分标准
操作方法及程序80分	(6) 右手伸入左手袖口内拉下衣袖过手，再用衣袖遮住的左手在衣袖外面拉下右手衣袖过手，双手在袖内使袖子对齐，双臂退出至衣肩	7	污染一处扣3分，一处不符合要求扣2分，扣完为止
	(7) 一手自衣内握住肩缝，用另一手拉住衣领，使隔离衣外面向内两边对齐，挂在衣架上（半污染区，清洁面向外；污染区，清洁面向内）。不再使用的隔离衣将清洁面向外卷好，投入污衣桶	5	污染一处扣3分，一处不符合要求扣2分，扣完为止
	(8) 三次洗手，摘口罩、脱帽子，再次洗手	5	方法不正确扣3分
效果评价10分	1. 动作流畅，穿脱符合要求	3	一处不符合要求扣1分
	2. 隔离衣每日更换，如有潮湿、污染应立即更换	3	一处不符合要求扣2分
	3. 衣领清洁	4	一处不符合要求酌情扣1～4分

第六节　戴防护口罩及外科口罩评分标准

项目	评分细则	分值	扣分标准
操作前准备10分	1. 护士准备：着装整洁、修剪指甲、去除首饰	3	一处不符合要求扣1分
	2. 物品准备：医用防护口罩、医用外科口罩、一次性帽子、洗手设施或速干手消毒剂、垃圾桶（均检查包装完好并在有效期内）	7	缺一项扣1分，一处不规范扣0.5分，扣完为止
操作方法及程序75分	1. 洗手，戴圆帽	4	一处不符合要求扣2分
	2. 戴防护口罩 (1) 一手托住防护口罩，有鼻夹的一面背朝外，将防护口罩罩住鼻、口及下巴，鼻夹部位向上紧贴面部	6	口罩戴反扣3分，鼻夹戴在下方扣3分
	(2) 用另一只手将下方系带绕过头顶，放在颈后双耳下，再将上方系带拉至头顶中部	5	佩戴不熟练扣5分
	(3) 将双手指尖放在金属鼻夹上，从中间位置开始，用手指向内按鼻夹，并分别向两侧移动，根据鼻梁形状塑造鼻夹，检查口罩气密性	10	鼻夹未塑形扣5分，未检查气密性扣5分

续表

项目	评分细则	分值	扣分标准
操作方法及程序75分	(4) 摘口罩:洗手,先解开下方系带,再拉住上方系带,放入专用垃圾桶,双手不可触及口罩外面,以免污染双手	10	脱口罩不熟练扣5分,二次污染扣5分
	3. 戴外科口罩		
	(1) 将口罩罩住鼻、口及下巴(蓝色面向外,鼻夹朝上)	5	口罩戴反扣3分,鼻夹戴在下方扣2分
	(2) 先将口罩上方带系于头顶中部,再将下方带系于颈后	10	错戴扣10分,佩戴不熟练扣5分
	(3) 将双手指尖放在金属鼻夹上,从中间位置开始,用手指向内按鼻夹,并分别向两侧移动,根据鼻梁形状塑造鼻夹	10	鼻夹未塑形扣5分,动作不熟练扣5分
	(4) 将前面风琴式褶皱拉至下巴遮住整个下颚,紧贴面部,调整系带松紧度	5	方法不准确扣5分
	(5) 摘口罩:洗手,先解开颈部系带,然后捏住上方系带,勿触及口罩外面,扔入专用垃圾桶	10	脱口罩不熟练扣5分,二次污染扣5分
效果评价15分	1. 戴口罩全过程稳、准、轻、快,符合操作原则;穿戴完毕应整洁无暴露	5	一处不符合要求扣1~2分
	2. 脱口罩全过程,严格避免二次污染	5	一处不符合要求扣2~3分
	3. 使用后各物品严格按照医疗废物处置原则处理	5	一处不符合要求酌情扣1~4分

第七节　穿脱防护服操作流程及评分标准

项目	评分细则	分值	扣分标准
操作前准备10分	1. 护士准备:着装整洁、修剪指甲、去除首饰	3	一处不符合要求扣1分
	2. 物品准备:医用一次性防护服(连体式)、医用防护口罩、一次性帽子、护目镜、防护面罩、无菌手套、一次性鞋套、靴子、洗手设施或速干手消毒剂、垃圾桶(均检查包装完好并在有效期内)	7	缺一项扣1分,一处不规范扣0.5分,扣完为止

续表

项目	评分细则	分值	扣分标准
操作方法及程序75分	1. 洗手,戴圆帽,戴防护口罩,戴第一层手套	8	一处不符合要求扣2分
	2. 穿防护服 (1) 打开防护衣,检查有无破损,将拉链拉至合适位置,左右手握住左右袖口的同时,抓住防护服腰部的拉链开口处,先穿下肢,后穿上肢,将拉链拉至胸部,扣防护帽至头部,密封拉链口	10	顺序错误扣3分,未密封拉链口扣3分
	(2) 戴护目镜:将护目镜置于眼部合适部位,调节舒适度	5	佩戴不熟练扣5分
	(3) 戴无菌手套,将手套反折部分紧套于防护服袖口	5	手套被污染扣5分
	(4) 穿鞋套	5	穿戴不熟练扣5分
	3. 脱防护服		
	(1) 离开污染区,脱第一层手套,洗手,拉开防护鞋拉链	10	污染一处扣3分,未洗手扣4分,顺序颠倒扣3分
	(2) 脱第二层手套,二次洗手,摘护目镜或防护面罩	10	污染一处扣3分,未洗手扣4分,扣完为止
	(3) 三次洗手 向上提拉帽子,使头部脱离帽子,摘防护口罩,再将袖子脱出后双手抓住防护服内面,由上向下边脱边卷,将防护服内面朝外轻轻卷至脚踝部,连同鞋套一起,最后扔入专用垃圾袋内	10	未洗手扣4分,污染一处扣3分,扣完为止
	(4) 四次洗手,摘口罩、脱帽子,再次洗手	7	未洗手扣4分,方法不准确扣3分
	(5) 沐浴、更衣	5	未达到要求扣5分
效果评价15分	1. 穿防护服全过程稳、准、轻、快,符合操作原则;穿戴完毕应整洁无暴露	5	一处不符合要求扣1分
	2. 脱防护服全过程,严格避免二次污染	5	一处不符合要求扣2~3分
	3. 使用后各物品严格按照医疗废物处置原则处理	5	一处不符合要求酌情扣1~2分,扣完为止

第八节　高频电刀操作流程及评分标准

项目	评分细则	分值	扣分标准
操作前准备20分	1. 护士准备：衣帽整洁，七步洗手，戴口罩、手套	5	准备不当一项扣2分，扣完为止
	2. 物品准备：高频电刀、负极板、连接线等	8	缺一项扣1分，一处不规范扣0.5分，扣完为止
	3. 患者准备：解释取得合作，局部皮肤清洁、无破损、无毛发	5	未评估扣5分，评估少一项或一处错误扣1分，扣完为止
	4. 环境准备：检查室安全，地上无水渍，温度适宜，亮度合适	2	环境未评估扣2分
操作方法及程序65分	1. 连接电源，打开电源开关，开机自检	5	一项不符合扣2分，扣完为止
	2. 将脚踏板置于医生脚边合适位置，轻拿轻放，保持连接线顺畅不扭曲	10	未放置脚踏板扣5分，连接线扭曲扣5分
	3. 自检通过，显示负极板安装正确，无报警指示，根据手术及医生需求选择程序及功率	10	未选择程序扣5分，操作不熟练扣5分
	4. 核对解释，取得合作，协助患者取手术体位，负极板粘贴至合适位置，一般以大腿外侧、臀部为宜(肌肉丰厚，避免骨性隆起、瘢痕、褶皱)检查是否连接紧密、完好，电刀面板显示可用状态	10	未核对解释扣1分，未协助患者扣1分，粘贴不符合要求扣3分，未检查扣5分
	5. 连接相关附件并测试后，方可进行内镜操作	10	未连接扣5分，未测试扣5分
	6. 手术结束，分离负极板连接线，缓慢揭除负极板，检查患者皮肤，关闭电源开关	10	未分离连接线扣5分，操作不规范一项扣3分，扣完为止
	7. 整理用物：负极板一次性使用，用后丢弃。电源线、负极板连接线、脚踏板用75%酒精擦干净备用，登记仪器记录本	10	未清洁整理扣5分，未登记扣5分
效果评价15分	1. 备物齐全	5	物品少一项扣2分，扣完为止
	2. 操作熟练，规范，参数设置正确	5	一项不符合扣2分，扣完为止
	3. 使用完毕，整理用物，垃圾分类，物品归位放置	5	一项不规范扣2分，扣完为止

第九节 内镜床旁预处理操作流程及评分标准

项目	评分细则	分值	扣分标准
操作前准备20分	1. 护士准备:着装整洁,洗手,准备隔离衣、专用鞋、口罩、帽子、手套、护目镜	6	一项准备不当或少一项扣1分,扣完为止
	2. 物品准备:转运车、内镜、主机、光源、专用水气按钮、避污纸、清洗剂纱布、清洗液桶	10	缺一项扣1分,一处不规范扣0.5分,扣完为止
	3. 环境准备:宜采取“上送下排”,换气次数≥10次/h,最小新风量达到2次/h。用0.2 μm以下过滤器并根据水质定期更换过滤器	4	环境未评估扣4分
操作方法及程序65分	1. 检查结束,关闭“air”“lamp”按钮,扳动角度旋钮恢复到自由位,对于具有软硬调节功能的内镜给予归零,确认设置到最软状态	10	未关闭按钮扣5分,未归零扣5分
	2. 用浸有医用清洗剂的纱布将内镜表面分泌物擦拭干净,镜头处沿喷嘴方向轻轻擦拭(纱布一用一更换)	15	未擦拭喷嘴扣5分,擦拭动作不正确扣5分,未更换纱布扣5分
	3. 更换专用注水、注气按钮,打开“air”按钮,反复注水、注气10 s,再进行吸引	10	未更换按钮扣5分,未打开“air”按钮扣3分,时间不够扣2分
	4. 关闭“air”按钮,拆掉小按钮放入含清洗液的治疗碗中	10	未关闭“air”按钮扣5分,小按钮未放入治疗碗扣5分
	5. 关闭图像处理装置,按顺序拆掉注水瓶接口和电缆接口,盖上防水帽,吸引皮管(由洁到污)	10	未关闭图像处理装置扣5分,顺序颠倒扣5分
	6. 内镜盘旋放入转运车中,各按钮也一并放入,更换手套,送至洗消室	10	手法不正确扣5分,未用转运车扣5分
效果评价15分	1. 操作正确,动作轻柔,熟练	10	步骤错误扣5分,不熟练酌情扣2~3分
	2. 爱惜内镜,轻拿轻放	5	动作粗鲁扣5分

第十节　内镜测漏操作流程及评分标准

项目	评分细则	分值	扣分标准
操作前准备20分	1. 护士准备：着装整洁，洗手，穿防水隔离衣、防护鞋，戴口罩、帽子、护目镜或面罩、手套	6	一项准备不当或少一项扣1分，扣完为止
	2. 物品准备：内镜，测漏仪器，洁净纱布	10	物品少一项扣4分，扣完为止
	3. 环境准备：洗消间安静、安全，光线明亮	4	环境未评估扣4分
操作方法及程序65分	1. 在清洗池内预备测试用水	5	水量不足扣5分
	2. 测漏仪检查：将测漏仪的连接器插入测漏装置(保养或光源装置)的插座内，打开电源开关，将送气压置于强挡。轻按测漏器安装头，确认空气流出，关闭电源	10	测漏仪连接不当扣5分，未试气压扣3分，测试手法不正确扣2分
	3. 将安装头装在内镜防水帽的通气管上(通气口确认干燥)，检查防水帽与内镜连接紧密。将内镜圈盘好，完全浸没于测试水中	10	测漏仪连接不当扣5分，防水帽未盖好扣3分，内镜未完全浸没扣2分
	4. 打开测漏仪电源，双手抚摸镜身一圈(去除镜身表面气泡)，并用注射器将镜腔注满水，检查内镜外观有无变形破损，其次由上、下、左、右旋转大小旋钮，确认弯曲部有无轻微膨胀，“蛇形”观察有无漏水漏气，每个角度观察30 s	20	未从各角度旋转大小旋钮、按钮，观察有无漏气及时间不足，每项扣4分
	5. 测漏完毕，将内镜从水中取出，纱布擦干。放空槽内测试用水	10	未擦干内镜扣5分，未放空测试用水扣5分
	6. 依次关掉光源，拔出光源侧的测漏仪插头，等待10 s，弯曲部膨胀消失后，拆掉测漏仪的安装头，吹干内镜表面的残余水分	10	关闭测漏仪后未等弯曲膨胀消失扣5分，顺序错误扣5分
效果评价15分	1. 操作正确，动作轻柔、熟练	10	步骤错误扣5分，不熟练酌情扣2～3分
	2. 爱惜内镜，轻拿轻放	5	动作粗鲁扣5分

第十一节 内镜清洗消毒操作流程及评分标准

项目	评分细则	分值	扣分标准
操作前准备 20分	1. 护士准备:着装整洁,洗手,穿防水隔离衣、防护鞋,戴口罩、帽子、护目镜或面罩、手套	6	一项准备不当或少一项扣1分,扣完为止
	2. 物品准备:内镜、刷子、洁净纱布、灌流器	10	物品少一项扣4分,扣完为止
	3. 环境准备:安静、安全,亮度合适	4	环境未评估扣4分
第一步 清洗 15分	1. 测漏(详见测漏操作规程) 2. 拆去各按钮盖,将取下的吸引阀按钮、送气/送水按钮及活检孔阀用刷子刷洗干净,浸泡于医用清洗液(超声振荡仪)中2～5 min 3. 将内镜全部浸没于配制好的医用清洗液中,用纱布反复擦拭镜身,弯曲部和操作部要重点擦洗,注意先端部及镜头也要仔细清洗(纱布一用一更换) 4. 用清洗刷彻底刷洗活检孔道和吸引管道,刷洗时必须两头见毛刷,并洗净刷头上的污物(刷洗3遍),清洗刷随内镜一起清洗消毒 5. 接灌流器用50 mL注射器反复冲洗各管路(清洗液一镜一换)	15	步骤错误扣5分,动作不熟练扣5分,未更换纱布扣1分,刷子未跟随消毒扣1分,未见刷头扣1分,清洗不到位扣2分,扣完为止
第二步 漂洗 15分	1. 用流动水冲洗并用纱布擦洗镜身 2. 用50 mL注射器接灌流器(或使用灌流设备)进行管腔内冲洗,并用50 mL注射器(或高压气枪)吹干管腔内的水分	15	未冲洗扣10分,漂洗不到位扣2～5分,未吹干扣2分,扣完为止
第三步 消毒 15分	1. 内镜连同各按钮一同浸泡入消毒液中 2. 用注射器将消毒液注入各管腔并持续灌流	15	未完全浸泡扣2～5分,管腔未注入消毒液扣5～10分
第四步 终末漂洗 15分	1. 更换手套从消毒液中取出内镜,用纯水冲洗镜身,用纱布反复清洗镜身及操作旋钮部分,在流动水下洗净各种按钮 2. 用50 mL注射器接灌流器(或使用灌流设备)反复冲洗各个管腔(或用高压水枪彻底冲洗)	15	未更换手套扣5分,未清洗扣5分,未冲洗管腔扣5分
第五步 干燥 15分	1. 用干净纱布将镜身及各按钮擦拭干净 2. 用高压气枪将各个管路水分吹干 3. 镜身及各个按钮用75%酒精纱布擦拭,镜头用蘸95%酒精的擦镜纸擦拭(铺垫治疗巾应无菌干燥,4 h更换一次,如污染或潮湿应立即更换) 4. 取下防水盖及各个按钮,备用	15	终末处理不当一项扣5～10分,扣完为止
效果评价 5分	爱惜内镜,轻拿轻放	5	动作粗鲁扣5分

第十二节 普通胃镜检查护理配合评分标准

项目	评分细则	分值	扣分标准
操作前准备20分	1. 护士准备:衣帽整洁,七步洗手,戴口罩、手套	5	准备不当一项扣2分,扣完为止
	2. 物品准备:电子胃镜、主机、贮水瓶、负压吸引装置、吸氧装置、毛巾、口圈、弯盘、灭菌水、无菌生理盐水、纱布、50 mL注射器	8	缺一项扣1分,一处不规范扣0.5分,扣完为止
	3. 患者准备:评估禁食、禁饮时间,解释取得合作,消除紧张心理,检查前15 min口服祛泡剂	5	未评估扣5分,评估少一项或一处错误扣1分,扣完为止
	4. 环境准备:检查室安静、安全,温度适宜,亮度合适	2	环境未评估扣2分
操作方法及程序65分	1. 正确安装内镜,测试光源、注水、注气及吸引装置是否正常	5	未测试扣5分,测试少一项扣1分
	2. 核对解释,取得合作,协助患者取左侧卧位,双腿微屈,松解领口和腰带,取下活动假牙及眼镜,放置毛巾弯盘,固定口圈	10	未核对解释扣3分,体位不当扣3分,其他一项未做扣1~2分,扣完为止
	3. 进镜过程中,观察患者一般情况,嘱患者口水自然外流,及时清除口咽分泌物。恶心呕吐剧烈患者,给予必要安慰,嘱用鼻吸、嘴呼,调整呼吸	10	未观察患者情况扣5分,其他一项未做到扣1~2分
	4. 术中活检时,需检查活检钳的开闭情况,揭开活检阀门,以抛物线式递给医师送入钳道。当活检钳出现于视野下即打开,待活检钳紧贴组织后即关闭,抽出活检钳时需垫纱布,以防止黏液和血液飞溅,保护自身	10	活检操作不符合无菌要求扣3分,动作不熟练一项扣2分,扣完为止
	5. 妥善放置标本于福尔马林溶液内,与医师核对病理单和标本,并让患者签字确认,及时送病理科	5	标本未核对扣5分
	6. 检查结束后,对胃镜进行预处理(详见预处理流程),转运至洗消室	10	未进行预处理扣10分,操作不规范一项扣2分,扣完为止
	7. 当胃镜检查结束时,帮助患者取下口圈,擦净口腔周围的黏液,协助患者起床	10	未清洁面部皮肤扣5分,未协助起床扣5分
	8. 向患者及家属交待注意事项,1 h后进饮、进食,活检患者2 h后方可进饮、进食。咽部可能会有不适感,不要反复用力咳嗽,若出现严重不适及时就医	5	未交待注意事项扣5分

续表

项目	评分细则	分值	扣分标准
效果评价15分	1. 操作正确,动作轻柔,熟练	5	步骤错误扣2分,动作粗鲁扣2分,不熟练扣1分
	2. 关心爱护患者,有沟通,注意保暖,注意事项交待清楚	7	未关心爱护患者扣2分,未保暖扣2分,未交待注意事项或交待不全扣2~3分,扣完为止
	3. 符合消毒隔离制度和内镜清洗消毒规范	3	违反消毒隔离原则扣3分

第十三节　肠镜检查护理配合评分标准

项目	评分细则	分值	扣分标准
操作前准备20分	1. 护士准备:衣帽整洁,七步洗手,戴口罩、手套	5	准备不当一项扣2分,扣完为止
	2. 物品准备:电子肠镜、主机、贮水瓶、负压吸引装置、吸氧装置、垫子、治疗碗、润滑剂、生理盐水、纱布、50 mL注射器(无痛肠镜备5 mL注射器、针头)	8	缺一项扣1分,一处不规范扣0.5分,扣完为止
	3. 患者准备:解释取得合作,消除紧张心理,评估禁食、禁饮时间和泻药服用及大便情况	5	未评估扣5分,评估少一项或一处错误扣1分,扣完为止
	4. 环境准备:检查室安静、安全,温度适宜,亮度合适	2	环境未评估扣2分
操作方法及程序65分	1. 正确安装内镜,测试光源、注水、注气及吸引装置是否正常	5	未测试扣5分,测试少一项扣1分
	2. 核对解释,取得合作,协助患者取左侧卧位,双腿微屈,脱鞋,脱右侧裤腿(无痛肠镜患者给予静脉穿刺)	10	未核对解释扣3分,体位不当扣3分,其他一项未做扣1~2分,扣完为止
	3. 进镜过程中,观察患者一般情况、面色、主诉,遵医嘱协助患者更换体位(无痛肠镜患者注意保持静脉通道通畅)	10	未观察患者情况扣5分,未协助更换体位扣5分
	4. 术中活检时,需检查活检钳的开闭情况,揭开活检阀门,以抛物线式递给医师送入钳道。当活检钳出现于视野下即打开,待活检钳紧贴组织后即关闭,抽出活检钳时需垫纱布,以防止黏液和血液飞溅,保护自身	10	活检操作不符合无菌要求一项扣3分,动作不熟练扣2分

续表

项目	评分细则	分值	扣分标准
操作方法及程序65分	5. 妥善放置标本于福尔马林溶液内，与医师核对病理单和标本，并让患者签字确认，及时送病理科	5	标本未核对扣5分
	6. 检查结束后，对肠镜进行预处理（详见预处理流程），转送至洗消室	10	未进行预处理扣10分，操作不规范一项扣2分，扣完为止
	7. 协助患者整理衣裤、起床，年老体弱者注意搀扶（无痛肠镜患者观察意识恢复情况，生命体征正常后撤除心电监护，复苏室看护10 min，保持呼吸道通畅，防止坠床）	10	未协助整理衣裤扣5分，未协助起床扣5分，无痛术者一项未做到扣1～2分，扣完为止
	8. 向患者及家属交待注意事项：肠镜检查后无腹胀、腹痛等可进食易消化软食，如为息肉或特殊治疗应根据情况特别交待患者（无痛肠镜患者2 h以后可进饮、进食，当日不宜骑车、开车及高空作业）	5	未交待注意事项扣5分
效果评价15分	1. 操作正确，动作轻柔、熟练	5	步骤错误扣2分，动作粗鲁扣2分，动作不熟练扣1分
	2. 关心爱护患者，有沟通，注意保暖，注意事项交待清楚	7	未关心爱护患者扣2分，未保暖扣2分，未交待注意事项或交待不全扣2～3分，扣完为止
	3. 符合消毒隔离制度和内镜清洗消毒规范	3	违反消毒隔离原则扣3分

第十四节　无痛胃镜检查护理配合评分标准

项目	评分细则	分值	扣分标准
操作前准备20分	1. 护士准备：衣帽整洁，七步洗手，戴口罩、手套	5	准备不当一项扣2分，扣完为止
	2. 物品准备：电子胃镜、主机、贮水瓶、负压吸引装置、吸氧装置、毛巾、口圈、弯盘、灭菌水、无菌生理盐水、纱布、50 mL注射器（碘伏、5 mL注射器、7＃头皮针、输液贴）	8	缺一项扣1分，一处不规范扣0.5分，扣完为止
	3. 患者准备：评估禁食、禁饮时间，解释取得合作，消除紧张心理，检查前15 min口服祛泡剂	5	未评估扣5分，评估少一项或一处错误扣1分，扣完为止
	4. 环境准备：检查室安静、安全，温度适宜，亮度合适	2	环境未评估扣2分

续表

项目	评分细则	分值	扣分标准
操作方法及程序 65分	1. 正确安装内镜,测试光源、注水、注气及吸引装置是否正常	5	未测试扣5分,测试少一项扣1分
	2. 核对解释,取得合作,在患者右上肢行静脉穿刺并且固定针头	5	未核对解释,取得合作扣3分,静脉穿刺未成功扣2分
	3. 协助患者取左侧卧位,双腿微屈,松解领口和腰带,取下活动假牙及眼镜,放置毛巾,鼻导管给氧3～4 L/min,固定口圈	10	体位不当扣3分,其他一项未做到扣1～2分,扣完为止
	4. 配合麻醉师动态给药,注药时确保针头在血管内,密切观察患者反应,在麻醉初始阶段易出现兴奋、躁动、谵妄等,护士要固定好口圈,保障患者安全	10	药液外渗扣5分,未观察患者情况扣5分
	5. 待患者睫毛反射消失医生进镜,护士配合医生做好检查和活检,要将患者口角放低,使口水流出,防止误吸,口腔分泌物多时要及时吸出	5	配合医生不熟练扣5分
	6. 术中密切观察患者面色、血压、氧饱和度变化,保持患者呼吸道通畅,一旦发生呼吸抑制、血压下降、心率减慢等情况,配合医生和麻醉师做相应处理	5	未观察患者情况扣5分
	7. 检查结束后,对胃镜进行预处理(详见预处理流程),并转运至洗消室	10	未进行预处理扣10分,操作不规范一项扣2分,扣完为止
	8. 胃镜检查结束时,观察患者的意识恢复情况,取下口圈,并观察心率、呼吸,血压正常后撤除心电监护,配合麻醉师推送患者进复苏室,专人看护10 min,其间保持呼吸道通畅,加强安全防护,防止坠床	5	未观察患者情况扣5分,一项未做到扣1～2分,扣完为止
	9. 交接病理,并向患者及家属交待注意事项:待患者完全清醒,肌力恢复正常,由家属陪同方能离开,当日不宜骑车、开车及高空作业,2 h后可进饮、进食,咽部可能会有不适感,不要反复用力咳嗽,若出现严重不适及时就医	10	未交接病理扣5分,未交待注意事项扣5分
效果评价 15分	1. 操作正确,动作轻柔、熟练	5	步骤错误扣2分,动作粗鲁扣2分,动作不熟练扣1分
	2. 关心爱护患者,有沟通,注意保暖,注意事项交待清楚	7	未关心爱护患者扣2分,未保暖扣2分,未交待注意事项或交待不全扣2～3分,扣完为止
	3. 符合消毒隔离制度和内镜清洗消毒规范	3	违反消毒隔离原则扣3分

第十五节　超声胃镜检查护理配合评分标准

项目	评分细则	分值	扣分标准
操作前准备 20分	1. 护士准备:衣帽整洁,七步洗手,戴口罩、手套	5	准备不当一项扣2分,扣完为止
	2. 物品准备:超声胃镜、超声主机、贮水瓶、水泵及连接管、超声探头、负压吸引装置、毛巾、口圈、弯盘、冲洗用温水、纱布	8	缺一项扣1分,一处不规范扣0.5分,扣完为止
	3. 患者准备:评估禁食、禁饮时间,解释取得合作,消除紧张心理,检查前15 min口服祛泡剂,相关检查报告齐全	5	未评估扣5分,评估少一项或一处错误扣1分,扣完为止
	4. 环境准备:检查室安静、安全,温度适宜,亮度合适	2	环境未评估扣2分
操作方法及程序 65分	1. 正确安装内镜,安装超声探头,测试光源、注水、注气、水泵及吸引装置是否正常,打开超声主机电源	5	未测试扣5分,测试少一项扣1分
	2. 核对解释,取得合作,协助患者取左侧卧位,双腿微屈,松解领口和腰带,取下活动假牙及眼镜,放置毛巾,固定口圈	10	未核对解释扣3分,体位不当扣3分,其他一项未做扣1～2分,扣完为止
	3. 医生进镜,护士将患者口角放低,使口水流出,防止误吸。到达病灶处,打开水泵三通,冲净局部黏液,并使病灶全部浸没于液面之下	5	配合不熟练扣2分,未打开水泵扣3分
	4. 将超声探头送入活检管道到达病灶,打开键盘上的"EUS""PIP""FREEZE",调整合适参数,使画面清晰,大小合适观察,检查中轻柔操作,不可扭曲、折叠探头	10	按键错误扣5分,操作不熟练扣5分
	5. 待超声检查完毕,打开键盘上的"EVIS",恢复内镜画面,轻轻取出超声探头,关闭超声主机开关,取下探头	5	未打开内镜画面扣2分,未关闭主机开关扣3分
	6. 术中密切观察患者面色、主诉,保持呼吸道通畅,超声胃镜时间较长,注水时会感觉腹胀,嘱患者调整呼吸,做好配合	5	未观察患者情况扣5分
	7. 检查结束后,对胃镜进行预处理(详见预处理流程),连同超声探头一起转运至洗消室	10	未进行预处理扣10分,操作不规范一项扣2分,扣完为止

续表

项目	评分细则	分值	扣分标准
操作方法及程序65分	8. 帮助患者取下口圈，擦净口周黏液，休息后协助患者起床	10	未观察患者情况扣5分，未协助患者扣5分
	9. 向患者及家属交待注意事项：1～2 h后可进饮、进食，咽部可能会有不适感，不要反复用力咳嗽，若出现严重不适及时就医	5	未交待注意事项扣5分
效果评价15分	1. 操作正确，动作轻柔、熟练	5	步骤错误扣2分，动作粗鲁扣2分，动作不熟练扣1分
	2. 关心爱护患者，有沟通，注意保暖，注意事项交待清楚	7	未关心爱护患者扣2分，未保暖扣2分，未交待注意事项或交待不全扣2～3分，扣完为止
	3. 符合消毒隔离制度和内镜清洗消毒规范	3	违反消毒隔离原则扣3分

第十六节　放大染色胃镜检查护理配合评分标准

项目	评分细则	分值	扣分标准
操作前准备20分	1. 护士准备：衣帽整洁，七步洗手，戴口罩、手套。	5	准备不当一项扣2分，扣完为止
	2. 物品准备：放大胃镜、黑帽、主机、贮水瓶、水泵、喷洒管、各种黏膜染色剂、吸引和吸氧装置、毛巾、口圈、纱布、注射器(碘伏、7号头皮针、输液贴)	8	缺一项扣1分，一处不规范扣0.5分，扣完为止
	3. 患者准备：评估禁食、禁饮时间，解释取得合作，消除紧张心理，检查前15 min口服祛泡剂，相关检查报告齐全	5	未评估扣5分，评估少一项或一处错误扣1分，扣完为止
	4. 环境准备：检查室安静、安全，温度适宜，亮度合适	2	环境未评估扣2分
操作方法及程序65分	1. 正确安装内镜，测试光源、水泵、注水、注气及吸引装置是否正常，安装黑帽	5	未测试扣5分，测试少一项扣1分
	2. 核对解释，取得合作，在患者右上肢行静脉穿刺并且固定针头	5	未核对解释，取得合作扣3分，静脉穿刺未成功扣2分
	3. 协助患者取左侧卧位，双腿微屈，松解领口、腰带，取下活动假牙及眼镜，放置毛巾，鼻导管给氧3～4 L/min，固定口圈	10	体位不当扣3分，其他一项未做到扣1～2分，扣完为止

续表

项目	评分细则	分值	扣分标准
操作方法及程序 65分	4. 配合麻醉师动态给药，注药时确保针头在血管内，密切观察患者反应，在麻醉初始阶段易出现兴奋、躁动、谵妄等，护士要固定好口圈，保障患者安全	5	药液外渗扣 2～3 分，未观察患者情况扣 2～3 分，扣完为止
	5. 待患者睫毛反射消失，医生进镜，遵医嘱配制黏膜染色剂，接注射器用喷洒管对局部黏膜进行染色，推注用力均匀，配合医生进行检查和活检，将患者口角放低，使口水流出，防止误吸，口腔分泌物多时要及时吸出	10	配合不熟练扣 5 分，药液配制错误扣 5 分
	6. 术中密切观察患者面色、血压、氧饱和度变化，保持呼吸道通畅，一旦发生呼吸抑制、血压下降、心率减慢等情况，配合医生和麻醉师做相应处理	5	未观察患者情况扣 5 分
	7. 检查结束后，对胃镜进行预处理（详见预处理流程），并转运至洗消室	10	未进行预处理扣 10 分，操作不规范一项扣 2 分，扣完为止
	8. 观察患者的意识恢复情况，取下口圈，并观察心率、呼吸，血压正常后撤除心电监护，配合麻醉师推送患者进复苏室，专人看护 10 min，其间保持呼吸道通畅，加强安全防护，防止坠床	5	未观察患者情况扣 5 分，一项未做到扣 1～2 分，扣完为止
	9. 交接病理，并向患者及家属交待注意事项：待患者完全清醒，肌力恢复正常，由家属陪同方能离开，并嘱当日不宜骑车、开车及高空作业，2 h 后可进饮、进食，咽部可能会有不适感，不要反复用力咳嗽，若出现严重不适及时就医	10	未交接病理扣 5 分，未交待注意事项 5 分
效果评价 15分	1. 操作正确，动作轻柔、熟练	5	步骤错误扣 2 分，动作粗鲁扣 2 分，动作不熟练扣 1 分
	2. 关心爱护患者，有沟通，注意保暖，注意事项交待清楚	7	未关心爱护患者扣 2 分，未保暖扣 2 分，未交待注意事项或交待不全扣 2～3 分，扣完为止
	3. 符合消毒隔离制度和内镜清洗消毒规范	3	违反消毒隔离原则扣 3 分

第十七节　超声穿刺护理配合评分标准

项目	评分细则	分值	扣分标准
操作前准备20分	1. 护士准备：衣帽整洁，七步洗手，戴口罩、手套	5	准备不当一项，扣2分，扣完为止
	2. 物品准备：超声胃镜、超声主机、内镜主机、穿刺针、组织固定液、注射器、载玻片、贮水瓶、负压吸引装置、毛巾、口圈、弯盘、酒精纱布、静脉注射用物	8	缺一项扣1分，一处不规范扣0.5分，扣完为止
	3. 患者准备：评估禁食、禁饮时间，解释取得合作，消除紧张心理，检查前15 min口服祛泡剂，相关检查报告齐全	5	未评估扣5分，评估少一项或一处错误扣1分，扣完为止
	4. 环境准备：检查室安静、安全，温度适宜，亮度合适	2	环境未评估扣2分
操作方法及程序65分	1. 安装内镜，确认内镜及超声主机连接完好，测试光源、注水、注气及吸引装置，打开超声主机，内镜及超声画面出现	5	未测试扣5分，测试少一项扣1分，扣完为止
	2. 铺无菌台：放置治疗碗、生理盐水、5 mL注射器	5	违反无菌原则扣5分，物品缺一项扣1分
	3. 核对解释，取得合作，协助患者左侧卧位，双腿微屈，松解领口、腰带，取下活动假牙，在患者右上肢行静脉穿刺并且固定针头，放置毛巾，鼻导管给氧3～4 L/min，固定口圈	10	未核对解释扣3分，体位不当扣3分，其他一项未做扣1～2分，扣完为止
	4. 配合麻醉师动态给药，注药时确保针头在血管内，密切观察患者反应，在麻醉初始阶段易出现兴奋、躁动、谵妄等，护士要固定好口圈，保障患者安全	10	药液外渗扣5分，未观察患者情况扣5分
	5. 到达穿刺点，取出穿刺针，将针芯归“零”，酒精纱布擦拭活检孔，将穿刺针送入活检管道并固定好，遵医嘱用专用注射器抽取合适负压备用	5	针芯未归零扣2分，穿刺针未固定扣3分
	6. 穿刺针穿入组织后，如医嘱“微负压”，则缓慢抖动抽出针芯；如为普通负压值，则抽出针芯，连接并打开负压器（注意观察负压器内有无新鲜血液，如有，立即停止穿刺）	5	未按医嘱操作扣5分

续表

项目	评分细则	分值	扣分标准
操作方法及程序65分	7. 穿刺结束拔出穿刺针，关闭并取下负压器，将针芯放回针管内，另一人将针尖对准载玻片或组织固定液，收集标本；抽出针芯接 5 mL 注射器注入少量生理盐水再次收集标本。遵医嘱进行再次穿刺	10	操作不规范一项扣 2 分，未按无菌操作扣 5 分，扣完为止
	8. 检查结束后，对胃镜进行预处理（详见预处理流程），并转运至洗消室。观察患者意识恢复情况，取下口圈，生命体征正常后撤除心电监护，配合麻醉师推送患者进复苏室，专人看护 30 min，保持呼吸道通畅，加强安全防护	10	未进行预处理扣 5 分，未观察患者情况扣 5 分，其他一项未做到扣 1～2 分，扣完为止
	9. 交接病理，向患者及家属交待注意事项：待患者完全清醒，肌力恢复正常，由家属陪同方能离开，当日不宜骑车、开车及高空作业，2 h 后可进食、进饮，咽部不适属正常，不要反复用力咳嗽，若出现严重不适及时就医	5	未交接病理扣 2 分，未交待注意事项扣 3 分
效果评价15分	1. 操作正确，动作轻柔、熟练	5	步骤错误扣 2 分，动作粗鲁扣 2 分，动作不熟练扣 1 分
	2. 关心爱护患者，有沟通，注意保暖，注意事项交待清楚	7	未关心爱护患者扣 2 分，未保暖扣 2 分，未交待注意事项或交待不全扣 2～3 分，扣完为止
	3. 符合消毒隔离制度和内镜清洗消毒规范	3	违反消毒隔离原则扣 3 分

第十八节　内镜黏膜下剥离术护理配合评分标准

项目	评分细则	分值	扣分标准
操作前准备20分	1. 护士准备：衣帽整洁，七步洗手，戴口罩、手套	5	准备不当一项扣 2 分，扣完为止
	2. 物品准备：附送水内镜、工作站，氧气、吸引装置、心电监护、高频电刀、水泵、气泵及专用贮水瓶、口圈、纱布、治疗碗、无菌巾、透明帽、黏膜下注射液及染色剂、各种附件（肠镜备润滑剂）	8	缺一项扣 1 分，一处不规范扣 1 分，扣完为止
	3. 患者准备：评估禁食、禁饮时间，解释取得合作，检查前 15 min 口服祛泡剂，确认留置针通畅	5	未评估扣 5 分，评估少一项或一处错误扣 1 分，扣完为止
	4. 环境准备：检查室安静、安全，温度适宜，亮度合适	2	环境未评估扣 2 分

续表

项目	评分细则	分值	扣分标准
操作方法及程序 65分	1. 安装内镜，测试光源、注水、注气及吸引装置，水泵气泵测试备用，安装透明帽，调试电刀，操作踏板放置医生脚边合适位置	5	未测试扣5分，一项不符合扣2分，扣完为止
	2. 铺无菌台，黏膜下注射液及染色剂配制完成，手术附件完好备用	10	违反无菌原则扣5分，物品准备，少一项扣1分，扣完为止
	3. 核对解释，取得合作，执行术前医嘱，协助患者取合适体位，取下活动假牙及眼镜，头下放置卫生床垫，负极板粘贴正确，固定口圈	10	未核对解释扣3分，体位不当扣3分，其他一项未做扣1～2分，扣完为止
	4. 到达病灶后，遵医嘱进行染色—标记—注射—剥离—止血等步骤操作，配合熟练。最后取出标本进行创面处理、放置胃管	10	操作手法错误扣3分，顺序错误扣3分，配合不熟练扣4分
	5. 术中注意患者生命体征及有无皮下气肿，手术时间较长应关注膀胱是否充盈及保护骨突处预防压疮，一旦发生呼吸抑制、血压下降、心率减慢等情况，立即停止操作配合医生和麻醉师做相应处理	10	未观察患者情况扣5分，未保护患者扣5分
	6. 手术结束，拉上床栏，患者留室继续麻醉复苏，保持呼吸道通畅，防止坠床；待拔出气管插管、肌力恢复正常后，清洁患者面部，协助过床，保持各管道通畅，护送患者回病房	10	未观察患者扣5分，一项未做到扣1～2分，扣完为止
	7. 对内镜进行预处理(详见预处理流程)，正确处理一次性耗材，整理床单位，保持诊室内整洁，进行相关记录、交接病理，向患者及家属交待注意事项	10	未预处理扣4分，未记录扣3分，未交待注意事项扣3分
效果评价 15分	1. 操作正确，动作轻柔、熟练	5	步骤错误扣2分，动作粗鲁扣2分，动作不熟练扣1分
	2. 关心爱护患者，有沟通，注意保暖，注意事项交待清楚	7	未关心爱护患者扣2分，未保暖扣2分，未交待注意事项或交待不全扣2～3分，扣完为止
	3. 使用完毕，整理用物，垃圾分类，物品归位放置	3	一项不规范扣1分，扣完为止

第十九节　尼龙绳使用护理配合评分标准

项目	评分细则	分值	扣分标准
操作前准备20分	1. 护士准备：衣帽整洁，七步洗手，戴口罩、手套	5	准备不当一项扣2分，扣完为止
	2. 物品准备：附送水内镜、工作站，氧气、吸引装置，心电监护、水泵、气泵及专用贮水瓶，口圈、纱布、治疗碗、无菌巾、透明帽、止血夹、尼龙绳及结扎装置、润滑剂	8	缺一项扣1分，一处不规范扣1分，扣完为止
	3. 患者准备：评估禁食、禁饮时间，解释取得合作，检查前15 min口服祛泡剂，确认留置针通畅	5	未评估扣5分，评估少一项或一处错误扣1分，扣完为止
	4. 环境准备：检查室安静、安全，温度适宜，亮度合适	2	环境未评估扣2分
操作方法及程序65分	1. 安装内镜，测试光源、注水、注气及吸引装置，水泵气泵测试备用，安装透明帽，调试电刀，操作踏板放置医生脚边合适位置	5	未测试扣5分；测试少一项扣2分，扣完为止
	2. 无菌台上放置合适型号尼龙绳、结扎装置、止血夹完好备用	10	违反无菌原则扣5分，物品准备少一项扣2分，扣完为止
	3. 核对患者信息，解释取得合作，取下活动假牙及眼镜，头下放置卫生床垫，固定口圈，协助患者取合适体位，与医生确认需用结扎装置，将尼龙绳与结扎装置连接完好紧密	10	未核对解释扣3分，体位不当扣3分，其他一项未做扣1～2分，扣完为止
	4. 到达病灶后，选择合适型号止血夹装置润滑后从患者口腔轻柔插入，再将结扎装置由内镜活检管道送入	10	操作手法错误扣3分，顺序错误扣3分，操作不熟练扣4分
	5. 当结扎装置和夹子装置全部到达病灶处，打开结扎环，用止血夹带动尼龙绳一起夹闭在创面旁1 cm左右处，环绕创面一共夹闭4～6枚止血夹	10	操作错误扣5分，操作不熟练扣5分
	6. 慢慢收紧尼龙绳，直至松紧及创面缝合满意，释放尼龙绳，再次观察创面情况	10	操作不熟练扣5分，结扎装置未释放扣5分
	7. 术中注意患者生命体征及有无皮下气肿，手术结束对内镜进行预处理（详见预处理流程），正确处理一次性耗材，整理床单位，保持诊室内整洁，进行相关记录，向患者及家属交待注意事项	10	未观察患者扣2分，未预处理扣2分，未记录扣3分，未交待注意事项扣3分

续表

项目	评分细则	分值	扣分标准
效果评价15分	1. 操作正确，动作轻柔、熟练	5	步骤错误扣2分，动作粗鲁扣2分，动作不熟练扣1分
	2. 关心爱护患者，有沟通，注意保暖，注意事项交待清楚	7	未关心爱护患者扣2分，未保暖扣2分，未交待注意事项或交待不全扣2～3分，扣完为止
	3. 使用完毕，整理用物，垃圾分类，物品归位放置	3	一项不规范扣1分，扣完为止

第二十节　静脉曲张性上消化道出血内镜治疗护理配合评分标准

项目	评分细则	分值	扣分标准
操作前准备20分	1. 护士准备：衣帽整洁，七步洗手，戴口罩、手套	5	准备不当一项扣2分，扣完为止
	2. 物品准备：附送水内镜、主机、贮水瓶、负压吸引装置、吸氧装置、口圈、生理盐水、纱布、注射针、无菌治疗碗、组织胶、聚桂醇、高渗糖、美兰、注射器(2 mL、5 mL、10 mL)、套扎器等	8	缺一项扣1分，一处不规范扣0.5分，扣完为止
	3. 患者准备：评估禁食、禁饮时间，解释取得合作，消除紧张心理，检查前15 min口服祛泡剂	5	未评估扣5分，评估少一项或一处错误扣1分，扣完为止
	4. 环境准备：检查室安静、安全，温度适宜，亮度合适	2	环境未评估扣2分
操作方法及程序65分	1. 正确安装内镜，测试光源、注水、注气、附送水及吸引装置正常备用	5	未测试扣5分；测试少一项扣2分，扣完为止
	2. 铺无菌台，治疗碗、注射器、注射针、组织胶等药物备用	10	违反无菌原则扣5分，物品准备少一项扣2分，扣完为止
	3. 核对解释，取得合作，协助患者取手术体位，取下活动假牙及眼镜，遵医嘱术前用药，头下放置卫生床垫，固定口圈	10	未核对解释扣3分，体位不当扣3分，其他一项未做扣1～2分，扣完为止
	4. 遵医嘱抽取组织胶、聚桂醇、高渗糖备用，并做好标记，检查注射针是否完好备用。根据医生指令进行注射治疗，一般按“聚一胶一糖”顺序注射，注射组织胶时速度宜快，注射聚桂醇和高渗糖时要匀速，并按“1 mL、2 mL、3 mL”报数，如遇特殊情况，医嘱停止立刻停止操作	10	未检查用物扣2分，未分类标记扣2分，操作手法错误扣2分，顺序错误扣2分，未按医嘱注射扣2分

续表

项目	评分细则	分值	扣分标准
操作方法及程序 65分	5. 组织胶注射完毕后遵医嘱进行食管硬化或套扎，如需硬化按 10 mL 聚桂醇 + 0.2 mL 美兰进行食管硬化治疗；如需套扎则协助医生安装套扎器	10	药液配制错误扣 5 分，操作不规范一项扣 5 分
	6. 术中密切观察患者面色、血压、氧饱和度变化，保持呼吸道畅通，一旦发生呼吸抑制、血压下降、心率减慢等情况，立即停止操作配合医生和麻醉师做相应处理	10	未整理患者扣 5 分，未观察患者扣 5 分
	7. 手术结束，患者麻醉复苏，观察患者生命体征，对内镜进行预处理(详见预处理流程)，正确处理一次性耗材，做好记录，交待注意事项	10	未观察患者扣 3 分，未预处理扣 3 分，其他一项未做到扣 1～2 分，扣完为止
效果评价 15分	1. 操作正确，动作轻柔、熟练	5	步骤错误扣 2 分，动作粗鲁扣 2 分，动作不熟练扣 1 分
	2. 关心爱护患者，有沟通，注意保暖，注意事项交待清楚	7	未关心爱护患者扣 2 分，未保暖扣 2 分，未交待注意事项或交待不全扣 2～3 分，扣完为止
	3. 使用完毕，整理用物，垃圾分类，物品归位放置	3	一项不规范扣 1 分，扣完为止

第二十一节　食道静脉曲张套扎术护理配合评分标准

项目	评分细则	分值	扣分标准
操作前准备 20分	1. 护士准备：衣帽整洁，七步洗手，戴口罩、手套	5	准备不当一项扣 2 分，扣完为止
	2. 物品准备：电子胃镜，主机、贮水瓶、两路负压吸引装置(一路接胃镜，一路吸引患者口咽部呕吐物)、套扎器、毛巾、口圈、弯盘、灭菌水、纱布、50 mL 注射器(或水泵)、心电监护仪、急救设备及药品等	8	缺一项扣 1 分，一处不规范扣 0.5 分，扣完为止
	3. 患者准备：评估禁食、禁饮时间，解释取得合作，消除紧张心理，检查前 15 min 口服祛泡剂	5	未评估扣 5 分，评估少一项或一处错误扣 1 分，扣完为止
	4. 环境准备：检查室安静安全，温度适宜，亮度合适	2	环境未评估扣 2 分

续表

项目	评分细则	分值	扣分标准
操作方法及程序 65分	1. 正确安装内镜，检查内镜光源、注水、注气、附送水及吸引装置是否正常	5	未测试扣 5 分，测试少一项扣 2 分，扣完为止
	2. 协助患者取左侧卧位，双腿微屈，松解领口腰带，取下活动假牙及眼镜，放置毛巾弯盘，固定口圈	15	未协助患者扣 3 分，体位不当扣 3 分，其他一项未做到扣 1～2 分，扣完为止
	3. 先行胃镜检查，明确套扎指征及套扎的位置	5	配合不熟练扣 2～5 分
	4. 退出胃镜，安装好套扎器，再次确认吸引功能完好，再次进镜到套扎的位置	10	安装错误扣 5～10 分
	5. 医生进行套扎操作，护士严密观察患者生命体征及面色	10	未观察病情扣 5～10 分
	6. 手术结束后，对胃镜进行预处理（详见预处理流程），转运至洗消室	10	未进行预处理扣 5 分，操作不规范一项扣 2 分
	7. 胃镜检查结束时，帮助患者取下口圈，擦净口腔周围的黏液，向患者及家属交待注意事项	10	未清洁面部皮肤扣 5 分，未交待注意事项扣 5 分
效果评价 15分	1. 操作正确，动作流畅、熟练	5	动作不熟练扣 2～5 分
	2. 遇到紧急情况，急救意识强，争分夺秒配合医生正确施救，关爱患者	10	未达到要求扣 5 分 关心患者不够扣 2～5 分

第二十二节　急诊上消化道出血内镜下止血护理配合评分标准

项目	评分细则	分值	扣分标准
操作前准备 20分	1. 护士准备：衣帽整洁，七步洗手，戴口罩、手套	5	准备不当一项扣 2 分，扣完为止
	2. 物品准备：附送水胃镜，主机、贮水瓶、两路负压吸引装置（一路接胃镜，一路吸引患者口咽部呕吐物），毛巾、口圈、弯盘、灭菌水、纱布、50 mL 注射器（或水泵）、心电监护仪、高频电刀、急救设备及药品、止血夹装置、网篮、注射针、组织胶等	8	缺一项扣 1 分，一处不规范扣 0.5 分，扣完为止

续表

项目	评分细则	分值	扣分标准
操作前准备 20分	3. 患者准备:详细询问病史,患者生命体征稳定,保持静脉输液通道通畅。告知患者及家属检查目的、方法、风险、并发症及处理等,取得理解及配合,并签署手术同意书	5	未评估扣5分,评估少一项或一处错误扣1分,扣完为止
	4. 环境准备:检查室安静、安全,温度适宜,亮度合适	2	环境未评估扣2分
操作方法及程序 65分	1. 正确安装内镜,检查内镜光源、注水、注气、附送水及吸引装置是否正常	5	未测试扣5分,一项不符合扣2分,扣完为止
	2. 核对解释,取得合作,协助患者取左侧卧位,双腿微屈,松解领口腰带,取下活动假牙及眼镜,放置毛巾弯盘,使用带皮筋的口圈,防止口圈脱出,损坏胃镜;牙关紧闭患者使用张口器放置口圈,心电监护、吸氧3～4 L/min	15	未核对解释扣3分,体位不当扣3分,其他一项未做扣1～2分,扣完为止
	3. 医生进镜检查过程中,协助医生进行冲洗与吸引,根据实际情况选择止血方法:局部喷撒去甲肾上腺素溶液(8%),冰盐水止血,热凝固止血,止血夹止血及注射组织胶止血等	10	配合止血不熟练扣2～10分
	4. 检查过程中护士要及时清除患者口咽分泌物和呕吐物,尤其是大量呕吐时,及时吸出,防止窒息	5	未及时处理扣5分
	5. 严密观察患者生命体征,出现紧急情况应立即退出胃镜,就地配合抢救。躁动患者需派专人约束或用约束带固定患者,保持左侧卧位,尤其是头部要固定好	10	未观察病情扣5分,未保障患者安全扣5分
	6. 手术结束,对内镜进行预处理(详见预处理流程),并转运至洗消室	10	未进行预处理扣5分,操作不规范一项扣2分
	7. 手术结束时,帮助患者取下口圈,擦净口腔周围的黏液,向患者及家属交待注意事项,撤除心电监护,患者由床位医生及家属护送回病房	10	未清洁面部皮肤扣5分,未交待注意事项扣5分
效果评价 15分	1. 操作正确,动作流畅	5	动作不熟练扣2～5分
	2. 遇到紧急情况,急救意识强,争分夺秒配合医生正确施救,关爱患者	10	未达到要求扣5分,关心患者不够扣2～5分

第二十三节 内镜下消化道息肉切除术护理配合评分标准

项目	评分细则	分值	扣分标准
操作前准备20分	1. 护士准备:衣帽整洁,七步洗手,戴口罩、手套	5	准备不当一项扣2分,扣完为止
	2. 物品准备:高频电刀、负极板、注射器、圈套器、氩气导管、止血夹等,其余同胃(肠)镜检查准备	8	缺一项扣1分,一处不规范扣0.5分,扣完为止
	3. 患者准备:评估禁食、禁饮时间,解释取得合作,消除紧张心理,其余同胃(肠)镜	5	未评估扣5分,评估少一项或一处错误扣1分,扣完为止
	4. 环境准备:检查室安静安全,温度适宜,亮度合适	2	环境未评估扣2分
操作方法及程序65分	1. 正确安装内镜,测试光源、注水、注气及吸引装置是否正常	5	未测试扣5分,测试少一项扣2分,扣完为止
	2. 核对解释,取得合作,协助患者取合适体位,双腿微屈,松解领口腰带,取下活动假牙及眼镜,放置毛巾弯盘,固定口圈(或肠镜准备)	10	未核对解释扣3分,体位不当扣3分,其他一项未做扣1～2分,扣完为止
	3. 打开高频电发生器,调节合适的模式,并在患者肌肉厚实处贴电极板,选择合适的圈套器,调试好功能是否正常,脚踏置于医生脚边合适位置	10	未调试电刀扣5分,未贴负极板、未选择圈套器扣2～5分
	4. 内镜到达息肉处,先吸净周围黏液,圈套器随活检孔到达息肉位置。医生调节内镜,使息肉尽可能在6点钟位置	5	未观察患者情况扣5分
	5. 打开圈套器,套住息肉,收拢圈套器,切勿收缩过紧过猛,缓慢收紧,轻轻提起息肉,避免与周围的组织接触	10	圈套配合不熟练扣2～10分
	6. 与医生配合切、凝结合,切除息肉,切除过程中,应逐级加大收拢力度,避免过快或过慢	10	操作配合不规范扣5～10分
	7. 回收息肉,妥善放置标本于福尔马林溶液内,观察切除后的创面情况并给予相应处理	10	未处理标本扣5分,未观察创面扣5分
	8. 检查结束时,协助患者起床,向患者及家属交待注意事项。对内镜进行预处理(详见预处理流程),并转运至洗消室	5	未交待注意事项扣3分,未进行预处理扣2分

续表

项目	评分细则	分值	扣分标准
效果评价 15分	1. 操作正确,动作轻柔,熟练	5	步骤错误扣2分,动作粗鲁扣2分,操作不熟练扣1分
	2. 关心爱护患者,有沟通,注意保暖,注意事项有无交待清楚	7	无沟通扣2分,未保暖扣2分,未交待注意事项或交待不全扣2～3分,扣完为止
	3. 符合消毒隔离制度和内镜清洗消毒规范	3	违反消毒隔离原则扣3分

第二十四节 内镜下异物取出术护理配合评分标准

项目	评分细则	分值	扣分标准
操作前准备 20分	1. 护士准备:衣帽整洁,七步洗手,戴口罩、手套	5	准备不当一项扣2分,扣完为止
	2. 物品准备:电子内镜、主机、贮水瓶、负压吸引装置、毛巾、口圈、弯盘、灭菌水、纱布、50 mL注射器、异物钳、圈套器、网篮等	5	缺一项扣1分,一处不规范扣0.5分,扣完为止
	3. 患者准备:评估禁食、禁饮时间,切勿行吞钡检查,其他同胃(肠)镜检查,有条件选择无痛内镜,术前胸片,确定异物种类、大小、数量、部位,签署手术同意书	8	未评估扣5分,评估少一项或一处错误扣1分,扣完为止
	4. 环境准备:检查室安静、安全,温度适宜,亮度合适	2	环境未评估扣2分
操作方法及程序 65分	1. 同一般胃(肠)镜检查的护理,进一步确定异物的种类、部位、形态、性质,尽可能吸净胃液,充分暴露异物	10	未充分观察异物扣5分,其他一项未做到扣1～2分,扣完为止
	2. 单个短棒或条形异物,可用圈套器摘取,单个扁形异物可用鳄齿异物钳	10	套取方式不熟练扣4～10分
	3. 食道胃多个长行尖锐多形带刺异物,可使用食管套管或透明帽,避免异物损伤黏膜及镜面,碎渣异物可用网篮多次套取	15	未正确使用透明帽扣5分,配合不熟练扣5～10分
	4. 嵌顿的异物,首先排除有无穿透及是否伤及大血管,方可轻柔操作,仔细观察进行试取	10	配合不熟练扣2～5分
	5. 做好患者心理护理,告知取异物操作时间相对较长,尽量减少恶心、呕吐,保持平稳呼吸	10	未向患者交待事项扣5～10分
	6. 检查结束同胃(肠)镜检查后处理	10	检查结束未交待注意事项扣5分,用物处理不当扣5分

续表

项目	评分细则	分值	扣分标准
效果评价15分	1. 操作正确,动作流畅、熟练	5	动作不熟练扣2～5分
	2. 遇到紧急情况,急救意识强,争分夺秒配合医生正确施救,关爱患者	10	未达到要求扣5分 关心患者不够扣2～5分

第二十五节　内镜下置管术护理配合评分标准

项目	评分细则	分值	扣分标准
操作前准备20分	1. 护士准备:衣帽整洁,七步洗手,戴口罩、手套	5	准备不当一项扣2分,扣完为止
	2. 物品准备:电子胃镜、主机、注水瓶、负压吸引装置、毛巾、口圈、弯盘、灭菌水、纱布、石蜡油、十二指肠营养管、异物钳等	8	缺一项扣1分,一处不规范扣0.5分,扣完为止
	3. 患者准备:评估禁食、禁饮时间,解释取得合作,检查两侧鼻腔情况,检查前15 min口服祛泡剂	5	未评估扣5分,评估少一项或一处错误扣1分,扣完为止
	4. 环境准备,检查室安静、安全,温度适宜,亮度合适	2	环境未评估扣2分
操作方法及程序65分	1. 配合医生进行胃镜检查,了解患者食道、胃、肠道的一般情况	10	未评估胃肠道情况扣5分,评估少一项扣3分
	2. 润滑营养管,从一侧鼻孔缓慢置入营养管	5	未润滑扣5分
	3. 胃镜钳道插入异物钳并抓牢营养管前端,医生进镜时,护士一手钳牢异物钳,一手在鼻孔外辅助往内将营养管送入十二指肠	10	配合不熟练扣5分,推送营养管不成功扣5分
	4. 当胃镜不能进镜时,将异物钳钳住营养管送入十二指肠深部	5	配合不熟练扣5分
	5. 送达合适部位,轻轻松开异物钳放开营养管,关闭异物钳,从钳道内轻柔退出	10	未闭钳瓣扣5分,动作不轻柔扣5分

续表

项目	评分细则	分值	扣分标准
操作方法及程序65分	6. 胃镜下监视营养管位置避免扭曲，吸出气体并慢慢退镜	5	未观察扣5分
	7. 记录鼻外管上刻度，妥善固定营养管，向管内注入石蜡油，缓慢抽出导丝，确定管道畅通	10	未注入石蜡油扣5分，未妥善固定扣5分
	8. 同胃镜检查的术后处理	10	未整理用物扣3分，未交待注意事项扣3分，未预处理扣3分，其他一项未做到扣1～2分，扣完为止
效果评价15分	1. 操作正确，动作轻柔、熟练	5	步骤错误扣2分，动作粗鲁扣2分，动作不熟练扣1分
	2. 关心爱护患者，有沟通、注意保暖，注意事项交待清楚	7	未关心爱护患者扣2分，未保暖扣2分，未交待注意事项或交待不全扣2～3分，扣完为止
	3. 符合消毒隔离制度和内镜清洗消毒规范	3	违反消毒隔离原则扣3分

第二十六节　胃镜下食管狭窄扩张术护理配合评分标准

项目	评分细则	分值	扣分标准
操作前准备20分	1. 护士准备：衣帽整洁，七步洗手，戴口罩、手套	5	准备不当一项扣2分，扣完为止
	2. 物品准备：胃镜、主机、贮水瓶、负压吸引装置、吸氧装置、口圈、生理盐水、纱布、治疗碗、压力泵、润滑剂、扩张球囊	8	缺一项扣1分，一处不规范扣0.5分，扣完为止
	3. 患者准备：评估禁食、禁饮时间，解释取得合作，消除紧张心理，检查前15 min口服祛泡剂	5	未评估扣5分，评估少一项或一处错误扣1分，扣完为止
	4. 环境准备：检查室安静、安全，温度适宜，亮度合适	2	环境未评估扣2分

续表

项目	评分细则	分值	扣分标准
操作方法及程序65分	1. 正确安装内镜，测试光源、注水、注气、附送水及吸引装置正常备用	5	未测试扣5分，测试少一项扣1分
	2. 铺无菌台，治疗碗、注射器、润滑剂、压力泵抽满生理盐水，选择合适型号扩张球囊备用	10	违反无菌原则扣5分，物品缺一项扣1分
	3. 核对解释，取得合作，协助患者取手术体位，取下活动假牙及眼镜，遵医嘱术前用药，头下放置卫生床垫，固定口圈	10	未核对解释扣3分，体位不当扣3分，其他一项未做扣1～2分，扣完为止
	4. 用注射器向活检管道内注入10 mL润滑剂，扩张球囊不需要预先试充，一手固定球囊外保护套，另一手轻轻送入球囊，直至球囊绿色鞘管露出内镜画面	10	未润滑扣3分，操作手法错误扣2分，顺序错误扣3分，配合不熟练扣2分
	5. 固定好球囊位置后，用注射器抽取适量生理盐水注入球囊内，待球囊微微膨胀，改用压力泵加压注入，遵医嘱慢慢调节压力泵压力	10	压力泵使用错误扣5分，操作不规范一项扣5分
	6. 达到合适压力后，维持位置和压力几分钟，遵医嘱抽空球囊内液体，将球囊缓缓拉出活检管道，胃镜能通过狭窄段即可	10	未抽空球囊扣5分，动作粗鲁扣5分
	7. 术中观察患者一般情况，嘱口水自然外流，及时清除口咽分泌物，恶心呕吐剧烈者，嘱用鼻吸，嘴呼调整呼吸；手术结束帮助患者取下口圈，擦净口周黏液，协助患者起床。对内镜进行预处理(详见预处理流程)	10	未观察患者扣5分 未预处理扣5分
效果评价15分	1. 操作正确，动作轻柔、熟练	5	步骤错误扣2分，动作粗鲁扣2分，动作不熟练扣1分
	2. 关心爱护患者，有沟通，注意保暖，注意事项交待清楚	7	未关心爱护患者扣2分，未保暖扣2分，未交待注意事项或交待不全扣2～3分，扣完为止
	3. 使用完毕，整理用物，垃圾分类，物品归位放置	3	一项不规范扣1分，扣完为止

第二十七节　小肠镜检查护理配合评分标准

项目	评分细则	分值	扣分标准
操作前准备 25分	1. 护士准备：衣帽整洁，七步洗手，戴口罩、手套	5	准备不当一项扣 2 分，扣完为止
	2. 物品准备： (1) 心电检测仪、吸氧装置等 (2) 术前调试好气泵，打气与放气的功能是否良好，外套管气囊有无破损 (3) 准备好清洁台面，上面放置润滑剂、纱布、冲洗用水及活检钳等 (4) 其他同普通胃肠镜检查	8	缺一项扣 1 分，一处不规范扣 0.5 分，扣完为止
	3. 患者准备：充分了解病情，严格把握适应证。与患者沟通并签署知情同意书，必须服用的药物，可在术前 1～2 h 少量清水送服。 经不同途径进镜的准备： (1) 经口进镜的准备，同一般胃镜检查，运用松紧带咬口 (2) 经肛进镜的准备，与一般肠镜基本相同，患者排泄物为清水时，方能检查 (3) 术前遵医嘱肌肉注射 654-2 10 mg、安定 10 mg、杜冷丁 50 mg，有条件行无痛小肠镜检查	10	未评估扣 5 分，评估少一项或一处错误扣 1 分，扣完为止
	4. 环境准备：检查室安静、安全，温度适宜，亮度合适	2	环境未评估扣 2 分
操作方法及程序 60分	1. 从外套管侧孔注入适量的无菌水，润滑外套管与镜身，将外套管套在镜身上，并固定好外套管	10	未进行润滑扣 5 分，未固定扣 5 分
	2. 经口检查患者协助固定好口圈，并指导患者做深呼吸配合检查；经肛患者告知其可能出现的不适，缓解紧张情绪	10	一项不符合扣 5 分，扣完为止
	3. 协助医生进行充气放气操作，同时注意观察患者情况	10	配合不熟练扣 5 分，未观察病情扣 5 分
	4. 检测外套管压力，抽气时压力为 －6.0～6.5 kPa，注气时为 6～7.5 kPa，使镜身缓慢均匀推进到小肠深部	10	配合不熟练扣 5～10 分
	5. 发现病灶协助医生活检，并核对、保管好标本，妥善和患者交接	10	活检操作不规范扣 5～10 分
	7. 检查结束退出小肠镜，同胃镜结束处理	10	未预处理扣 5～10 分

续表

项目	评分细则	分值	扣分标准
效果评价 15分	1. 操作正确,动作轻柔,熟练	5	步骤错误扣2分,动作粗鲁扣2分,动作不熟练扣1分
	2. 关心爱护患者,有沟通,注意保暖,注意事项交待清楚	7	未关心爱护患者扣2分,未保暖扣2分,未交待注意事项或交待不全扣2~3分,扣完为止
	3. 符合消毒隔离制度和内镜清洗消毒规范	3	违反消毒隔离原则扣3分

第二十八节　气管镜检查护理配合评分标准

项目	评分细则	分值	扣分标准
操作前准备 20分	1. 护士准备:衣帽整洁,七步洗手,戴口罩、手套	5	准备不当一项扣2分,扣完为止
	2. 物品准备:气管镜、工作站、氧气、吸引装置、心电监护、雾化机、纱布、治疗碗、(冰)生理盐水、利多卡因(乳膏)、肾上腺素、眼罩、各种内镜附件	8	缺一项扣1分,一处不规范扣0.5分,扣完为止
	3. 患者准备:评估禁食、禁饮时间、胸片、血液化验结果,利多卡因雾化吸入及丁卡因喷洒咽部	5	未评估扣5分,评估少一项或一处错误扣1分,扣完为止
	4. 环境准备:检查室安静、安全,温度适宜,亮度合适	2	环境未评估扣2分
操作方法及程序 65分	1. 正确安装内镜,测试光源、吸引装置是否正常,利多卡因乳膏涂抹镜身弯曲部	5	未测试扣5分,测试少一项扣1分,扣完为止
	2. 铺无菌台:备生理盐水、利多卡因、0.1%肾上腺素注射器各一支,冰盐水随用随抽	5	物品缺一项扣1分,扣完为止
	3. 核对患者信息,解释取得合作,嘱患者平卧,吸氧、心电监护、戴眼罩,利多卡因湿润鼻腔	10	未核对解释扣3分,体位不当扣3分,其他一项未做扣1~2分,扣完为止
	4. 医生进镜,遵医嘱分别在气管隆突及左右主支气管内注入利卡因局部麻醉,减轻患者呛咳反应	5	配合不熟练扣5分
	5. 术中密切观察患者面色、生命体征,保持患者呼吸道畅通,随时调整氧气流量。告知患者呛咳属正常反应,嘱患者调整呼吸,减少咳嗽,做好配合	5	未观察患者扣2分,未指导患者配合扣3分

续表

项目	评分细则	分值	扣分标准
操作方法及程序65分	6. 需要活检时，先局部冲洗冰盐水或遵医嘱喷洒肾上腺素，确认活检钳完好，以抛物线式递给医师送入钳道，待活检钳紧贴组织后关闭，遵医嘱进行刷检、灌洗、止血等操作	10	未先冲洗扣3分，未预止血扣3分，配合不熟练一项扣3～5分，扣完为止
	7. 检查结束后，对内镜进行预处理（详见预处理流程），并转运至洗消室	5	未进行预处理扣5分，操作不规范扣2分
	8. 帮助患者取下眼罩、吸氧管及心电监护，协助患者起床，年老体弱者注意搀扶。正确处理一次性耗材，整理床单位，保持诊室内整洁	10	未协助患者扣5分，用物处置不正确一项扣2分，扣完为止
	9. 向患者及家属交接病理，交待注意事项，减少剧烈咳嗽，2 h以后可进食、进饮（无痛气管镜术患者，当日不宜骑车、开车及高空作业）	10	未交接病理扣5分，未交待注意事项扣5分
效果评价15分	1. 操作正确，动作轻柔、熟练	5	步骤错误扣2分，动作粗鲁扣2分，动作不熟练扣1分
	2. 关心爱护患者，有沟通，注意保暖，注意事项交待清楚	7	未关心爱护患者扣2分，未保暖扣2分，未交待注意事项或交待不全扣2～3分，扣完为止
	3. 使用完毕，整理用物，垃圾分类，物品归位放置	3	一项不规范扣1分，扣完为止

第二十九节　诊断性ERCP护理配合评分标准

项目	评分细则	分值	扣分标准
操作前准备20分	1. 护士准备：衣帽整洁，七步法洗手，戴口罩、手套	5	准备不当一项扣2分，扣完为止
	2. 物品准备：电子十二指肠镜、主机、注水瓶、负压吸引装置、吸氧装置、心电监护仪、电刀、卫生垫、口圈、灭菌水、无菌生理盐水、纱布、50 mL注射器。达克罗宁胶浆/切开刀、针状切开刀、导丝、造影管、各种型号鼻胆管、安定、盐酸哌替啶、654-2、造影剂	8	缺一项扣1分，一处不规范扣0.5分，扣完为止
	3. 患者准备：评估禁食、禁饮时间，解释取得合作，消除紧张心理，检查前15 min口服祛泡剂。有活动性假牙者，嘱患者取下假牙妥善安置	5	未评估扣5分，评估少一项或一处错误扣1分，扣完为止
	4. 环境准备：检查室安静、安全，温度适宜，亮度合适	2	环境未评估扣2分

续表

项目	评分细则	分值	扣分标准
操作方法及程序65分	1. 正确安装内镜,测试光源、注水、注气及吸引装置是否正常	5	未测试扣5分,测试少一项扣1分
	2. 核对解释,取得合作,协助患者取俯卧位,松解领口腰带,放置卫生垫于颌下,固定口圈。连接电刀负极板;连接心电监护仪,观察心率、血压、氧饱和度是否正常;术前15 min,遵医嘱给予镇静、解痉药辅助	10	未核对解释扣3分,体位不当扣3分,其他一项未做扣1～2分,扣完为止
	3. 进镜过程中,观察患者一般情况,嘱患者口水自然外流,及时清除口咽分泌物。恶心呕吐剧烈患者,给予必要安慰,嘱用鼻吸、嘴呼,调整呼吸,注意中途有无口圈脱落,咬住内镜状况发生	10	未观察患者情况扣5分,内镜被咬损扣5分
	4. 准备好切开刀和导丝,在内镜到达乳头时,及时递交给术者,根据术者调整的切开刀和乳头的位置、方向,轻柔试插导丝,透视下见导丝进入目标胆(胰)管后,进导丝,退刀至乳头外,轻推造影剂排气后,术者进刀,护士退导丝,至肝门部时,缓缓注入造影剂,直至切开刀退至壶腹部。待胆(胰)管有效显影后,根据治疗方案,进行下一步诊治,术中抽出各类附件时需用纱布包住,以防止黏液和血液飞溅,保护自身	15	操作不符合无菌要求扣5分,动作不熟练扣10分
	5. 手术结束,对十二指肠镜进行床侧预处理(详见预处理流程),转运至洗消室	5	未进行预处理扣5分,一项不规范扣1分,扣完为止
	6. 当检查结束时,帮助患者取下口圈,擦净口腔周围的黏液;妥善固定引流管;协助患者转移至自己的床位,并交给辅检人员送回病房	10	未清洁面部并固定引流管扣5分,未协助患者起床扣5分
	7. 向患者及家属交待注意事项(2 h后进食、进饮,活检患者4 h后方可进食、进饮。咽部可能会有不适感,不要反复用力咳嗽,若出现严重不适及时就医)	5	未交待注意事项扣5分
	8. 及时填写护理记录单、三方核查单、风险评估单、高值耗材单	5	一项未及时填写扣1～2分,扣完为止
效果评价15分	1. 操作正确,动作轻柔,熟练	5	步骤错误扣2分,动作粗鲁扣2分,不熟练扣1分
	2. 关心爱护患者,有沟通,注意保暖,注意事项交待清楚	7	未关心爱护患者扣2分,未保暖扣2分,未交待注意事项或交待不全扣2～3分,扣完为止
	3. 符合消毒隔离制度和内镜清洗消毒规范	3	违反消毒隔离原则扣3分

第三十节　十二指肠镜检查护理配合评分标准

项目	评分细则	分值	扣分标准
操作前准备20分	1. 护士准备：衣帽整洁，戴口罩、手套	5	准备不当一项扣2分，扣完为止
	2. 物品准备：电子十二指肠镜、主机、注水瓶、负压吸引装置、吸氧装置、心电监护仪、卫生垫、口圈、灭菌水、无菌生理盐水，纱布、50 mL注射器、达克罗宁胶浆	8	缺一项扣1分，一处不规范扣0.5分，扣完为止
	3. 患者准备：评估禁食、禁饮时间，解释取得合作，消除紧张心理，检查前15 min口服祛泡剂。有活动性假牙者，嘱患者取下假牙妥善安置	5	未评估扣5分，评估少一项或一处错误扣1分，扣完为止
	4. 环境准备：检查室安静、安全，温度适宜，亮度合适	2	环境未评估扣2分
操作方法及程序65分	1. 正确安装内镜，测试光源、注水、注气及吸引装置是否正常	5	未测试扣5分，测试少一项扣1分
	2. 核对解释，取得合作，协助患者取俯卧位，松解领口、腰带，放置卫生垫于颌下，固定口圈	10	未核对解释扣3分，体位不当扣3分，其他一项未做扣1～2分，扣完为止
	3. 进镜过程中，观察患者一般情况，嘱患者口水自然外流，及时清除口咽分泌物。恶心呕吐剧烈患者，给予必要安慰，嘱用鼻吸、嘴呼，调整呼吸，注意中途有无口圈脱落，咬住内镜状况发生	10	未观察患者情况扣5分，未协助患者扣5分
	4. 术中活检时，需检查活检钳的开闭情况，揭开活检阀门，以抛物线式递给医师送入钳道。在活检钳到达抬钳器附近时，适当放松活检钳操作部，当活检钳出现于视野下即打开，待活检钳紧贴组织后即关闭，术者放松抬钳器后，用纱布包住再抽出活检钳，以防止黏液和血液飞溅，保护自身	10	活检操作不符合无菌要求扣3分，动作不熟练一项扣2分
	5. 标本及时放置于固定溶液内，与医师核对病理单和标本，并让患者签字确认，及时送病理科	5	标本未核对扣5分
	6. 手术结束，对十二指肠镜进行床侧预处理（详见预处理流程），并转运至洗消室	10	未进行预处理扣5分，一项不规范扣1分，扣完为止

续表

项目	评分细则	分值	扣分标准
操作方法及程序65分	7. 当检查结束时，帮助患者取下口圈，擦净口腔周围的黏液，协助患者起床	10	未清洁面部皮肤扣2～5分，未协助起床扣5分
	8. 向患者及家属交待注意事项(2 h以后进食水，活检患者4 h后方可进食水。咽部可能会有不适感，不要反复用力咳嗽，若出现严重不适及时就医)	5	未交待注意事项扣5分
效果评价15分	1. 操作正确，动作轻柔，熟练	5	步骤错误扣2分，动作粗鲁扣2分，不熟练扣1分
	2. 关心爱护患者，有沟通，注意保暖，注意事项交待清楚	7	未关心爱护患者扣2分，未保暖扣2分，未交待注意事项或交待不全扣2～3分，扣完为止
	3. 符合消毒隔离制度和内镜清洗消毒规范	3	违反消毒隔离原则扣3分

第三十一节　内镜下胆管金属支架置入术护理配合评分标准

项目	评分细则	分值	扣分标准
操作前准备15分	1. 护士准备：衣帽整洁，戴口罩、手套	3	护士准备不当，一项扣1分
	2. 物品准备：电子十二指肠镜(治疗镜)、主机、注水瓶、负压吸引装置、吸氧装置、心电监护仪、电刀、卫生垫、口圈、灭菌水、无菌生理盐水、纱布、50 mL注射器。达克罗宁胶浆。切开刀、针状切开刀、导丝、造影管、各种型号胆道扩张导管及支架、安定、盐酸哌替啶、654-2，造影剂、1∶10000的去甲肾上腺素稀释液、止血夹等	5	缺一项扣1分，一处不规范扣0.5分，扣完为止
	3. 患者准备：评估禁食、禁饮时间，解释取得合作，消除紧张心理，检查前15 min口服祛泡剂。有活动性假牙者，嘱患者取下假牙妥善安置	5	未评估扣5分，评估少一项或一处错误扣1分，扣完为止
	4. 环境准备：检查室安静、安全，温度适宜，亮度合适	2	环境未评估扣2分

续表

项目	评分细则	分值	扣分标准
操作方法及程序70分	1. 正确安装内镜，测试光源、注水、注气及吸引装置是否正常	5	未测试扣3分，测试少一项扣1分
	2. 核对解释，取得合作，协助患者取俯卧位，松解领口、腰带，放置卫生垫于颌下，固定口圈。连接电刀负极板；连接心电监护仪，观察心率、血压、氧饱和度是否正常；术前15 min，遵医嘱给予镇静、解痉药辅助	10	未核对解释扣3分，体位不当扣3分，其他一项未做扣1～2分，扣完为止
	3. 进镜过程中，观察患者一般情况，嘱患者口水自然外流，及时清除口咽分泌物。恶心呕吐剧烈患者，给予必要安慰，嘱用鼻吸、嘴呼，调整呼吸，注意中途有无口圈脱落，咬住内镜状况发生	5	未观察患者情况扣2分，内镜被咬损扣3分
	4. 准备好切开刀和导丝，在内镜到达乳头时，及时递交给术者，根据术者调整的切开刀和乳头的位置、方向，轻柔试插导丝，透视下见导丝进入目标胆(胰)管后，进导丝，退刀至乳头外，轻推造影剂排气后，术者进刀，护士退导丝，至肝门部时，缓缓注入造影剂，直至切开刀退至壶腹部，直至胆(胰)管有效显影。留置导丝在目标胆管内，退出切开刀	15	操作不符合无菌要求扣5分，配合不熟练酌情扣5～10分
	5. 根据目标胆管阻塞程度，选择直径合适的胆道扩张导管，必要时进行由细到粗逐级扩张，护士退导丝帮助术者进扩张导管，扩张导管上大玛克跨越阻塞端上方，扩张成功，留置导丝，退出扩张导管；再根据阻塞程度、病情选择合适金属支架；充分润滑支架推送器内腔面，塑形金属支架部位呈略弯曲形状，顺导丝送入推送器，支架到达活检孔口处，递交给术者，术者插入推送器，护士拉导丝，协助术者顺利将支架送达阻塞端上方2～3 cm处后，护士右手持支架推送器，左手将支架外鞘管往右手方向回收，使支架释放，透视下注意支架是否移位，在术者调整支架位置时，护士停止操作，待支架调整好位置后，继续回收支架外鞘管，直至支架完全释放出来，肠腔内支架位于乳头外或胆管内，护士连同导丝和推送器内心管一起退出乳头外，透视下见支架在位，引流通畅，支架放置成功。术中抽出各类附件时需用纱布包住，以防止黏液和血液飞溅，保护自身	15	支架放置不成功扣15分，配合不熟练扣5分

续表

项目	评分细则	分值	扣分标准
操作方法及程序70分	6.手术结束，对十二指肠镜进行床侧预处理（详见预处理流程），并转运至洗消室	5	未进行预处理扣5分，一处不规范扣1分，扣完为止
	7. 当检查结束时，帮助患者取下口圈，擦净口腔周围的黏液；妥善固定引流管；协助患者转移至自己的床位，并交给辅检人员送回病房	5	未清洁面部并固定引流管扣2分，未协助起床扣3分
	8. 向患者及家属交待注意事项（2 h以后进食、进饮，活检患者4 h后方可进食水。咽部可能会有不适感，不要反复用力咳嗽，若出现严重不适及时就医）	5	未交待注意事项扣5分
	9. 及时填写护理记录单、三方核查单、风险评估单、高值耗材单	5	一项未及时填写扣1～2分，扣完为止
效果评价15分	1. 操作正确，动作轻柔，熟练	5	步骤错误扣2分，动作粗鲁扣2分，不熟练扣1分
	2. 关心爱护患者，有沟通，注意保暖，注意事项交待清楚	7	未关心爱护患者扣2分，未保暖扣2分，未交待注意事项或交待不全扣2～3分，扣完为止
	3. 符合消毒隔离制度和内镜清洗消毒规范	3	违反消毒隔离原则扣3分

第三十二节　内镜下鼻胆管引流术护理配合评分标准

项目	评分细则	分值	扣分标准
操作前准备15分	1. 护士准备：衣帽整洁，戴口罩、手套	3	准备不当一项扣1分
	2. 物品准备：电子十二指肠镜、主机、注水瓶、负压吸引装置、吸氧装置、心电监护仪、电刀、卫生垫、口圈、灭菌水、无菌生理盐水、纱布、50 mL注射器。达克罗宁胶浆。切开刀、针状切开刀、导丝、造影管、各种型号鼻胆管、安定、盐酸哌替啶、654-2，造影剂、1∶10000的去甲肾上腺素稀释液、止血夹等	5	缺一项扣1分，一处不规范扣0.5分，扣完为止

续表

项目	评分细则	分值	扣分标准
操作前准备 15 分	3. 患者准备：评估禁食、禁饮时间，解释取得合作，消除紧张心理，检查前 15 min 口服祛泡剂。有活动性假牙者，嘱患者取下假牙妥善安置	5	未评估扣 5 分，评估少一项或一处错误扣 1 分，扣完为止
	4. 环境准备：检查室安静、安全，温度适宜，亮度合适	2	环境未评估扣 2 分
操作方法及程序 70 分	1. 正确安装内镜，测试光源、注水、注气及吸引装置是否正常	5	未测试扣 3 分，测试少一项扣 1 分
	2. 核对解释，取得合作，协助患者取俯卧位，松解领口、腰带，放置卫生垫于颌下，固定口圈。连接电刀负极板；连接心电监护仪，观察心率、血压、氧饱和度是否正常；术前 15 min，遵医嘱给予镇静、解痉药辅助	10	未核对解释扣 3 分，体位不当扣 3 分，其他一项未做扣 1～2 分，扣完为止
	3. 进镜过程中，观察患者一般情况，嘱患者口水自然外流，及时清除口咽分泌物。恶心呕吐剧烈患者，给予必要安慰，嘱用鼻吸、嘴呼，调整呼吸，注意中途有无口圈脱落，咬住内镜状况发生	5	未观察患者情况扣 2 分，内镜被咬损扣 3 分
	4. 准备好切开刀和导丝，在内镜到达乳头时，及时递交给术者，根据术者调整的切开刀和乳头的位置、方向，轻柔试插导丝，透视下见导丝进入目标胆(胰)管后，进导丝，退刀至乳头外，轻推造影剂排气后，术者进刀，护士退导丝，至肝门部时，缓缓注入造影剂，直至切开刀退至壶腹部，直至胆(胰)管有效显影。留置导丝在目标胆管内，退出切开刀	15	操作不符合无菌要求扣 5 分，配合不熟练扣 5～10 分
	5. 根据病情及胆管直径，评估肝内外胆管长度，选择合适形状鼻胆管，用生理盐水润滑鼻胆管内腔后，顺导丝将鼻胆管置入目标胆管处，退出导丝于活检孔道附近(给予鼻胆管支撑)；护士见所有内镜角度钮解锁后，和术者交换位置，透视下，在术者插入鼻胆管同时，护士一手持内镜向口腔外拔出内镜，一手用卫生垫包裹内镜(擦除内镜上的黏液)，动作和术者保持进出协调；术中抽出各类附件时需用纱布包住，以防止黏液和血液飞溅，保护自身	15	鼻胆管放置不成功扣 10 分，配合不熟练扣 5 分

续表

项目	评分细则	分值	扣分标准
操作方法及程序70分	6. 手术结束，对十二指肠镜进行床侧预处理(详见预处理流程)，并转送至洗消室	5	未进行预处理扣5分，一项不规范扣1分，扣完为止
	7. 当检查结束时，帮助患者取下口圈，擦净口腔周围的黏液；妥善固定引流管；协助患者转移至自己的床位，并交给辅检人员送回病房	5	未清洁面部并固定引流管扣2分，未协助起床扣3分
	8. 向患者及家属交待注意事项，需禁食、禁饮24～48 h，如无并发症发生，可低脂流质食物—低脂半流质食物—清淡饮食，少量多餐，逐步过渡到正常饮食	5	未交待注意事项扣5分
	9. 及时填写护理记录单、三方核查单、风险评估单、高值耗材单	5	一项未及时填写扣1～2分，扣完为止
效果评价15分	1. 操作正确，动作轻柔，熟练	5	步骤错误扣2分，动作粗鲁扣2分，不熟练扣1分
	2. 关心爱护患者，有沟通，注意保暖，注意事项交待清楚	7	未关心爱护患者扣2分，未保暖扣2分，未交待注意事项或交待不全扣2～3分，扣完为止
	3. 符合消毒隔离制度和内镜清洗消毒规范	3	违反消毒隔离原则扣3分

第三十三节　内镜下十二指肠乳头球囊扩张术护理配合评分标准

项目	评分细则	分值	扣分标准
操作前准备15分	1. 护士准备：衣帽整洁，戴口罩、手套	3	准备不当一项扣1分
	2. 物品准备：电子十二指肠镜、主机、注水瓶、负压吸引装置、吸氧装置、心电监护仪、电刀、卫生垫、口圈、灭菌水、无菌生理盐水、纱布、50 mL注射器。达克罗宁胶浆。切开刀、针状切开刀、导丝、造影管、各种型号鼻胆管、安定、盐酸哌替啶、654-2，造影剂、1∶10000的去甲肾上腺素稀释液、止血夹、不同型号的胆道球囊扩张导管、压力泵	5	缺一项扣1分，一处不规范扣0.5分，扣完为止

续表

项目	评分细则	分值	扣分标准
操作前准备15分	3. 患者准备:评估禁食、禁饮时间,解释取得合作,消除紧张心理,检查前 15 min 口服祛泡剂。有活动性假牙者,嘱患者取下假牙妥善安置	5	未评估扣 5 分,评估少一项或一处错误扣 1 分,扣完为止
	4. 环境准备:检查室安静、安全,温度适宜,亮度合适	2	环境未评估扣 2 分
操作方法及程序70分	1. 正确安装内镜,测试光源、注水、注气及吸引装置是否正常	5	未测试扣 3 分,测试少一项扣 1 分
	2. 核对解释,取得合作,协助患者取俯卧位,松解领口、腰带,放置卫生垫于颌下,固定口圈。连接电刀负极板;连接心电监护仪,观察心率、血压、氧饱和度是否正常;术前 15 min,遵医嘱给予镇静、解痉药辅助	10	未核对解释扣 3 分,体位不当扣 3 分,其他一项未做扣 1~2 分,扣完为止
	3. 进镜过程中,观察患者一般情况,嘱患者口水自然外流,及时清除口咽分泌物。恶心呕吐剧烈患者,给予必要安慰,嘱用鼻吸、嘴呼,调整呼吸,注意中途有无口圈脱落,咬住内镜状况发生	5	未给予患者适当指导扣 1 分,内镜被咬损扣 4 分
	4. 准备好切开刀和导丝,在内镜到达乳头时,及时递交给术者,根据术者调整的切开刀和乳头的位置、方向,轻柔试插导丝,透视下见导丝进入目标胆(胰)管后,进导丝,退刀至乳头外,轻推造影剂排气后,术者进刀,护士退导丝,至肝门部时,缓缓注入造影剂,直至切开刀退至壶腹部,直至胆(胰)管有效显影,退出切开刀,预留导丝于胆(胰)管内	15	操作不符合无菌要求扣 5 分,配合不熟练酌情扣 5~10 分
	5. 根据造影显示的负性阴影、胆管直径及乳头形态,选择合适大小的胆道球囊扩张导管(不能预充盈),抽出固定导丝,注水腔内用生理盐水润滑,顺导丝送入球囊,直至球囊完全送出活检孔道,球囊中间部位位于乳头部,同时注意结石要在囊的上方,接上吸入了造影剂的压力泵,缓缓加压,透视下注意乳头括约肌的变化,待括约肌完全消失后,再次缓缓抽净球囊中的造影剂,一起退出内镜或只留置导丝,更换其他取石附件。术中抽出各类附件时需用纱布包住,以防止黏液和血液飞溅,保护自身	15	未选择合适球囊扣 10 分,配合不熟练酌情扣 2~5 分

续表

项目	评分细则	分值	扣分标准
操作方法及程序70分	6. 手术结束，对十二指肠镜进行床侧预处理（详见预处理流程），并转运至洗消室	5	未进行预处理扣5分，一项不规范扣1分，扣完为止
	7. 当检查结束时，帮助患者取下口圈，擦净口腔周围的黏液；妥善固定引流管；协助患者转移至自己床位，并交给辅检人员送回病房	5	未清洁面部并固定引流管扣2分，未协助起床扣3分
	8. 向患者及家属交待注意事项（2 h以后进饮、进食，活检患者4 h后方可进食、进饮。咽部可能会有不适感，不要反复用力咳嗽，若出现严重不适及时就医）	5	未交待注意事项扣5分，未交待清楚一项扣1～2分
	9. 及时填写护理记录单、三方核查单、风险评估单、高值耗材单	5	一项未及时填写扣1～2分，扣完为止
效果评价15分	1. 操作正确，动作轻柔，熟练	5	步骤错误扣2分，动作粗鲁扣2分，不熟练扣1分
	2. 关心爱护患者，有沟通，注意保暖，注意事项交待清楚	7	未关心爱护患者扣2分，未保暖扣2分，未交待注意事项或交待不全扣2～3分，扣完为止
	3. 符合消毒隔离制度和内镜清洗消毒规范	3	违反消毒隔离原则扣3分

第三十四节　内镜下逆行胆胰管支架引流术护理配合评分标准

项目	评分细则	分值	扣分标准
操作前准备15分	1. 护士准备：衣帽整洁，戴口罩、手套	3	准备不当一项扣1分
	2. 物品准备：电子十二指肠镜（治疗镜）、主机、注水瓶、负压吸引装置、吸氧装置、心电监护仪、电刀、卫生垫、口圈、灭菌水、无菌生理盐水、纱布、50 mL注射器。达克罗宁胶浆。切开刀、针状切开刀、导丝、造影管、各种型号胆道扩张导管及支架、安定、盐酸哌替啶、654-2，造影剂、1∶10000的去甲肾上腺素稀释液等	5	缺一项扣1分，一处不规范扣0.5分，扣完为止

续表

项目	评分细则	分值	扣分标准
操作前准备15分	3. 患者准备:评估禁食、禁饮时间,解释取得合作,消除紧张心理,检查前15 min口服祛泡剂。有活动性假牙者,嘱患者取下假牙妥善安置	5	未评估扣3分,其他少一项或一处错误扣1分,扣完为止
	4. 环境准备:检查室安静、安全,温度适宜,亮度合适	2	环境未评估扣2分
操作方法及程序70分	1. 正确安装内镜,测试光源,检查注水、注气及吸引装置是否正常	5	未测试扣3分,检查少一项扣1分
	2. 核对解释,取得合作,协助患者取俯卧位,松解领口、腰带,放置卫生垫于颌下,固定口圈。连接电刀负极板;连接心电监护仪,观察心率、血压、氧饱和度是否正常;术前15 min,遵医嘱给予镇静、解痉药辅助	10	未核对解释扣3分,体位不当扣3分,其他一项未做扣1～2分,扣完为止
	3. 进镜过程中,观察患者一般情况,嘱患者口水自然外流,及时清除口咽分泌物。恶心呕吐剧烈患者,给予必要安慰,嘱用鼻吸、嘴呼,调整呼吸,注意中途有无口圈脱落,咬住内镜状况发生	5	未观察患者情况扣2分,内镜被咬损扣3分
	4. 准备好切开刀和导丝,在内镜到达乳头时,及时递交给术者,根据术者调整的切开刀和乳头的位置、方向,轻柔试插导丝,透视下见导丝进入目标胆(胰)管后,进导丝,退刀至乳头外,轻推造影剂排气后,术者进刀,护士退导丝,至肝门部时,缓缓注入造影剂,直至切开刀退至壶腹部,直至胆(胰)管有效显影。留置导丝在目标胆管内,退出切开刀	15	操作不符合无菌要求扣5分,配合不熟练酌情扣5～10分
	5. 根据目标胆管阻塞程度,选择直径合适的胆道扩张导管,必要时进行由细到粗逐级扩张,护士退导丝帮助术者进扩张导管,扩张导管上大玛克跨越阻塞端上方,扩张成功,留置导丝,退出扩张导管;再根据阻塞程度、病情选择合适塑料支架;快速无误安装好支架,润滑支架推送器内腔面,顺导丝送入推送器,支架到达活检孔口处,递交给术者,术者插入推送器,护士拉导丝,协助术者顺利将支架送达阻塞端上方1～2 cm处,肠腔内支架位于如头部,透视下见支架在位,护士连同导丝和推送器内心管一起退出乳头外,胆汁引流通畅,支架放置成功。术中抽出各类附件时需用纱布包住,以防止黏液和血液飞溅,保护自身	15	支架放置不成功扣10分,配合不熟练扣5分

续表

项目	评分细则	分值	扣分标准
操作方法及程序70分	6. 手术结束，对十二指肠镜进行床侧预处理(详见预处理流程)，并转运至洗消室	5	未进行预处理扣5分，一项不规范扣1分，扣完为止
	7. 当检查结束时，帮助患者取下口圈，擦净口腔周围的黏液；妥善固定引流管；协助患者转移至自己的床位，并交给辅检人员送回病房	5	未清洁面部并固定引流管扣2分，未协助起床扣3分
	8. 向患者及家属交待注意事项(2 h后进食、进饮，活检患者4 h后方可进食、进饮。咽部可能会有不适感，不要反复用力咳嗽，若出现严重不适及时就医)	5	未交待注意事项扣5分，未交待清楚一项扣1～2分
	9. 及时填写护理记录单、三方核查单、风险评估单、高值耗材单	5	一项未填写扣1～2分，扣完为止
效果评价15分	1. 操作正确，动作轻柔，熟练	5	步骤错误扣2分，动作粗鲁扣2分，不熟练扣1分
	2. 关心爱护患者，有沟通，注意保暖，注意事项交待清楚	7	未关心爱护患者扣2分，未保暖扣2分，未交待注意事项或交待不全扣2～3分，扣完为止
	3. 符合消毒隔离制度和内镜清洗消毒规范	3	违反消毒隔离原则扣3分

第三十五节　内镜下十二指肠乳头括约肌切开术护理配合评分标准

项目	评分细则	分值	扣分标准
操作前准备15分	1. 护士准备：衣帽整洁，戴口罩、手套	3	准备不当一项扣1分
	2. 物品准备：电子十二指肠镜、主机、注水瓶、负压吸引装置、吸氧装置、心电监护仪、电刀、卫生垫、口圈、灭菌水、无菌生理盐水、纱布、50 mL注射器。达克罗宁胶浆。切开刀、针状切开刀、导丝、造影管、各种型号鼻胆管、安定、盐酸哌替啶、654-2，造影剂、1∶10000的去甲肾上腺素稀释液、止血夹等	5	缺一项扣1分，一处不规范扣0.5分，扣完为止

续表

项目	评分细则	分值	扣分标准
操作前准备15分	3. 患者准备:评估禁食、禁饮时间,解释取得合作,消除紧张心理,检查前 15 min 口服祛泡剂;有活动性假牙者,嘱患者取下假牙妥善安置	5	未评估扣 3 分,其他少一项或一处错误扣 1 分,扣完为止
	4. 环境准备:检查室安静、安全,温度适宜,亮度合适	2	环境未评估扣 2 分
操作方法及程序70分	1. 正确安装内镜,测试光源,检查注水、注气及吸引装置是否正常	5	未测试扣 3 分,检查少一项扣 1 分
	2. 核对解释,取得合作,协助患者取俯卧位,松解领口、腰带,放置卫生垫于颌下,固定口圈;连接电刀负极板;连接心电监护仪,观察心率、血压、氧饱和度是否正常;术前 15 min,遵医嘱给予镇静、解痉药辅助	10	未核对解释扣 3 分,体位不当扣 3 分,其他一项未做扣 1~2 分,扣完为止
	3. 进镜过程中,观察患者一般情况,嘱患者口水自然外流,及时清除口咽分泌物。对恶心呕吐剧烈患者,给予必要安慰,嘱用鼻吸、嘴呼,调整呼吸,注意中途有无口圈脱落,咬住内镜状况发生	5	未观察患者情况扣 2 分,内镜被咬损扣 3 分
	4. 准备好切开刀和导丝,在内镜到达乳头时,及时递交给术者,根据术者调整的切开刀和乳头的位置、方向,轻柔试插导丝,透视下见导丝进入目标胆(胰)管后,进导丝,退刀至乳头外,轻推造影剂排气后,术者进刀,护士退导丝,至肝门部时,缓缓注入造影剂,直至切开刀退至壶腹部,胆(胰)管有效显影	15	操作不符合无菌要求扣 5 分,配合不熟练酌情扣 5~10 分
	5. 用无菌纱布包裹电刀连接线,确认切开刀的安全切割标志,根据乳头大小、形态,轻拉刀弓,使刀弓和乳头接触上,术中禁止加大刀弓张力,并及时清理刀上焦痂;乳头切开刀合适大小后,根据需要留置导丝,退出切开刀;准确递交术者检查好的取石网篮或取石气囊,在取石网篮或取石气囊跨越过结石上端时,再张开网篮或气囊,见结石在网篮中(或气囊下方),轻收网篮(气囊根据胆管直径调节大小),直至结石取出乳头外,术中抽出各类附件时需用纱布包住,以防止黏液和血液飞溅,保护自身	15	未注意刀弓张力大小扣 10 分,配合不熟练扣 5 分

续表

项目	评分细则	分值	扣分标准
操作方法及程序70分	6. 手术结束，对十二指肠镜进行床侧预处理（详见预处理流程），并转运至洗消室	5	未进行预处理扣5分，一项不规范扣1分，扣完为止
	7. 当检查结束时，帮助患者取下口圈，擦净口腔周围的黏液；妥善固定引流管；协助患者转移至自己的床位，并交给辅检人员送回病房	5	未清洁面部并固定引流管扣2分，未协助起床扣3分
	8. 向患者及家属交待注意事项（2 h后进饮、进食，活检患者4 h后方可进食、进饮。咽部可能会有不适感，不要反复用力咳嗽，若出现严重不适及时就医）	5	未交待注意事项扣5分，未交待清楚一项扣1～2分
	9. 及时填写护理记录单、三方核查单、风险评估单、高值耗材单	5	一项未填写扣1～2分，扣完为止
效果评价15分	1. 操作正确，动作轻柔，熟练	5	步骤错误扣2分，动作粗鲁扣2分，不熟练扣1分
	2. 关心爱护患者，有沟通，注意保暖，注意事项交待清楚	7	未关心爱护患者扣2分，未保暖扣2分，未交待注意事项或交待不全扣2～3分，扣完为止
	3. 符合消毒隔离制度和内镜清洗消毒规范	3	违反消毒隔离原则扣3分

第三十六节　内镜下胆管碎石取石术护理配合评分标准

项目	评分细则	分值	扣分标准
操作前准备15分	1. 护士准备：衣帽整洁，戴口罩、手套	3	准备不当一项扣1分
	2. 物品准备：电子十二指肠镜、主机、注水瓶、负压吸引装置、吸氧装置、心电监护仪、电刀、卫生垫、口圈、灭菌水、无菌生理盐水、纱布、50 mL注射器。达克罗宁胶浆。切开刀、针状切开刀、导丝、造影管、各种型号鼻胆管、安定、盐酸哌替啶、654-2，造影剂、1∶10000的去甲肾上腺素稀释液、止血夹、碎石手柄及碎石网篮等	5	缺一项扣1分，一处不规范扣0.5分，扣完为止

续表

项目	评分细则	分值	扣分标准
操作前准备15分	3. 患者准备:评估禁食、禁饮时间,解释取得合作,消除紧张心理,检查前15 min口服祛泡剂。有活动性假牙者,嘱患者取下假牙妥善安置	5	未评估扣5分,评估少一项或一处错误扣1分,扣完为止
	4. 环境准备:检查室安静、安全,温度适宜,亮度合适	2	环境未评估扣2分
操作方法及程序70分	1. 正确安装内镜,测试光源、注水、注气及吸引装置是否正常	5	未测试扣3分,测试少一项扣1分
	2. 核对解释,取得合作,协助患者取俯卧位,松解领口、腰带,放置卫生垫于颌下,固定口圈。连接电刀负极板;连接心电监护仪,观察心率、血压、氧饱和度是否正常;术前15 min,遵医嘱给予镇静、解痉药辅助	10	未核对解释扣3分,体位不当扣3分,其他一项未做扣1～2分,扣完为止
	3. 进镜过程中,观察患者一般情况,嘱患者口水自然外流,及时清除口咽分泌物。恶心呕吐剧烈患者,给予必要安慰,嘱用鼻吸、嘴呼,调整呼吸,注意中途有无口圈脱落,咬住内镜状况发生	5	未观察患者情况扣2分,内镜被咬损扣3分
	4. 准备好切开刀和导丝,在内镜到达乳头时,及时递交给术者,根据术者调整的切开刀和乳头的位置、方向,轻柔试插导丝,透视下见导丝进入目标胆(胰)管后,进导丝,退刀至乳头外,轻推造影剂排气后,术者进刀,护士退导丝,至肝门部时,缓缓注入造影剂,直至切开刀退至壶腹部,直至胆(胰)管有效显影	15	操作不符合无菌要求扣5分,配合不熟练扣5～10分
	5. 乳头切开或行球囊扩张后,留置导丝,顺导丝送入塑形后的碎石网篮,待碎石网篮跨越结石上方后,护士张开网篮,术者抖动网篮捕捉结石,结石进入碎石网篮后,透视下观察网篮丝均匀张开,护士轻收紧网篮,碎石网篮手柄处安装碎石手柄,术者将网篮送至胆管中上段扩张处,调节碎石手柄方向键,慢慢挤压结石,透视下见碎石大小可以用普通网篮取出后,碎石成功。术中抽出各类附件时需用纱布包住,以防止黏液和血液飞溅,保护自身	15	碎石不成功扣15分,配合不熟练酌情扣5～8分
	6. 手术结束,对十二指肠镜进行床侧预处理(详见预处理流程),并转运至洗消室	5	未进行预处理扣5分,一项不规范扣1分,扣完为止

续表

项目	评分细则	分值	扣分标准
操作方法及程序70分	7. 当检查结束时，帮助患者取下口圈，擦净口腔周围的黏液；妥善固定引流管；协助患者转移至自己的床位，并交给辅检人员送回病房	5	未清洁面部并固定引流管扣2分，未协助起床扣3分
	8. 向患者及家属交待注意事项(2 h 后进食、进饮，活检患者 4 h 后方可进食、进饮。咽部可能会有不适感，不要反复用力咳嗽，若出现严重不适及时就医)	5	未交待注意事项扣5分
	9. 及时填写护理记录单、三方核查单、风险评估单、高值耗材单	5	一项未及时填写扣1～2分，扣完为止
效果评价15分	1. 操作正确，动作轻柔，熟练	5	步骤错误扣2分，动作粗鲁扣2分，不熟练扣1分
	2. 关心爱护患者，有沟通，注意保暖，注意事项交待清楚	7	未关心爱护患者扣2分，未保暖扣2分，未交待注意事项或交待不全扣2～3分，扣完为止
	3. 符合消毒隔离制度和内镜清洗消毒规范	3	违反消毒隔离原则扣3分

第三十七节　SpyGlass 诊断性操作护理配合评分标准

项目	评分细则	分值	扣分标准
操作前准备15分	1. 护士准备：衣帽整洁，戴口罩、手套	3	准备不当一项扣1分
	2. 物品准备：电子十二指肠镜(4.2 mm)、主机、SpyGlass 主机及胆胰管成像导管、注水瓶、2台负压吸引装置、吸氧装置、心电监护仪、电刀、卫生垫、口圈、灭菌水、无菌生理盐水、纱布、50 mL 注射器。达克罗宁胶浆。切开刀、针状切开刀、导丝、造影管、各种型号鼻胆管、安定、盐酸哌替啶、654-2，造影剂、1∶10000 的去甲肾上腺素稀释液、ERCP 附件	5	缺一项扣1分，一处不规范扣0.5分，扣完为止
	3. 患者准备：评估禁食、禁饮时间，解释取得合作，消除紧张心理，检查前 15 min 口服祛泡剂。有活动性假牙者，嘱患者取下假牙妥善安置	5	未评估扣5分，评估少一项或一处错误扣1分，扣完为止
	4. 环境准备：检查室安静、安全，温度适宜，亮度合适	2	环境未评估扣2分

续表

项目	评分细则	分值	扣分标准
操作方法及程序70分	1. 正确安装内镜，测试光源、注水、注气及吸引装置是否正常；连接好 SpyGlass 主机，送水管、水泵、吸引器，检查工作是否正常，输入患者信息	5	未测试扣 3 分，测试少一项扣 1 分
	2. 核对解释，取得合作，协助患者取俯卧位，松解领口、腰带，放置卫生垫和弯盘于颌下，固定口圈。连接电刀负极板；连接心电监护仪，观察心率、血压、氧饱和度是否正常；术前15 min，遵医嘱给予镇静、解痉药辅助	10	未核对解释扣 3 分，体位不当扣 3 分，其他一项未做扣 1～2 分，扣完为止
	3. 进镜过程中，观察患者一般情况，嘱患者口水自然外流，及时清除口咽分泌物。恶心呕吐剧烈患者，给予必要安慰，嘱用鼻吸、嘴呼，调整呼吸，注意中途有无口圈脱落，咬住内镜状况发生	5	未观察患者情况扣 2 分，内镜被咬损扣 3 分
	4. 准备好切开刀和导丝，在内镜到达乳头时，及时递交给术者，根据术者调整的切开刀和乳头的位置、方向，轻柔试插导丝，透视下见导丝进入目标胆(胰)管后，进导丝，退刀至乳头外，轻推造影剂排气后，术者进刀，护士退导丝，至肝门部时，缓缓注入造影剂，直至切开刀退至壶腹部，直至胆(胰)管有效显影	15	操作不符合无菌要求扣 5 分，配合不熟练扣 5～10 分
	5. 乳头切开或行 10Fr 胆道扩张管扩张后，留置导丝，顺导丝送入成像导管，再固定成像导管操作部于十二指肠镜操作部，连接成像导管和主机，启动光源，连接吸引器连接管和注水管，调节合适吸引负压和注水负压，术中注水吸引通畅，保持视野清晰，需要进行病理活检者，在活检钳到达成像导管先端部有阻力时，请术者调整内镜及成像导管角度，方便活检钳的送出。术中抽出各类附件时需用纱布包住，以防止黏液和血液飞溅，保护自身	15	配合不熟练扣 10 分，活检钳有折痕扣 5 分
	6. 手术结束，对十二指肠镜进行床侧预处理(详见预处理流程)，并转运至洗消室	5	未进行预处理扣 5 分，一项不规范扣 1 分，扣完为止
	7. 当检查结束时，帮助患者取下口圈，擦净口腔周围的黏液；妥善固定引流管；协助患者转移至自己的床位，并交给辅检人员送回病房	5	未清洁面部并固定引流管扣 2 分，未协助起床扣 3 分

续表

项目	评分细则	分值	扣分标准
操作方法及程序70分	8. 向患者及家属交待注意事项(2 h 后进食、进饮,活检患者 4 h 后方可进食、进饮。咽部可能会有不适感,不要反复用力咳嗽,若出现严重不适及时就医)	5	未交待注意事项扣 5 分
	9. 及时填写护理记录单、三方核查单、风险评估单、高值耗材单	5	一项未及时填写扣 1～2 分,扣完为止
效果评价15分	1. 操作正确,动作轻柔,熟练	5	步骤错误扣 2 分,动作粗鲁扣 2 分,不熟练扣 1 分
	2. 关心爱护患者,有沟通,注意保暖,注意事项交待清楚	7	未关心爱护患者扣 2 分,未保暖扣 2 分,未交待注意事项或交待不全扣 2～3 分,扣完为止
	3. 符合消毒隔离制度和内镜清洗消毒规范	3	违反消毒隔离原则扣 3 分

第八章　质量评价标准

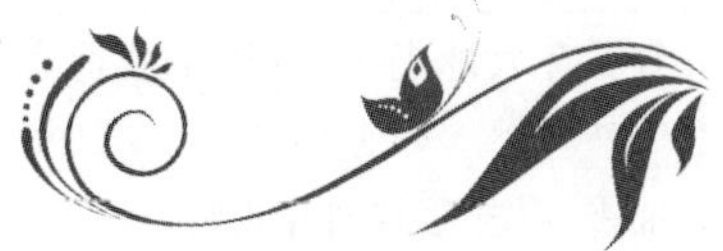
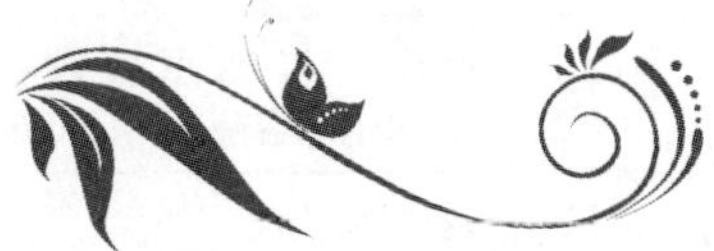

第一节　内镜中心药品管理质量评价标准

检查人员：				日期：
项目	序号	评价细则及标准	完成情况	考核方法
备用药	1	按基数库存		查看数量是否与科室备用药品一览表基数相符
	2	对包装相似、一品多规、高警示药物有警示标识、药盒标签清楚		查看是否有警示标识，标签是否清楚
	3	无过期药		查看药品有效期
	4	无药物混放（含不同种药品、一品多规药品）		查看一品多规、不同品种药品是否分开放置
	5	原则上不备口服药，如需要必须整瓶包装备用，且开瓶后在规定时间内使用①		查看口服药包装、开瓶时间和有效期
	6	每周检查并记录		查看每周检查记录/签名情况
冰箱药	7	冰箱温度合理（2～8 ℃）		查看冰箱实时检测的温度/冰箱温度登记本
	8	打开的液体、药物注明开瓶时间在有效期内②		查看打开液体和药物的有效期
	9	冰箱无库存药品		查看冰箱库存

续表

项目	序号	评价细则及标准	完成情况	考核方法
冰箱药	10	高警示药品有警示标识		查看是否有标识
	11	每周检查并记录		查看每周检查记录/签名
大型制剂	12	分类放置		查看一品多规、不同品种是否分开放置
	13	查看存放地点合理，离地面20 cm，离墙壁5～10 cm		查看存放地点干燥，温湿度适宜，离地和离墙符合标准
	14	无过期制剂		抽查5袋/瓶制剂有效期
	15	每月检查并记录		查看每月检查记录/签名情况
备注：1＝完成　2＝未完成　3＝未涉及　完成率				
①、② 固体口服制剂开启后有效期6个月，或原始生产商容器有效期25%剩余时间之前，两者中期限较短者。——美国食品药品监管局（FDA）《固体口服制剂重新包装有效期的修订指南草案》				

第二节　内镜中心急救药械管理质量评价标准

检查人员：　　　　　　　　　　　　　　　　日期：

项目	序号	评价细则及标准	完成情况	考核方法
抢救车	1	药品按一览表配备齐全（具体到数量）		查看抢救车上的药品种类、数量、位置与一览表上是否一致
	2	物品按一览表配备齐全（具体到数量）		查看抢救车上的物品种类、数量、位置与一览表上是否一致
	3	药品、物品摆放整齐，车内外清洁		查看药品物品是否混放、抢救车内外是否有明显污渍、血渍等
	4	高危药品有标识		查看是否有标识
	5	有效期≤3个月药品有标识		查看是否有标识
	6	药品无过期或字迹模糊（无法识别药名、剂量、有效期）等现象		随机抽查5种药品查看字迹、有效期
	7	物品无过期现象		随机抽查5种物品查看字迹、有效期
	8	封存中的抢救车封条紧实并有签名，标注最近有效期物品和药品		查看封条及标注（或查看一次性锁）

续表

项目	序号	评价细则及标准	完成情况	考核方法
急救仪器	9	备用仪器设备(呼吸机、除颤仪、吸引器、呼吸囊等)、电源功能完好		随机抽查一种急救仪器性能
	10	氧气筒标识清晰(含有氧/无氧,易燃易爆标识)		查看是否有标识
	11	备用氧气筒放置安全,使用中的氧气筒有支架		查看氧气筒放置地点是否安全、是否有支架
	12	氧气装置各部分完好		查看氧气装置连接备用是否完整、性能是否完好
	13	护士熟练使用		随机抽查一名护士,检查对一种急救仪器使用情况
记录、保管与维护	14	急救药械定点放置,专人保管		随机询问一名护士本科室一项急救物品/设备存放地点、急救仪器专人管理者的姓名
	15	急救药械班班交接并记录		查看交接班本记录
	16	贵重仪器建立医学装备使用、维修、保养综合登记本并按项目实时登记		查看登记本内容是否真实反映贵重仪器使用、维修、保养过程
	17	抢救记录规范		查看抢救车内抢救记录是否规范: (1) 据实填写完整 (2) 抢救经过:入院原因+抢救时间+抢救原因+一般处理+抢救结果 (3) 用药时间、药物名称、剂量和用法与日期栏同行记录,按时间顺序填写,同临时医嘱单 (4) 抢救人员是指所有参与此次抢救的医生和护士,不是用药人签名 (5) 一周内护士长查阅后,红笔签字签时间
	18	使用后及时归类、补充、清洁、消毒		查看抢救车内物品、药品,是否按一览表备齐,查看抢救记录或交接记录,“送消”或“在用”物品有备注,药品用后及时补回;查看抢救仪器设备是否清洁备用
	19	护士长或保管人每周检查一次并记录		查看每周检查记录/签名,如发现药品、物品过期,则此条未完成
	20	仪器故障待修需挂标识		查看标识,如有挂待修标识的仪器,同时查看登记本是否符合要求

备注:1=完成 2=未完成 3=未涉及 完成率

第三节 内镜中心诊室管理质量评价标准

检查人员： 日期：

项目	序号	评价细则及标准	完成情况	考核方法
环境整理	1	电脑桌整洁，抽屉无杂物		查看电脑桌及抽屉是否整洁、无杂物
	2	吊塔物品整洁		查看吊塔台面是否整洁
	3	检查床整洁、无污渍		检查床是否清洁、床栏、床垫周边有无污渍
	4	检查床锁定在固定位置		检查床是否在位，有无锁定
	5	治疗车整洁、物品备齐		查看各个诊间治疗车是否整洁，物品是否备齐
	6	电刀固定放置，是否整洁无污渍		电刀是否摆放在固定位置且整洁无污渍
电源开关	7	诊疗结束，关闭诊间空调开关		查看是否关闭空调
	8	诊疗结束，关闭电脑、打印机、条码机		查看电脑、打印机、条码机是否关闭
	9	诊疗结束，关闭负压吸引、氧气		查看负压吸引、氧气是否关闭
	10	诊疗结束，关闭吊塔及内镜主机和显示屏电源		查看吊塔、内镜主机、冷光源显示器是否关闭
物品补给	11	手套固定位置摆放并按基数补充		查看手套位置及数量是否合适
	12	活检钳固定位置摆放并按基数补充		查看活检钳位置及数量是否合适
	13	标本瓶固定位置摆放并按基数补充		查看标本瓶位置及数量是否合适
	14	治疗巾固定位置摆放并按基数补充		查看治疗巾位置及数量是否合适
无痛诊室	15	麻醉机使用结束后外观整洁、电源是否关闭		麻醉机是否整洁，电源是否关闭
	16	麻醉车上整齐无垃圾、无剩余开封药液		查看麻醉机上有无剩余药液及其他垃圾
	17	注射器存放合适		查看注射器存放位置是否合适
	18	垃圾正确分类		查看医疗垃圾、生活垃圾是否正确分类
	19	利器盒注明使用日期，2/3 满及时更换		利器盒有无注明日期、有无及时更换
记录	20	大于 50 万元价值的仪器使用有登记，记录本整洁		仪器设备使用是否有记录本，及时记录、签名

备注：1＝完成　2＝未完成　3＝未涉及　完成率

第四节　内镜中心仪器设备管理质量评价标准

检查人员：　　　　　　　　　　　　　　日期：

项目	序号	评价细则及标准	完成情况	考核方法
管理制度	1	有仪器设备管理制度		查看有无仪器设备管理制度，询问护士知晓情况
	2	仪器设备附使用流程图		查看有无使用流程图
	3	仪器设备有培训记录，并熟练使用		随机抽查一名工作人员操作仪器设备情况
	4	仪器设备定点放置，位置人人熟知		随机询问一名工作人员某种仪器设备位置
	5	仪器设备性能良好、处于备用状态		查看设备是否处于完好备用状态
	6	仪器设备故障及时报修，同时做故障标识		查看故障仪器有无标识
	7	仪器设备不用时关闭电源		查看电源是否关闭
	8	仪器设备保持外观整洁、无灰尘		查看仪器设备外观是否整洁
监护仪除颤仪	9	监护仪、除颤仪定期通电检查并记录		查看有无检查记录
	10	监护仪、除颤仪设备使用后连接插件清洁整理备用		查看监护仪、除颤仪是否整洁
	11	除颤仪有专人管理、保养、维护，有登记本		查看登记本登记是否符合要求
	12	监护仪定期校准时间、维护		查看监护仪显示时间是否正确
氩气、CO_2	13	氩气、CO_2 气瓶不足，及时上报请领更换并登记		查看更换气瓶记录
	14	CO_2、氩气用后关闭气源		查看气源是否关闭
	15	钢瓶 CO_2 需备足 2 瓶以上气体		查看 CO_2 钢瓶储备情况
	16	CO_2 空瓶及时撤换，并挂标识		查看标识是否清晰
电刀	17	电刀定点放置		查看电刀是否固定位置
	18	电刀外观整洁		查看电刀外观是否整洁
	19	电刀连接线正确盘圈（盘圈直径大于20 cm）整理		查看接线盘圈直径是否合适
	20	电刀使用后有记录，记录本整洁		查看有无使用记录

续表

项目	序号	评价细则及标准	完成情况	考核方法
急诊内镜主机	21	急诊胃镜主机定点放置		查看急诊内镜主机固定位置摆放
	22	外观整洁,配备物品及时补充		查看整洁情况,物品是否完备
	23	使用后有出诊记录		查看出诊后有无记录
备注:1=完成 2=未完成 3=未涉及 完成率				

第五节 内镜中心标本管理质量评价标准

检查人员: 日期:

项目	序号	评价细则及标准	完成情况	考核方法
制度流程	1	有医院标本管理条例或制度		查看是否有管理条例或制度
	2	科室根据实际工作情况制定标本交接管理制度		查看科室是否有标本交接管理制度
	3	科室有标本交接管理流程及学习记录		查看是否有标本交接流程及学习记录
标本采集前	4	医护共同核对诊疗床上患者的姓名、ID 号、年龄、性别、病变部位		查看医护是否共同核对
标本采集中	5	医护人员经内镜采集病理标本,由护士放入标本瓶并记录标本采集部位、块数		查看护士是否做标本瓶标识
	6	护士把标本瓶放置在固定位置		查看标本瓶是否放置在固定位置
	7	医护人员共同再次核对标本瓶数、部位、块数		查看是否再次核对标本瓶数、部位、块数
	8	医生填写病理送检申请单		查看是否由医生填写病理送检申请单
	9	医生打印标本条码,与护士再次核对标本信息无误后黏贴条码		查看黏贴条码前医护是否再次核对信息
	10	医生在病理交接本上签名		查看医生是否签全名

续表

项目	序号	评价细则及标准	完成情况	考核方法
标本采集后	11	护士核对内镜报告上注写的标本信息与标本瓶上信息是否一致:患者姓名、ID号、标本瓶数、部位、块数		查看护士是否再次核对报告与标本瓶信息相符
	12	护士与患者或家属共同核对内镜报告信息、标本信息		查看护士是否与患者或家属核对标本和报告信息
	13	护士向患者或家属交待取病理后注意事项		查看护士是否交待注意事项
	14	标本送检至病理科(门诊患者)或交给病房医生(住院患者)		询问护士是否知晓病理标本何处送检
	15	标本瓶盖子务必旋紧		抽查标本瓶是否旋紧
备注:1=完成　2=未完成　3=未涉及　完成率				

第六节　内镜中心跌倒/坠床质量评价标准

检查人员:　　　　　　　　　　　　　　　　日期:

项目	序号	评价细则及标准	完成情况	考核方法
管理制度	1	跌倒/坠床有预案和处理流程、上报流程		查看有无预案及流程
	2	跌倒/坠床年度内有演练和记录,全员参与		查看演练记录是否规范
	3	护士知晓跌倒/坠床处理预案		询问护士是否知晓预案
	4	护士知晓跌倒/坠床上报流程		询问护士是否知晓上报流程
	5	跌倒/坠床一旦发生,护士能按流程正确处理和记录		查看不良事件记录是否准确及时
护理评估	6	当班护士有风险意识,前瞻性评估患者		查看护士是否有评估意识
	7	重点人群更换体位重点关注		查看护士有无重点关注重点人群

续表

项目	序号	评价细则及标准	完成情况	考核方法
防范措施	8	地面干燥、无水渍		查看地面是否干燥
	9	潮湿地面及时处理干燥		查看潮湿区域有无及时处理
	10	查看潮湿地面有提示牌		查看潮湿地面有无防跌倒提示牌
	11	诊室床栏及刹车性能良好		查看检查床性能
	12	工作人员正确使用护栏及床刹		查看工作人员能否正确使用复苏床
	13	复苏区护士重点照看患者		查看复苏区护士工作状态
	14	无痛术患者离室前重点交待防跌倒事项		询问患者问是否知晓注意事项
	15	护士需重点观察和帮助高龄、行动不便、低血糖史、贫血等患者上下检查床		查看护士有无及时帮助
备注:1=完成　2=未完成　3=未涉及　完成率				

第七节　内镜中心耗材管理质量评价标准

检查人员:			日期:	
项目	序号	评价细则及标准	完成情况	考核方法
管理制度	1	有耗材管理制度		查看有无耗材管理制度,询问一名护士知晓情况
	2	医院统一招标和质量验收耗材,由物流仓库送至科室使用,不得接受经销商或厂家直接送货		查看是否为医院物流仓库供货
	3	一次性耗材不得重复使用		查看一次性耗材有无重复使用
低值耗材	4	存放科室库房,专人每周两次清点		查看是否专人清点、保管
	5	根据科室备货基数,定期有物流送货,专人验收		查看是否专人验收,备货是否合适
	6	每日根据消耗情况补给发放		查看是否专人管理补给发放
	7	医用消耗品合理使用,避免浪费		查看使用及有无浪费情况

续表

项目	序号	评价细则及标准	完成情况	考核方法
高值耗材	8	科室根据手术使用量备货		查看基数是否合适
	9	新型特殊耗材须有专业人员做使用前培训,医生护士全员参加有记录		查看新型耗材有无培训记录
	10	高值耗材必须经物流验货贴收费条码		抽查有无收费条码
	11	高值耗材有专门人员核对接收		查看有无专人接收记录
	12	高值耗材存放智能柜,凭密码取用		询问一名护士是否知晓存放地点及取用过程
耗材清点与保管	13	耗材使用与收费一致,有专人核对		查看收费是否准确
	14	分类存放摆放有序,使用坚持先入先出原则		查看耗材存放及有效期
	15	耗材存放柜即取即用,加锁保管		查看耗材存放柜是否即开即拿即锁
	16	每月检查耗材的有效期		查看耗材有无过期
	17	每月清点高值耗材消耗与领用情况,确保数字相符,有记录		查看耗材清点记录
备注:1=完成　2=未完成　3=未涉及　完成率				

第八节　内镜中心健康教育质量评价标准

检查人员:　　　　　　　　　　　　　　　日期:

项目	序号	评价细则及标准	完成情况	考核方法
患者预约后	1	知晓检查项目		询问患者知晓情况
	2	知晓检查日期		询问患者知晓情况
	3	知晓候诊时间段		询问患者知晓情况
	4	知晓检查前饮食和肠道准备		询问患者知晓情况
	5	无痛检查患者知晓需要家属陪同		询问患者知晓情况
	6	知晓高血压等药物服用注意事项		询问患者知晓服药情况
	7	知晓检查前一周停用抗凝药等		询问患者知晓服药情况

续表

项目	序号	评价细则及标准	完成情况	考核方法
患者诊疗前	8	明确检查项目、按时候诊		询问患者知晓情况
	9	胃肠道准备充分		询问患者胃肠道准备情况
	10	准确服用降压药		询问患者服药情况
	11	准确停用抗凝药		询问患者停药情况
	12	病历资料等物品准备齐全		查看资料是否齐全
	13	按诊疗需要是否有陪护家属		询问患者是否有陪护家属
患者诊疗后	14	知晓检查后进食、进饮时间		询问患者知晓情况
	15	知晓检查后常见的不适症状		询问患者知晓情况
	16	知晓有哪些表现需紧急就医		询问患者知晓情况
	17	知晓标本送检情况		询问患者知晓标本送检情况
	18	如为无痛检查,知晓麻醉后注意事项		询问患者注意事项知晓情况
宣教资料	19	预约台、复苏区备有健康宣教手册		查看有无健康宣教手册
	20	根据情况定期推送健康宣教内容,例如使用微信公众号		是否定期更新健康宣教内容
备注:1=完成　2=未完成　3=未涉及　完成率				

第九节　内镜中心收费管理质量评价标准

检查人员：　　　　　　　　　　　　　　　日期：

项目	序号	评价细则及标准	完成情况	考核方法
管理制度	1	收费依据安徽省物价部门统一定价		收费符合安徽省物价部门规定
	2	内镜中心收费明细经由医院经管科和信息中心统一制定发布		收费符合医院相关部门规定
	3	所收费用均需经患者 ID 账户扣除		不得以现金、第三方代缴等形式缴费

续表

项目	序号	评价细则及标准	完成情况	考核方法
执行与核对	4	安装电子付费端口方便患者缴费		查看有无设微信、支付宝、银行卡等支付方式
	5	内镜项目检查费由医生下电子医嘱		查看检查费医生是否下医嘱
	6	内镜检查费统一核对收缴		查对检查费收取情况
	7	内镜治疗费均由医生下电子医嘱		查看治疗费是否由医生下医嘱
	8	内镜下治疗费由治疗台护士核对无误后收取		抽查一名治疗台护士核实执行治疗费收取情况
	9	内镜下耗材由治疗台护士准确记录扫码收费		抽查一名治疗台护士准确记录耗材扫码收费情况
	10	所有费用由执行人认真核查后收取		抽查当日5名患者费用收取情况，有无多收、少收、漏收
	11	遇特殊情况不能按时收费的需向下一班交接清楚		查看交班是否清楚
	12	治疗费明细需核实后在收费登记本登记并签字		查看登记本登记情况是否清晰准确
	13	高值耗材需黏贴产品条码在病历和报告单上		抽查是否黏贴产品条码
	14	高值耗材需注明收费代码在费用登记记录本上，方便核查		抽查是否登记收费代码
	15	第二日指定专人对前一日治疗费再次核查报告、收费登记本和电脑记录，核实正确后签名		抽查是否准确核对及签名
	16	发现收费错误立即给予纠正		查看发现错误有无及时纠错
人员管理	17	遇到患者有费用疑问务必查费核实并予解释		现场查看护士是否查实并给予解释
	18	工作人员态度细心负责、热情和蔼		现场查看护士服务态度
	19	工作人员熟知各项检查费、治疗费、耗材的价格		抽查一名护士是否熟知各项诊疗及耗材费用及价格

备注：1＝完成　2＝未完成　3＝未涉及　完成率

第十节 内镜中心手卫生质量评价标准

检查人员： 日期：

项目	序号	评价细则及标准	完成情况	考核方法
手卫生设施	1	每个诊间都设置流动水洗手设施		查看检查室是否都有流动水洗手设施
	2	水槽旁备有壁挂式洗手液、擦手纸		查看是否有洗手液、干手设施
	3	查看水龙头流速合适，避免喷溅污染		查看水流大小、水槽周围有防溅水板
	4	诊室治疗车配备速干手消毒剂		查看诊室治疗车有无配备速干手消毒剂
	5	患者签字区、诊疗区域走廊、复苏区配备速干手消毒剂供患者或家属使用		查看相应区域有无配备速干手消毒剂，按产品说明书在有效期内使用
手卫生依从性	6	正确掌握洗手或手消毒指征（当手部有血液或其他体液等肉眼可见的污染时，应用洗手液和流动水洗手；手部没有肉眼可见的污染时，宜使用速干手消毒剂消毒双手代替洗手）		询问一名医生、一名护士知晓情况
	7	戴手套前后均应洗手或手消毒，戴手套不能代替洗手或手消毒		查看工作人员戴手套前后是否洗手或手消毒
手卫生执行正确	8	正确使用洗手液（速干手消毒剂）		查看是否正确使用洗手液（速干手消毒剂）
	9	七步洗手法步骤符合要求，能正确操作洗手，确保每个部位洗到		查看一名护士、一名医生洗手步骤是否正确
	10	洗手时间符合要求		查看一名护士、一名医生洗手揉搓时间
	11	流动水洗手后是否使用干手设施		查看流动水洗手后是否使用干手设施

备注：1＝完成 2＝未完成 3＝未涉及 完成率

第十一节　内镜中心消毒隔离质量评价标准

检查人员：　　　　　　　　　　　　　　　　　　　日期：

项目	序号	评价细则及标准	完成情况	考核方法
监测	1	每月对内镜进行生物学检测，按镜号轮流进行检测		查看检测记录本、内镜检测情况是否符合要求
	2	每季度对消毒液、物表、空气、纯水做采样检测		查看检测记录本、检测情况是否符合要求
	3	生物学检测发现问题查找原因有整改措施		查看有问题是否有整改
	4	使用中紫外线灯管每周用75%～95%的乙醇棉球擦拭一次		查看紫外线有无清洁记录
	5	每半年进行一次紫外线强度检测，并按要求记录		查看紫外线强度检测记录情况
	6	消毒液使用正确，按要求检测并有记录		查看消毒液检测及记录情况
消毒隔离制度	7	护士拿取内镜避免衣袖触碰污染内镜		查看护士拿取内镜有无污染
	8	内镜下相关诊疗操作规范，注意避免污染		查看内镜工作人员操作，是否体现无菌观念
	9	储镜室每周清洁及消毒液擦拭并有记录		查看储镜室清洁消毒记录情况
	10	一次性附件一次性使用，不得重复消毒、重复使用		查看有无一次性附件重复消毒、重复使用情况
	11	可复用附件按照规范超声清洗及保养、消毒灭菌		查看可复用附件清洗、消毒是否符合规范
	12	复用附件灭菌处理后单独存放在固定柜子，要求位置合适，离地面 30 cm		查看重复消毒后附件存放是否合适
	13	重复使用附件灭菌处理后在有效期内使用，每周专人检查有记录本		查看重复消毒后附件有效期，有无检查及记录
	14	诊室地面清扫后用消毒液湿拖地，30 min 后清水湿拖地		查看诊室地面清洁及消毒是否规范

续表

项目	序号	评价细则及标准	完成情况	考核方法
消毒隔离制度	15	诊疗结束，诊室空气紫外线消毒 30 min 后再通风并有记录		查看诊室空气消毒记录本登记情况
	16	拖把标识明确分区使用，分开清洗、悬挂晾干无异味		查看拖把标识是否明确，存放是否合适，有无异味
	17	抽出药液 2 h 内使用；抗生素现配现用		查看药液、抗生素配制使用是否规范
	18	启封的溶媒注明时间用途，24 h 内使用		查看启封溶媒有无日期、时间、用途，是否过期
	19	无菌纱布、棉签开包后 4 h 内使用		查看无菌纱布、棉签开包时间，是否过期
	20	碘伏、酒精开瓶后密闭保存，一周内使用		查看碘伏、酒精有无开封日期，有无过期
	21	内镜用吸引管诊疗结束后更换		查看吸引管结束诊疗后是否弃用更换
	22	内镜用吸引瓶使用后及时倾倒液体，刷洗后浸泡消毒，干燥备用		查看工人处理吸引瓶是否正确
	23	氧气湿化瓶，用后送消毒供应中心消毒后装回备用		查看氧气湿化瓶用后是否及时消毒、干燥备用
医疗废物	24	医疗废物与生活垃圾正确分类		查看医疗垃圾与生活垃圾是否正确分类
	25	医疗废物处置规范		查看医疗废物处置是否规范，有无接收二联单
持续质量改进	26	发现问题有整改措施并落实		查看发现问题有无整改措施及落实情况

备注：1＝完成　2＝未完成　3＝未涉及　完成率

第十二节　内镜中心内镜清洗消毒质量评价标准

检查人员：　　　　　　　　　　　　　　　　日期：

项目	序号	评价细则及标准	完成情况	考核方法
个人防护	1	清洗消毒人员正确穿戴防护用品，如防渗透围裙、口罩、帽子、手套、护目镜或面罩、防水鞋套		查看清洗消毒人员是否按规范穿戴防护用品
消毒液（提问）	2	邻苯二甲醛有效浓度≥0.5%，消毒内镜时间5 min，有效期内使用，检测方法正确		询问清洗消毒人员邻苯二甲醛相关内容及检测方法
	3	酸化电位水含氯浓度≥50 mg/L、pH为2～3、电位≥1100 mV，消毒时间为3～5 min		提问清洗消毒人员酸化水相关内容
	4	含氯消毒液含氯浓度≥500 mg/L，时间不少于30 min		询问清洗消毒人员含氯消毒液配制及消毒时间
清洗	5	清洗液按产品说明书配制		询问清洗消毒人员清洗液配制情况
	6	内镜、按钮阀门全浸没于清洗液中		查看内镜及按钮阀门有无全浸没
	7	擦拭布反复擦洗镜身，重点擦洗插入部和操作部，擦拭布一用一换		查看清洗镜身操作是否正确，擦拭布是否一用一换
	8	刷洗软镜所有管道，刷洗时两端见刷头，洗净刷头污物，反复刷洗至清洁		查看刷洗是否规范
	9	连接全管道灌流器使内镜管腔灌满清洗液，内镜全浸泡于清洗液中2 min		查看是否全浸泡灌流及灌流时间
	10	刷洗按钮和阀门		查看按钮阀门是否刷洗
	11	清洗刷一用一消毒，清洁液一用一换		查看清洗刷是否一用一消毒，清洁液是否一用一换
漂洗	12	清洗后内镜整体移入漂洗槽，使用动力泵或压力水枪充分冲洗内镜各管道2 min		查看冲洗管道时间

续表

项目	序号	评价细则及标准	完成情况	考核方法
漂洗	13	流动水冲洗内镜外表面、按钮和阀门		查看是否用流动水冲洗内镜外表面、按钮及阀门
	14	动力泵或压力气枪干燥管腔至少 30 s,去除水分		查看干燥时间
	15	擦干内镜外表面、按钮、阀门		查看内镜外表面是否擦干
	16	擦拭布一用一换		查看擦拭布是否一用一换
消毒	17	内镜连同全管道灌流器及按钮、阀门移入消毒槽,并全部浸没于消毒液中		查看内镜是否全浸泡在消毒液中
	18	全管道注满消毒液,消毒时间参照不同消毒液出厂说明		查看内镜全管道是否灌满消毒液,消毒时间是否合适
终末漂洗	19	更换手套,向各管道充气,充分去除管道内消毒液		查看取消毒后内镜有无更换手套、有无去除管道内消毒液
	20	将内镜整体移入终末漂洗槽		查看内镜是否整体移入漂洗槽,有无轻拿轻放
	21	使用动力泵或高压水枪,用纯化水冲洗内镜各管道至少 2 min,至无消毒液残留		查看管道冲洗时间
	22	纯化水冲洗内镜外表面及按钮、阀门		查看内镜外表面有无冲洗、是否冲洗干净
干燥	23	使用压力气枪,用洁净压缩空气向所有管道充气至少 30 s,至完全干燥		查看内镜管道干燥时间及效果
	24	用无菌巾擦拭布、压力气枪干燥内镜外表面、按钮、阀门		查看内镜外表面是否用无菌巾擦干
	25	安装按钮、阀门备用		查看安装按钮使内镜处于备用状态
	26	干燥台无菌巾干燥备用、无菌巾每 4 h 更换,潮湿明显随时更换		查看干燥台、无菌巾有无潮湿,无菌巾是否及时更换
效果	27	目测清洗消毒后内镜表面光滑、清洁、无污渍		查看有无目测内镜,内镜表面是否光滑、洁净
人员素养	28	整个操作过程动作轻柔,注意保护内镜,避免挤压或过度弯折内镜		查看洗消过程是否轻拿轻放、动作流畅、爱护内镜
备注:1=完成　2=未完成　3=未涉及　完成率				

第十三节　内镜中心内镜储存质量评价标准

检查人员：　　　　　　　　　　　　　　　　　　日期：

项目	序号	评价细则及标准	完成情况	考核方法
存放环境	1	执行《软式内镜清洗消毒技术规范》(WS 507—2016)		查看是否遵循规范储存，询问清洗消毒人员是否知晓规范名称
	2	储镜(柜)库避光、干燥、清洁		查看环境是否符合要求
	3	储存柜(库)符合规范要求：光滑无缝隙		查看镜柜是否符合存放要求
	4	储存区湿度小于70%，温度低于24℃		查看温湿度是否合适
内镜维护与保养	5	内镜需干燥后储存		查看内镜干燥效果
	6	检查内镜有无损伤：咬痕、污渍、先端部物镜有无损伤		查看是否检查损伤情况
	7	储存前，取下防水盖并确认内镜表面及管道完全干燥		查看是否取下防水盖
	8	检查内镜弯曲固定钮是否处于自由位		查看内镜弯曲固定钮是否在自由位
	9	内镜软硬度调节环置于零位		查看软硬度调节是否归零位
	10	内镜先端部自然下垂悬挂		随机抽查先端部是否自然下垂悬挂
	11	内镜储存时与镜架上的号码对号入座		抽查内镜号与镜架上的号码是否符合
	12	内镜按照不同部位、品牌、型号分区存放		抽查内镜是否按部位分区存放
储镜库(柜)清洁	13	每天早晚使用空气消毒机消毒，消毒期间避免人员走动		查看空气消毒机设置运转是否符合要求
	14	镜库镜架，每周用500 mg/L含氯消毒剂擦拭消毒，30 min后用清水擦拭干净		查看镜库有无灰尘、污渍
	15	镜柜(库)消毒有登记		查看登记本记录及签字情况

备注：1＝完成　2＝未完成　3＝未涉及　完成率

第十四节　内镜中心内镜清洗质量评价标准

检查人员：　　　　　　　　　　　　　　　　　　日期：

项目	序号	评价细则及标准	完成情况	考核方法
管理制度	1	执行《软式内镜清洗消毒技术规范》(WS 507—2016)		查看是否遵循规范，询问清洗消毒人员是否知晓规范名称
	2	清洗消毒规范操作流程张贴在洗消间墙面		查看有无清洗消毒规范流程
	3	清洗消毒人员按照规范要求穿戴防护用具		查看清洗消毒人员是否正确穿戴防护用品
	4	清洗液按产品说明书配制		询问清洗消毒人员清洗液配制比例
测漏	5	对内镜测漏操作规范		查看测漏是否规范
清洗	6	内镜、按钮、阀门全浸没于清洗液中		查看内镜、按钮、阀门是否浸没在清洗液中
	7	擦拭布由洁到污擦洗，反复擦洗		查看有无洁污意识
	8	重点擦洗插入部和操作部		查看重点擦洗部位是否正确
	9	镜头处沿喷嘴方向擦拭		查看镜头擦洗方向是否正确
	10	擦拭布一用一换		查看擦拭布是否一用一换
	11	刷洗软镜所有管道，刷洗时两端见刷头，洗净刷头污物		查看刷洗是否规范
	12	反复刷洗至清洁		查看是否根据内镜污染情况反复刷洗
	13	刷洗时注意保护阀门口		查看清洗消毒人员有无保护内镜阀门口动作
	14	连接全管道灌流器使内镜管腔灌满清洗液，内镜全浸泡于清洗液中 2 min		查看是否全灌流、时间是否足够
	15	小毛刷反复刷洗按钮和阀门		查看按钮阀门是否刷洗
	16	按钮和阀门置超声震荡清洗 15 min		查看是否超声震荡清洗，清洗时间是否合适
	17	清洗刷一用一消毒，清洁液一用一换		查看是否做到一用一消毒，一用一换

续表

项目	序号	评价细则及标准	完成情况	考核方法
漂洗	18	清洗后内镜整体移入漂洗槽，使用动力泵或压力水枪充分冲洗内镜各管道 2 min		查看是否冲洗时间为 2 min
	19	流动水下反复冲洗内镜外表面、按钮和阀门，擦拭布反复擦洗		查看清洗消毒人员操作
	20	注意检查管道和喷嘴有无出水		查看有无检查的动作
	21	动力泵或压力气枪干燥管腔至少 30 s，去除水分		查看管腔是否干燥
	22	压力气枪吹干内镜外表面、按钮、阀门		查看外表面是否吹干
	23	擦拭布一用一换		查看擦拭布是否一用一换
效果评价	24	目测清洗后内镜外观清洁		查看内镜清洗后目测是否清洁等情况
	25	目测清洗后内镜表面无黏液污渍(可用纱布)		查看内镜外表面是否清洁
	26	操作过程洁污意识强		查看操作过程，有无洁污意识
	27	操作流畅，轻拿轻放，爱护内镜		查看操作是否流畅，爱护设备意识
备注：1＝完成　2＝未完成　3＝未涉及　完成率				

第十五节　内镜中心内镜消毒(手工)质量评价标准

检查人员：　　　　　　　　　　　　　　　　日期：

项目	序号	评价细则及标准	完成情况	考核方法
管理制度	1	执行《软式内镜清洗消毒技术规范》(WS 507—2016)		询问清洗消毒人员是否知晓规范名称
	2	遵循规范制作软式内镜清洗消毒流程图张贴上墙		查看清洗消毒流程是否张贴上墙
环境	3	环境通风良好，机械通风方式和通风次数符合规范要求		查看通风是否符合要求

续表

项目	序号	评价细则及标准	完成情况	考核方法
消毒剂选择和配制	4	选择：遵循国家相关规定、适用内镜、对内镜腐蚀性低		查看消毒剂是否合乎规定要求
	5	配制：参照产品说明书正确配制、有效期参考产品说明书		询问清洗消毒人员消毒剂使用方法
消毒剂监测	6	检测方法参照产品说明书		询问清洗消毒人员消毒剂检测方法
	7	消毒液浓度检测试纸符合国家相关规定		查看试纸是否符合消毒液要求
	8	每日消毒前进行消毒液浓度测试，根据使用次数追加对消毒液测试并有记录，保存3年		查看检测本记录情况
消毒	9	清洗后内镜连同全管道灌流器及按钮、阀门移入消毒槽，并全部浸没于消毒液中		查看内镜是否全浸泡在消毒液中
	10	全管道注满消毒液，消毒时间参照消毒液出厂说明		查看内镜全管道是否灌满消毒液，消毒时间是否合适
	11	扫描内镜ID卡，启动灌流器循环消毒(注意面板避污)		查看是否扫描内镜ID卡，动作有无避免污染面板
	12	盖上消毒槽盖子，注意避污		查看消毒槽是否加盖，是否避污
	13	换无菌手套拿起内镜，重力作用下充分去除内镜外表面残留消毒液		查看取出消毒后内镜有无更换手套、有无去除管道内及外表面消毒液
终末漂洗	14	将内镜整体移入终末漂洗槽连接灌流接口，刷内镜ID卡		查看内镜移槽有无轻拿轻放、是否刷卡记录
	15	使用动力泵用纯化水冲洗内镜各管道至少2 min，至无消毒液残留		查看管道冲洗时间是否合适
	16	纯化水充分冲洗内镜外表面及按钮、阀门		查看内镜外表面冲洗效果
	17	使用压力气枪，用洁净压缩空气向所有管道充气至少30 s，至完全干燥，吹干外表面，将内镜移到干燥台		查看内镜管道干燥时间是否合适及内镜干燥效果

续表

项目	序号	评价细则及标准	完成情况	考核方法
干燥	18	用无菌巾擦拭布、压力气枪再次干燥内镜外表面、按钮、阀门		查看内镜整体干燥效果
	19	安装按钮、阀门、刷内镜 ID 卡，内镜放置位置合适，避免挤压		查看安装按钮后是否刷卡，内镜是否处于备用状态
	20	干燥台无菌巾干燥备用、无菌巾每 4 h 更换，若潮湿明显，则随时更换		查看干燥台无菌巾有无潮湿，无菌巾是否及时更换
效果检查	21	目测清洗消毒后内镜表面光滑、清洁无污渍		查看有无目测内镜，内镜表面是否光滑、洁净
	22	抽检消毒后内镜生物学检测结果符合规范标准		查看内镜生物学检测情况
人员素养	23	操作过程流畅，无菌意识强，避免挤压或过度弯折内镜		查看流程中是否轻拿轻放、动作流畅、爱护内镜

备注：1＝完成　2＝未完成　3＝未涉及　完成率

第十六节　内镜中心内镜消毒（机器）质量评价标准

检查人员：　　　　　　　　　　　　　　日期：

项目	序号	评价细则及标准	完成情况	考核方法
管理制度	1	执行《软式内镜清洗消毒技术规范》（WS 507—2016）		询问清洗消毒人员是否知晓规范名称
	2	遵循规范制作软式内镜清洗消毒流程图张贴上墙		查看清洗消毒流程是否张贴上墙
环境	3	环境通风良好，机械通风方式和通风次数符合规范要求		查看通风是否符合要求
消毒剂选择和配制	4	选择：遵循国家相关规定、适用内镜、对内镜腐蚀性低		查看消毒剂是否合乎规定要求
	5	配制：参照各产品说明书正确配制，有效期参考产品说明书		询问清洗消毒人员消毒剂使用方法

续表

项目	序号	评价细则及标准	完成情况	考核方法
消毒剂监测	6	检测方法参照产品说明书		询问清洗消毒人员消毒剂检测方法
	7	消毒液浓度检测试纸符合国家相关规定		查看试纸是否符合消毒液要求
	8	每日消毒前进行消毒液浓度测试，根据自动洗消机使用次数追加对消毒液测试并有记录，保存3年		查看检测本记录情况
自动洗消机	9	洗消机新安装或者维修后，应对消毒后的内镜做生物学检测，结果合格才能使用		查看检测本记录情况
	10	自动洗消机的使用参照机器出厂说明		查看洗消机说明书是否齐全
	11	使用过的内镜进入洗消机前需遵循软式内镜清洗消毒规范对内镜进行预处理、测漏、清洗等处理		现场查看内镜进入洗消机前处理是否符合规范
	12	机器使用前先检查清洗剂、消毒剂和75%酒精溶液情况		查看清洗剂，消毒剂，75%酒精情况
	13	扫描内镜ID卡，记录内镜信息和清洗消毒开始时间		查看是否刷卡
	14	用避污纸避污方式打开机器水盆盖		查看开盖是否避污
	15	将内镜盘曲连同内镜按钮、阀门和清洗刷一起放入机器水盆		查看有无遗漏按钮、阀门或清洗刷
	16	连接管道塞和灌流器，连接机器和内镜接头		查看连接是否紧密正确
	17	检查确认没有内镜部件和连接管被压在水盆盖和水盆之间		查看清洗消毒人员是否有检查动作
	18	避污方式：合上水盆盖，选择程序，启动清洗消毒机开关		查看是否避污
	19	消毒结束机器自动停止，更换手套打开水盆盖		查看是否更换手套
	20	再次检查机器所有管道灌流器与管道塞是否连接在内镜上，如果脱落需要重新连接并重新清洗消毒		查看洗消员是否再次检查
	21	将内镜和管道灌流器、管道塞分离后取出内镜，扫描结束时间		查看是否刷卡

续表

项目	序号	评价细则及标准	完成情况	考核方法
干燥	22	压力气枪再次干燥内镜外表面、按钮、阀门		查看内镜整体干燥效果
	23	安装按钮、阀门，内镜放置位置合适，避免挤压		查看安装按钮后是否刷卡，内镜是否处于备用状态
	24	干燥台无菌巾干燥备用，无菌巾每 4 h 更换，潮湿明显随时更换		查看干燥台无菌巾有无潮湿，无菌巾是否及时更换
效果检查	25	目测清洗消毒后内镜表面光滑、清洁无污渍		查看有无目测内镜，内镜表面是否光滑、洁净
	26	抽检消毒后内镜生物学检测结果符合规范标准		查看内镜生物学检测情况
人员素养	27	操作过程流畅，无菌意识强，避免挤压或过度弯折内镜		查看流程中是否轻拿轻放，动作流畅，爱护内镜
备注：1＝完成　2＝未完成　3＝未涉及　完成率				

第十七节　内镜中心洗消用水质量评价标准

检查人员：　　　　　　　　　　　　　　日期：

项目	序号	评价细则及标准	完成情况	考核方法
管理与要求	1	内镜清洗消毒用水符合《软式内镜清洗消毒技术规范》（WS 507—2016）要求		查看是否参考规范用水
	2	自来水符合 GB 5749 标准，达到生活饮用水标准要求		查验水质是否达标
	3	纯化水符合 GB5749 标准，且细菌总数≤10 cfu/100 mL		查看检测记录情况
	4	内镜终末漂洗用水和洗消机用水需是纯水		查看纯水出水口是否符合规范
	5	纯水处理设备需符合国家相关规定要求		查看机器说明书
	6	纯水系统采取维保单位专业专人管理，并按标准定期更换滤膜，维保有记录		查看维保记录情况

续表

项目	序号	评价细则及标准	完成情况	考核方法
使用要求	7	纯水机器外观清洁、各连接管路标识清晰		查看机器清洁、管路标识是否清晰
	8	纯水处理设备单位时间生产量应满足使用需求		查看高峰期纯水龙头水流大小是否合适
	9	纯水机滤膜孔径应≤0.2 μm		查看滤膜标识
	10	滤膜由专业人员定期更换并做记录和标识		查看记录情况
	11	如长时间不用需关闭纯水接入阀门，避免逆流污染		询问清洗消毒人员知晓情况
	12	纯水若长时间不用，再次使用时，需做生物学检测		询问清洗消毒人员知晓情况
检测	13	参照软式内镜清洗消毒技术规范，每月和内镜一起做生物学检测，有记录		查看检测记录情况
	14	生物学检测不合格时需要有持续质量改进措施		查看不合格记录后是否有整改措施及落实情况
	15	检测取样口：终末漂洗槽和清洗消毒机管道流出的水，有问题时需加测纯水机出水阀门口水质		查问清洗消毒人员是否知晓检测取水口

备注：1＝完成　2＝未完成　3＝未涉及　完成率

第十八节　内镜中心医疗废物管理质量评价标准

检查人员：　　　　日期：

项目	序号	评价细则及标准	完成情况	考核方法
管理制度	1	遵照《医疗废物管理条例》和《医院医疗废物管理条例》		询问工作人员知晓情况
	2	医院感染管理部门监督管理		询问工作人员知晓情况

续表

项目	序号	评价细则及标准	完成情况	考核方法
管理制度	3	内镜中心有医院感染管理小组并按照医院《感染检测手册》要求落实各项检测工作		询问工作人员知晓情况
	4	参照《医疗废物分类目录》正确分类		询问工作人员知晓情况
分类收集、运送与暂时储存	5	盛装医疗废物前，应对包装物或容器认真检查，确保无破损渗漏		查看外包装有无破损渗漏
	6	医疗废物正确分类与收集，感染性医疗废物置黄色废物袋内，锐器置于锐器盒内，不能混放		查看医疗废物分类是否正确
	7	利器盒应当注明使用日期、时间		查看利器盒有无注明日期、时间
	8	医疗废物不应超过包装物或容器容量的 3/4，未满容量 3/4 的利器盒 48 h 需更换		查看外包装或利器盒使用情况
	9	大量玻璃安瓶可以放在硬纸箱里，封口后放入黄色医疗废物垃圾袋		查看玻璃安瓶处置是否正确
	10	隔离的(疑似)传染病患者或隔离的传染病感染患者产生的排泄物，应当按照国家规定严格消毒，达到标准后方可排入污水系统		查看疑似患者排泄物处置是否正确
	11	隔离的(疑似)传染病患者或隔离的传染病感染患者产生的医疗废物应使用双层包装物包装，并及时密封		查看疑似患者产生的医疗废物是否双层包装密封
	12	不得取出放入包装物或者容器内的医疗废物		查看有无取出放入包装物或者容器内的医疗废物
	13	包装物或者容器外表面被感染性废物污染时，应该增加一层外包装		查看外包装污染时是否增加一层外包装
	14	盛装医疗废物的外包装或容器应当贴详细的警示标识		查看外包装是否贴医疗废物警示标签
	15	运送过程中防止医疗废物外包装或容器破损、流失、渗漏，并防止医疗废物直接接触身体		查看运送医疗废物是否符合要求
	16	科室按照规定的时间和路线将医疗废物放置指定的内部暂时存储点，待运送人员运走		查看医疗废物内部存放点

续表

项目	序号	评价细则及标准	完成情况	考核方法
交接与记录	17	应与医院内转运人员做好交接登记并双签字,记录应保存3年		查看交接签字记录
	18	发现问题有整改措施并落实		查看资料是否有整改措施及落实情况
备注:1=完成　2=未完成　3=未涉及　完成率				

第九章　内镜中心的布局与设计

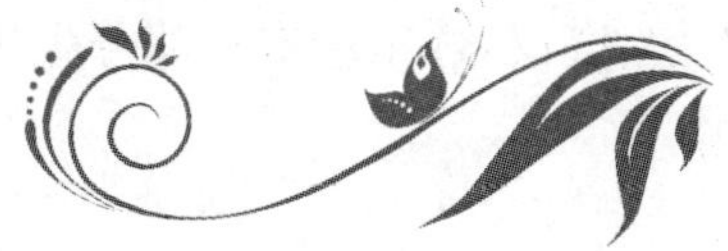
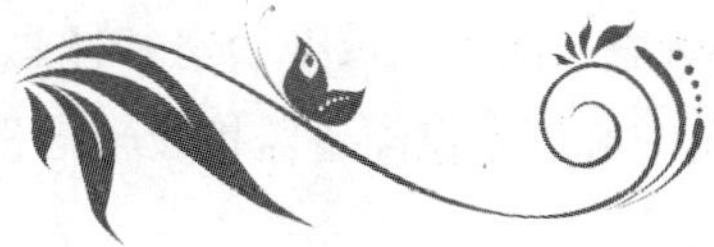

第一节　内镜中心的设计要求与结构布局

一、设计要求

内镜中心合理的布局和设置可为患者及工作人员提供良好的环境，也是安全工作的基础和保障。一般来说，现代化的内镜中心应满足以下要求：

(1) 环境优雅、整洁、舒适，照明合理。

(2) 布局合理，既方便患者就诊，又利于检查工作的顺利开展。

(3) 设备齐全，摆放位置合理（尤其是抢救器材和药品），妥善保管，定期维护保养。

(4) 先进的计算机信息管理系统，对资料进行处理、存储、检索及分类。

(5) 完善的人事管理制度。

(6) 良好的教学、科研、培训制度和设备。

(7) 内镜中心各室布局合理，清洁区、污染区应区分明确，图示标志清楚。

(8) 各室应具备流动水洗手设施。

二、结构布局

内镜中心的占地面积及规模应根据医院的规模及诊疗工作量情况来确定，包括开展的诊疗项目、每年诊治患者的数量、内镜技术水平等。内镜工作量较大、项目齐全的综合性医院，不仅需要完成日常的工作，还要开展教学、科研、培训等任务，这样的内镜中心则需要较大的面积。内镜中心包含六大功能区域：操作区、候诊区、清洗消毒区、麻醉恢复区、教学区以及辅助区。具体设置过程中，应以操作区为中心，其他各区是为配合操作室而设置的。现代内镜中心应具有接待室、候诊室、准备室（附有卫生间）、内镜检查室、X线检查室、清洗消毒室、污洗室、观察室（苏醒室）、医护人员办公室和休息室、资料室、库房、会议室（示教室），部分先进的内镜中心可专设配备监控及转播设备的转播室等。

第二节　区块设置

一、内镜诊疗室的设置

内镜诊疗室的数目主要决定于诊疗人数。由于操作水平、特点以及单位时间诊治例次不同，对房间、时间、人员、设备配置有不同的要求，其中单位时间诊治例次是决定诊疗室数量的重要指标。各内镜中心在设计时要视具体情况而定，基本原则是确保诊疗质量和操作安全。

(1) 内镜中心（室）每个诊疗室的面积原则上不小于20 m^2（房间内安放基本设备后，要保证检查床有360°自由旋转的空间），保证内镜操作者及助手有充分的操作空间，开展治疗内镜或有教学任务的操作室可适当扩大面积。

(2) 消化内镜可采取集成的移动推车或吊塔，现多推荐使用吊塔，集成内镜主机、显示器、高频电发生器、医疗气体管道、电器信号线及网线、监视、转播系统、各种引流瓶及气体接口，可简便地移动到医师操作所需的任意位置。

(3) 检查床：可以利用便于移动的特制的内镜检查床，也可以是固定的检查床。检查床宜放置检查室中央，两侧分别为医生及护士工作区，这样可以相互配合，互不影响。内镜检查床应注意安全性。

(4) 监护及抢救设施：应备有生命监护仪及供氧系统，有心电、血压、脉搏、氧饱和度监护设备，并备有规定的急救药品和抢救器材，包括除颤仪以及急救车，保证相关设备组件运转正常。

(5) 吸引设备：内镜中心应设有中心吸引设备，同时每间检查室还应备有一台移动电动吸引器，以备急用。

(6) 储存收纳设备：储物柜或壁橱等，置于检查床的一侧或两侧。

(7) 水电装备：每一间诊疗操作间都应配备流动水洗手设施，应安装良好的给水、排水系统，可装备自来水过滤装置；电线均应隐蔽，电源以 5～10 A 较适宜。

(8) 窗帘、隔帘及隔音门齐全。

(9) 操作间设有独立的通风系统，换气功能要充分。

内镜诊疗室内的物品与设施均有严格的要求，须参照相关的标准和规范，包括通风、水、电、吸引、氧气、电脑接口、急救设备、清洗消毒、药品、储存柜等。以上是常规内镜诊疗室都应该具有的基础设施，对于一些有特殊要求的内镜诊室，应根据具体情况添置必要的设备。

二、麻醉恢复区(室)的设置

(1) 麻醉恢复室的规模应与内镜诊疗室的规模相适应，每一个麻醉/镇静内镜的操作室配备的麻醉恢复床位应在 1∶(1.6～3)之间。

(2) 麻醉恢复室应配置有必要的监护设备、给氧系统、吸引系统、急救呼叫系统、急救设备及相应的医护人员，应保证其中的每一位患者均在医护人员的监护中。

三、X 线检查室(ERCP 室)的基本设置

X 线透视摄片机是现在内镜技术中的重要工具，应设立独立的 X 线检查室。

(1) 面积应该足够大，可以容纳内镜设备、监护设备及 X 光设备，还要有足够的空间便于内镜医师、护士及助手操作各种设备。此外，还要有足够的区域提供给麻醉支持及监护复苏设施使用。

(2) X 线机要具有摄片功能，要能将图像存入电脑，便于存取和调阅。集透视、摄影、数字减影、血管造影(DSA)等多种功能，满足内镜临床工作的需要。

(3) 人性化的设计，自动升降，方便患者上下。

(4) 床面倾斜范围 -90°～90°，可全面覆盖患者。

(5) 有高质量的实时图像，可清晰观察细微结构。

(6) 产生的电离辐射小。

(7) 各种附件应摆放在容易拿取的地方。

(8) 铅衣挂架，方便穿脱取用，足够承重。

四、特需内镜诊疗室的设置

除具有一般内镜检查室的常规设施外，还应有独立的候诊区和休息区。

五、清洗消毒区(室)的设置

(1) 清洗消毒室应独立设置，与内镜诊疗操作区分开，面积与清洗消毒工作量相适应。

(2) 配置一定数量的清洗消毒设备，包括全自动或人工内镜洗消机、附件清洗用的超声清洗机器、测漏装置、干燥装置等。

(3) 洗消区应尽可能接近内镜操作室，便于内镜的运送，根据工作流程进行相对分区：清洗区、消毒区、干燥区等，路线由污到洁，避免交叉、逆行。内镜转运分污染与清洁通道，污染内镜由污染通道转运至清洗消毒室，消毒内镜由清洁通道转运至内镜诊疗室，避免在转运过程中对环境及内镜产生二次污染。

(4) 有良好的给水和排水系统及清洗水槽，可满足多台内镜清洗机同时运作。

(5) 清洗消毒室以自然通风为最佳，自然通风不良时可采用机械通风方式，同时使用排风装置，采取"上送下排"进行通风换气，次数宜达到 10 次/h，最小新风量宜达到 2 次/h。新风系统引进室外新鲜空气，可降低室内化学污染物的浓度，提升清洗消毒室的空气质量。消毒槽槽体内适当位置可设置强制排气口(通风要求为负压抽吸排风)。

六、内镜器械储存区的设置

(1) 一般内镜中心应设有 12～15 m^2 的镜房和库房各一间，其面积应与工作需要相匹配。

(2) 镜房内壁应光滑、无缝隙，通风良好，并保持 30%～70%的相对湿度，满足内镜对环境干燥、清洁的要求。镜房内可配置镜架或者存储柜。

(3) 在现代化的设计中，可以考虑采用内镜洁净存储柜代替镜房。内镜洁净存储柜是目前国内外比较先进的存储方式，有以下特点：

① 自带干燥功能，运用真空＋鼓风的方式干燥内镜，避免内镜二次污染，确保快速彻底干燥，有效防止病原微生物的生长繁殖。

② 干燥换风为无菌气体(过滤等级≥0.35 μm)。

③ 开关门时柜体保持正压，确保柜内空气的洁净度。

④ 每条镜子储取可追溯。

⑤ 连接管路能够确保所有内镜所有管路均能够通过充足的干燥气流。

⑥ 能够提供内镜最长存储的期限及有效的干燥时间说明。

七、其他空间的设计

(1) 候诊室:宽敞明亮,光线自然,通风良好,室内颜色以温和色调为主。墙壁上应张贴一些医学科普图画或内镜检查方面的宣传资料等。

(2) 准备室和观察室:设置一定数量的观察床,配备治疗柜(包括术前用药、注射器、输液器、灌肠器等)、急救治疗车、担架车、心电监护仪、供氧及吸引设备。还应设独立的卫生间1～3间。

(3) 根据院内感染预防的要求必须设置独立的污物处理间,收集医疗废弃物,应有专设的走廊、过道。

(4) 示教室和会议室。

(5) 监控和转播室:配备多方位的闭路电视监视系统。

(6) 资料室。

参考文献

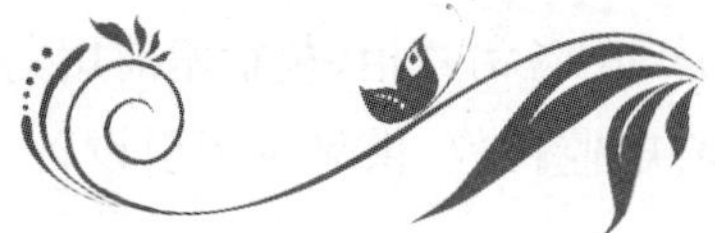
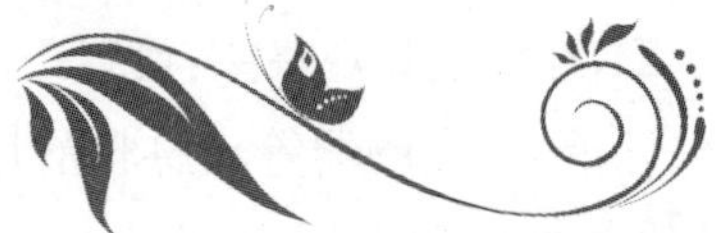

[1] 刘运喜,邢玉斌,巩玉秀.软式内镜清洗消毒技术规范:WS 507-2016[J].中国感染控制杂志,2017,16(6):587-592.

[2] 中华人民共和国卫生部.医院隔离技术规范[J].中华医院感染学杂志,2009,19(13):1612-1616.

[3] 中华人民共和国国家质量监督检验检疫总局,中国国家标准化管理委员会.医院消毒卫生标准:GB 15982 — 2012[S].2012.

[4] 中华人民同和国卫生部.医院感染管理办法[J].中国护理管理,2006,6(7):5-7.

[5] 中华人民共和国国家质量监督检验检疫总局,中国国家标准化管理委员会.内镜自动清洗消毒机卫生要求:GB 30689 — 2014[S].2014.

[6] 中华人民共和国卫生部.生活饮用水卫生标准:GB 5749—2022[S].北京:中国标准出版社,2022.

[7] 中华人民共和国卫生部,中国国家标准化管理委员会.医疗器械消毒剂卫生要求:GB/T 27949 — 2011[S].北京:中国标准出版社,2011.

[8] 刘运喜,邢玉斌,索继江,等.《软式内镜清洗消毒技术规范》解读与释义[J].中华医院感染学杂志,2017,27(16):3612-3615.

[9] 付桂枝,张晓秀.消毒供应中心纯化水管路的消毒管理与检测[J].中国消毒学杂志,2015,32(10):1036-1037.

[10] 徐标,陈涛涛,陆蓓蓓.医疗器械化学消毒剂使用现状与展望[J].中国消毒学杂志,2017,34(6):570-573.

[11] 朱爱萍,李健,朱彦.内镜室医护人员的职业危害及防范[J].医药论坛杂志,2011,32(3):130-132.

[12] 马久红.十二指肠镜感染风险与清洗消毒[J].世界华人消化杂志,2016,24(32):4337-4342.

[13] 付桂枝,张晓秀.消毒供应中心纯化水管路的消毒管理与检测[J].中国消毒学杂志,2015,32(10):1036-1037.

[14] 夏婷婷,施施,杨金燕,等.国内外软式内镜清洗消毒技术最新进展[J].中华医院感染学杂志,2019,29(8):1272-1277.

[15] 范倩霞.规范化流程管理对内镜消毒质量的影响[J].中医药管理杂志,2019,27(10):163-165.

[16] 黄婵,娄廼彬,王占伟,等.三磷酸腺苷生物荧光法应用于软式内镜再处理流程质量检测的评价[J].中华消化内镜杂志,2017,34(11):796-800.

[17] 朱亭亭,沈瑾,孙惠惠,等.ATP生物荧光法在消化内镜清洗效果评价中的应用研究[J].中国消毒学杂志,2016,33(5):438-440.

[18] 王亚,阮燕萍,余元明.ATP生物荧光法用于气管镜清洗质量及消毒效果评价[J].浙江预防医学,2016,28(2):189-191.

[19] 何夕昆,盛娟,吴丽娟,等.全自动内镜清洗消毒机的临床应用及效果观察[J].中国内镜杂志,2008,14(6):659-660.

[20] 廖媛,马久红.自动内镜清洗消毒机对内镜再处理的相关感染性分析[J].中国消毒学杂志,2018,35(12):940-942.

[21] 韦高.内镜器械设备的维护保养与消毒[J].医疗装备,2018,31(13):123-124.

[22] 田燕华,程志蓉.基于RFID的追溯系统在内镜清洗消毒流程中的应用[J].中国卫生标准管理,2016,7(5):195-196.

[23] 刘书娜.计算机追溯系统在内镜清洗消毒质量控制中的应用[J].医疗装备,2016,29(16):66-67.DOI:10.3969/j.issn.1002-2376.2016.16.050.

[24] 童强,滕敬华,李胜保.实用消化内镜护理技术[M].武汉:华中科技大学出版社,2015.

[25] 王萍,徐建鸣.消化内镜诊疗辅助技术配合流程[M].上海:复旦大学出版社,2016.

[26] 王书智,胡冰.ERCP 护理培训教程[M].上海:上海科学技术出版社,2016.

[27] 李梅.内镜下止血夹结合肾上腺素注射治疗消化道出血的护理[J].护理实践与研究,2016,13(6):41-42.

[28] Poincloux L,Goutorbe F,Rouquette O,et al. Biliary stenting is not a pre-requisite to endoscopic placement of duodenal covered self-expand-able metal stents[J]. Surg. Endosc.,2016,30(2):437-445.

[29] Kallis Y,Phillips N,Steel A,et al. Analysis of Endoscopic Radiofre- quency Ablation of Biliary Malignant Strictures in Pancreatic Cancer Suggests Potential Survival Benefit[J]. Dig. Dis. Sci.,2015,60(11):3449-3455.

[30] Cotton P,Leung J. 高级消化内镜:ERCP[M].上海:上海科学技术出版社,2010.

[31] 姚相莉,强化龙,许文青,等.经 ERCP 途径胆道支架置入术治疗恶性梗阻性黄疸的护理体会[J].中华全科医学,2018,16(7):1208-1211.

[32] 中华医学会消化内镜分会清洗与消毒学组.中国消化内镜清洗消毒专家共识意见[J].中华消化内镜杂志,2014(11):617-623.

[33] 尹维佳,黄新,庄红娣,等.大型医院内镜中心医院感染规范化管理[J].中华医院感染学杂志,2011,21(16):3435-3436.

[34] 王炜.现代综合医院内镜中心建筑空间设计研究[D].西安:西安建筑科技大学,2014.

[35] 中华医学会肝病学分会,中华医学会消化病学分会,中华医学会内镜学分会.肝硬化门静脉高压食管胃静脉曲张出血防治指南(2015)[J].中华胃肠内镜电子杂志,2015,2(4):1-21.

[36] 中华医学会外科学分会脾及门静脉高压外科学组.肝硬化门静脉高压症食管、胃底静脉曲张破裂出血诊治专家共识(2019 版)[J].中华消化外科杂志,2019,18(12):1087-1093.

[37] 周春华,周玮,孟雨亭,等.《2019 年欧洲消化内镜学会临床实践指南:胆总管结石的内镜治疗》摘译[J].临床肝胆病杂志,2019,35(6):1237-1241.

[38] 中国医师协会内镜医师分会消化内镜专业委员会,中国医师协会胰腺病专业委员会,《中华消化杂志》编辑部,等.ERCP 围手术期用药专家共识意见[J].

中华消化内镜杂志,2018,35(10):704-712.

[39] 中华医学会消化内镜学分会麻醉协作组.常见消化内镜手术麻醉管理专家共识[J].中华消化内镜杂志,2019,36(1):9-19.

[40]《中华内科杂志》编辑委员会,《中华医学杂志》编辑委员会,《中华消化杂志》编辑委员会,等.急性非静脉曲张性上消化道出血诊治指南(2018年,杭州)[J].中华内科杂志,2019,58(3):173-180.

[41] 国家消化系统疾病临床医学研究中心,中华医学会消化内镜学分会,中国医师协会消化医师分会.胃内镜黏膜下剥离术围手术期指南[J].中华消化内镜杂志,2017,34(12):837-851.

[42] 中华医学会消化内镜学分会,中国医师协会内镜医师分会,北京医学会消化内镜学分会,等.消化内镜隧道技术专家共识(2017,北京)[J].中华消化内镜杂志,2018,35(1):1-14.

[43] 北京市科委重大项目《早期胃癌治疗规范研究》专家组.早期胃癌内镜下规范化切除的专家共识意见(2018,北京)[J].中华消化内镜杂志,2019,36(6):381-392.

[44] 中华医学会消化内镜学分会ERCP学组,中国医师协会消化医师分会胆胰学组,国家消化系统疾病临床医学研究中心.中国经内镜逆行胰胆管造影术指南(2018版)[J].临床肝胆病杂志,2018,34(12):2537-2554.

[45] 葛楠,孙思予,金震东.中国内镜超声引导下细针穿刺临床应用指南[J].中华消化内镜杂志,2017,34(1):3-13.

[46] 中华医学会消化内镜学分会.中国上消化道异物内镜处理专家共识意见(2015年,上海)[J].中华消化内镜杂志,2016(1):19-28.

[47] 中国医师协会内镜医师分会消化内镜专业委员会,中国抗癌协会肿瘤内镜学专业委员会.中国消化内镜诊疗相关肠道准备指南(2019,上海)[J].中华消化内镜杂志,2019,36(7):457-469.

[48] 王萍.现代内镜护理学[M].上海:复旦大学出版社,2019.

[49] 中华医学会消化内镜学分会.中国消化内镜中心安全运行专家共识意见[J].中华消化内镜杂志,2016,33(8):505-511.

[50] 中华医学会消化内镜学分会小肠镜和胶囊内镜学组.中国小肠镜临床应用指

南[J].中华消化内镜杂志,2018,35(10):693 - 702.

[51] 中华医学会消化内镜学分会外科学组,中国医师协会内镜医师分会消化内镜专业委员会,中华医学会外科学分会胃肠外科学组.中国消化道黏膜下肿瘤内镜诊治专家共识(2018 版)[J].中华消化内镜杂志,2018,35(8):536 - 546.

[52] 中华医学会消化内镜学分会病理学协作组.中国消化内镜活组织检查与病理学检查规范专家共识(草案)[J].中华消化内镜杂志,2014(9):481 - 485.

[53] 王莉慧,智发朝,郭瑜,等.双气囊电子内镜的操作配合体会[J].中华消化内镜杂志,2006,23(1):6.

[54] 周冬梅,周岩岩,卢玉文,等.清洗环节质量控制对内镜管腔生物膜的影响[J].中国消毒学杂志, 2018,35(2):159 - 160.

[55] 强明珠,陶爱女,周明娟,等.内镜清洗消毒过程中污染因素及预防措施研究[J].中华医院感染学杂志, 2015,12(9):2151 - 2153.

[56] 凌琳,胡成文,胡敏.某省 120 所医疗机构内镜清洗消毒现状问卷调查结果分析[J].中国感染控制杂志, 2020,19(4):353 - 359.

[57] 曹艳,杨莹莹,韩然,等.消化内镜清洗及消毒质量监测不合格原因分析及干预措施探讨[J].重庆医学, 2018,46 (1):111 - 113.

[58] 蔡玲,张浩军,杨亚红.内镜相关感染及其预防与控制研究进展[J].中国感染控制杂志,2016,15(7):533 - 536.

[59] 宋燕,姚荷英,徐君露.软式内镜清洗消毒质量控制现状分析[J].护士进修杂志, 2015,30(9):789 - 791.

[60] 马久红,黄茜,何怀纯,等.质量管理在内镜清洗消毒流程中的运用[J].中华医院感染学杂志, 2014,24(5),1281 - 1282.

[61] 杨海铁.《内镜清洗消毒技术规范(2004 年版)》执行中存在的主要问题与解决对策初步研究[D].广州:南方医科大学, 2007.

[62] 刘明秀.内镜全程追溯系统在内镜中心清洗消毒质量管理中的应用[J].中国医疗设备,2018,33(11):178 - 180.

[63] 李琼霞,张敏,张学华. 内镜清洗消毒流程对降低医院感染风险的效果研究[J].中华医院感染学杂志,2018,28(10):1584 - 1586.

[64] 陆秋香,魏正杰.经十二指肠镜行逆行胰胆管造影术后感染及防控策略现状[J].中华消化内镜杂志, 2016,11(20) :808-810.

[65] 徐燕,吴晓松,王玲.内镜清洗消毒效果评价方法研究进展[J].中国消毒学杂志,2019,36(5):384-387.

[66] 王广芬,朱梦捷,廖丹,等.十二指肠镜清洗消毒及监测研究新进展[J].中华医院感染学杂志,2017,27(24):5751-5755.

[67] 陈莺,蔡筱蕾,陶怡菁,等.十二指肠镜清洗方法改进与效果评价[J].护理学杂志, 2018,33(1):41-43.

[68] 黄婵,娄廼彬,彭秋生,等.不同干燥方法对消化内镜再处理效果的影响研究[J].中华医院感染学杂志, 2017,27(20):4787-4790.

[69] 王伟民,马久红.消化内镜安全储存的研究现状及进展[J].中国消毒学杂志,2018,35(9):689-694.

[70] 纪学悦,宁培勇,费春楠,等.软式内镜再处理质量的评价方法研究[J].中国消毒学杂志,2021,38(7):552-554.

[71] 国家消化系统疾病临床医学研究中心(上海),中华医学会消化内镜学分会,中华医师协会内镜医师分会消化内镜专业委员会,等.消化内镜高频电技术临床应用专家共识(2020,上海)[J].中华消化内镜杂志, 2020,37(7):457-465.

[72] 中华医学会消化内镜学分会,中国医师协会内镜医师分会,北京医学会消化内镜学分会, 等.中国食管良恶性狭窄内镜下防治专家共识意见(2020,北京)[J].中华胃肠内镜电子杂志,2020,7(4):165-175.

[73] 国家消化内镜专业质控中心,国家消化系统疾病临床医学研究中心(上海),国家消化道早癌防治中心联盟,等. 中国内镜黏膜下剥离术相关不良事件防治专家共识意见(2020,无锡) [J].中华消化内镜杂志 2020,37(6):390-403.

[74] 姚礼庆,周平红.内镜黏膜下剥离术[M].上海:复旦大学出版社,2009.

[75] 项平,徐富星.消化道早癌内镜诊断与治疗[M].上海:上海科学技术出版社,2019.

[76] 徐美东,周平红,姚礼庆.隧道内镜治疗学[M].上海:复旦大学出版社,2017.

[77] 郭玉婷,费春楠,刘军, 等.2004 — 2017 年中国消化内镜清洗消毒管理现状的 Meta 分析[J].中华医院感染学杂志, 2019,29(3):459 - 472.

[78] 汪嵘,赵丹瑜,郭补伟.内镜下聚桂醇传统注射与联合组织胶三明治夹心法治疗食管静脉曲张出血的疗效观察[J].中华胃肠内镜电子杂志,2017,4(2):49 - 52.

[79] 李粉婷,高欣欣、王新,等.经口内镜下肌切开术治疗贲门失弛缓症的现状和进展[J].胃肠病学,2017,22(1):55 - 57.

[80] 蔡贤黎,张琦,方芳,等.无痛内镜诊疗患者离院管理的循证实践[J].中国实用护理杂志,2019,35(24):1869 - 1872.

[81] 朱雅芳,谢雪芳,金耿.经内镜上消化道异物取出术的护理配合[J].中华现代护理杂志,2019,25(29):3835 - 3839.

[82] 蔡梦溪,高野,辛磊.上消化道内镜检查质量控制方法及标准相关研究进展[J].中华消化内镜杂志,2022,39(2):155 - 158.

[83] 诸炎,付佩尧,李全林,等.《早期胃癌内镜黏膜下剥离术和内镜黏膜切除术治疗指南(第 2 版)》的更新与解读[J].中华消化内镜杂志,2021,38(5):361 - 367.

[84] 张枭然,阎颖,千新玲,等.新建内镜中心验收时纯水系统染菌情况调查与处置[J].中国感染控制杂志,2021,20(12):1114 - 1118.

[85] 国家消化内镜专业质控中心,中国医师协会内镜医师分会,中华医学会消化内镜学分会.中国消化内镜诊疗中心安全运行指南(2021)[J].中华消化内镜杂志,2021,38(6):421 - 425.